図解入門

メディカルサイエンスシリーズ

よくわかる栄養学の基本としくみ

［第2版］

徳島大学 名誉教授
中屋　豊 著

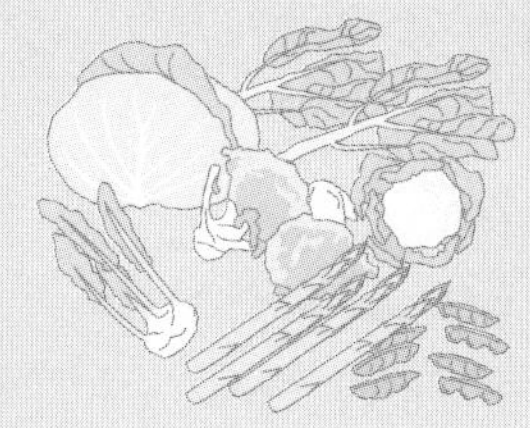

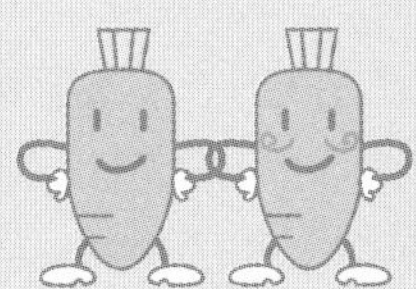

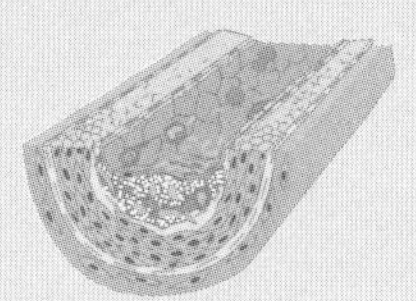

秀和システム

改訂にあたって

初版を出してから15年ほどが過ぎました。私にとっては、期待を大きく上回る読者の方にお読みいただきました。

ネットなどでレビューを見ると、一般向けの栄養に関する本としては、内容が少し難しくなっていたようでした。それでも、知り合いの人から、「あの本を読んだ」「なんでこうなるかなどは考えずに栄養のことを理解していたつもりだったが、理屈がわかって面白かった」などとのコメントをいただきました。中には栄養学を教えている先生から、「特別授業を担当しているので、そのネタ本として購入しました。イラストもわかりやすく助かります」と言っていただき、幅広い方々に愛読されていたのだなと感じています。

出版する前は不安でしたが、未だに多くの人に読んでいただいており、読者の皆さまにはとても感謝しております。

この15年間に、栄養学も少しずつ進歩してきました。今回の改訂では、この間における栄養学の進歩を少しずつ付け加えました。

また、とくに高齢者の栄養問題を取り上げました。当時、栄養管理の上では、メタボリック症候群の管理が中心でした。しかし最近は高齢化が進み、痩せてきて筋肉が衰えて、要介護になる高齢者の方が増えてきました。そのため、サルコペニア（筋肉量の減少）やフレイル（虚弱）の対応が重要となり、過栄養よりも低栄養の管理の方が大きな問題となってきました。高齢者においては、糖尿病や腎臓病、心不全患者などのために、カロリーやタンパク質、塩分などの制限を続けることが、時にはかえって危険であることもわかってきました。

最後に、出版にご尽力賜りました秀和システム編集部の皆様に厚く御礼申し上げます。本書は、栄養学に関心のある一般の方をはじめ、栄養学を勉強されている方にとっても、大いに役立つよう心がけて編集いたしました。楽しく読んでいただいて、栄養学の知識を自らの健康に役立てていただければ幸いです。

令和5年7月　　　中屋　豊

はじめに

最近は、機能性食品を始めとした栄養についての話題が、マスコミによく取り上げられています。健康志向の強いわが国では、栄養学は一般の人にも関心の高い分野となっているようです。

本書は、医療系、家政学系の学生はもちろん、このような一般の方も対象にして書きました。ただ、一般的な入門書とは異なり、メカニズムについてもかなりきちんと説明しています。ところによっては、大学の教科書にも書いていないような内容までふみ込んでいます。

そうした理由は、「なぜか」がわかるとおもしろく、理解しやすく、丸暗記よりも覚えやすいと考えたからです。また、最新の研究成果もふんだんに盛り込みましたので、栄養学を専門にしている人にも、十分に楽しんでもらえるものと期待しています。

コラムには、私の趣味で栄養に直接関係ない歴史の話や、いろいろなエピソードも多く入れてしまいましたが、どうぞ頭を休めるつもりで読んでください。

栄養学は非常に広く、しかも深い研究分野です。今回は栄養学の基礎ということで、おもに栄養素と病態について書きましたが、ほかにも小児・妊産婦など特定の人たちの栄養、食品の調理・加工、公衆衛生など様々な問題があります。

栄養学は近年、単においしく調理する、バランスの取れた食事をするというものから、遺伝子レベル・分子レベルまで学問が進んできました。分子生物学の研究手法により、いろいろな栄養に関係する病気の原因が解明され、ますます興味深い研究分野になっています。この本を読んで、栄養学の研究を目指す人が出てくれれば、私にとって最高の喜びです。

最後に、私にとって書きなれない一般向けの本を書くにあたり、編集担当者にはだいぶんアドバイスをもらいました。この場を借りてお礼を申し上げます。

平成21年5月　　　中屋　豊

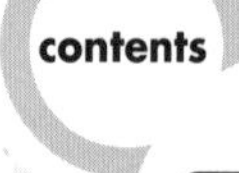

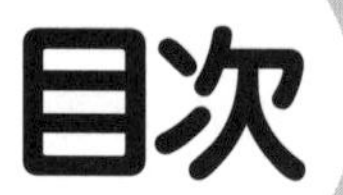

Medical Science Series

よくわかる栄養学の基本としくみ［第2版］

chapter 3 三大栄養素（糖質・タンパク質・脂質）

chapter 4 ビタミンのはたらき

chapter 5 ミネラルのはたらき

chapter 9 運動と栄養

chapter 10 栄養のウソ、ホント

chapter 1

栄養とはなんだろう？

私たちは食物を摂り、それを消化・吸収し、エネルギーや体の成分に変えています。このように、外界から栄養素を摂取してそれを利用することを「栄養」といい、栄養に関する現象を科学的に究明しようとする学問を「栄養学」といいます。栄養学では食品の研究、栄養素の代謝、生理機能、病気に関連した栄養などを扱います。以前は栄養不足によって起こる病気が注目されていましたが、最近はメタボリック症候群などの栄養過剰や高齢者の低栄養が注目されています。

1-1 食べることの意味 ―動くため、生命維持のため

どうしてお腹はへるのでしょう？ ケンカをするとへるだけでなく、じっとしていてもお腹はへります。動物は動くためだけでなく、生命維持のためにも、食事から栄養をとる必要があるのです。

食べることの意味

私たちはどうして毎日食事をしなくてはならないのでしょう？ 植物は私たち動物と違って食事をしませんね。植物は他の生物に依存することなく、**無機物**から**有機物**を合成することができるからです。しかし、動物は他の生物を食べることによって、有機物を取り込まなければ生きてゆけません。有機物とは、タンパク質、脂肪、炭水化物など炭素を含んだ複雑な化合物のことで、私たちを含め生物の体は有機物からできています。無機物とは、有機物でない化合物、つまり酸素、窒素、ミネラルなど炭素を含まない化合物のことです。

動物は進化の過程で、自分で合成するよりも他の生物から摂ったほうが効率がよいために、有機物を合成する能力を失ってしまいました。そこで私たち動物は、生命を維持するのに必要な有機物を摂るために、毎日食事をしているわけです。

「栄養」ってなんだろう？

食事で取り入れた食物は、体内で消化、吸収され、代謝を受けて、エネルギーになったり、体の構成成分に作り変えられたりします。これら一連の現象を**栄養**といいます。そして、この栄養を食品や食事の面から研究する学問が**栄養学**です。

栄養という言葉は、もともと食事によって健康を維持、増進することを意味していました。「栄」の旧字体は「榮」ですが、これは灯火（ともしび）と木を合わせた字で、よく燃える木の意味から、繁栄することを表します。また「養」は、羊と食を合わせた字で、肉を食べるということを表しています。ですから栄養とは、「食べて栄える」というような意味になります。

食べることの意味（1-1）

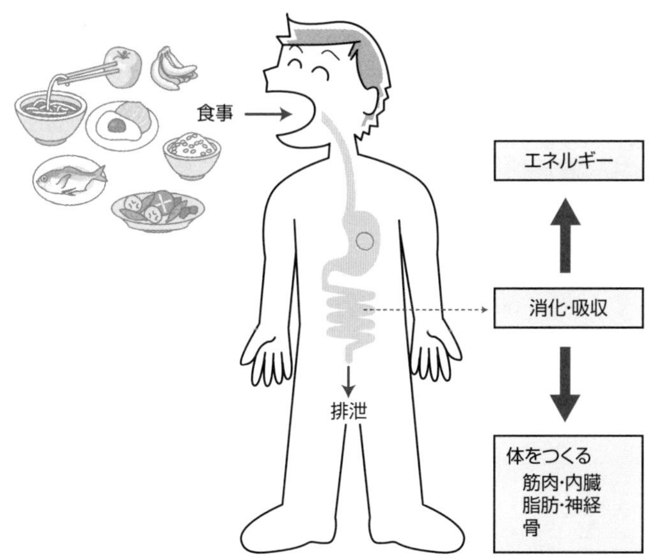

栄養のもと「栄養素」とは？

栄養素とは栄養の素（もと）になるもので、生物が生命を維持し、健康を増進するために利用する物質をいいます。栄養素はふつう食べ物から摂取します。

栄養素は初め、牛乳の3つの成分から見つかりました。それは、**糖質（炭水化物）**、**脂質**、**タンパク質**です。その後、鉄やカルシウムなどの**無機質（ミネラル）**と**ビタミン**が加わりました。糖質、脂質、タンパク質を**三大栄養素**と呼び、これに無機質とビタミンを加えたものを**五大栄養素**と呼びます。このほか、**食物繊維**や**水**なども栄養素として考えます。また、これらの栄養素のうち、人間の体内で充分に合成できず、欠乏すると体に問題が生じるものを、とくに**必須栄養素**と呼んでいます。

食べ物に含まれる栄養素は、水分がもっとも多く、水分を除くと糖質が50～60%で、残りはタンパク質や脂質がほとんどを占めます。無機質やビタミンは**微量栄養素**と呼ばれ、ごく少量しか含まれていません。

なお、「栄養を摂る」という表現は、栄養素を摂ることを意味しています。栄養素といった場合は特定の栄養素を指すことが多いため、栄養という単語を使います。「栄養補給」という表現についても同様です。また、カロリーやビタミンなどの多い食べ物を指して、「栄養がある」などと一般にいいますが、こちらは学問的な言い方ではありません。

栄養素はいろいろな役割をもっている！

栄養素は体のエネルギー源になったり、構成成分になったり、機能の調節に使われたりします（図1-2）。最近ではそれだけでなく、栄養素自身が種々の**生理機能**をもっていることも明らかになってきています。たとえば、アミノ酸のロイシンはタンパク質合成を促進する働きがあり、特定のトリペプチド（3つのアミノ酸がつながったもの）は血圧を下げる働きがあり、食物繊維や脂肪酸の一種は血糖や血清脂質を下げる働きがあります。また、食物繊維は便通を良くします。

栄養素の働き（1-2）

体の中での機能	栄養素
エネルギー源	糖質 脂質 タンパク質
体の構成成分	脂質 タンパク質 無機質
機能の調節	脂質 タンパク質 無機質 ビタミン 食物繊維

車が動くためにはエンジン（体の構成成分）がありガソリン（エネルギー）が燃料となります。この時に、潤滑油（ビタミン、ミネラル）が無ければスムーズには動かずに、すぐに故障してしまいます。

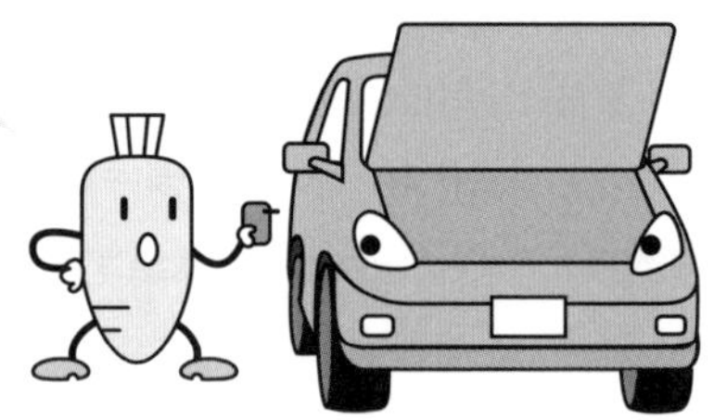

1-2 飢餓と半飢餓 —飢餓になると体はどうなる？

ヒトは水も飲まず、何も食べずにいると、１週間以内に死んでしまいます。死ななくても、身体のいろいろな機能に異常が起こります。栄養不良のときに見られる身体の異常について説明します。

栄養不良になると、どうなるのか？

栄養素の摂取が全体的に不足した状態を**栄養不良**、または**低栄養**といいます。では、栄養不良になると、ヒトはどうなってしまうのでしょうか？

小児では、栄養不良は**成長**に影響します。胎児や新生児が栄養不良におちいると、中枢神経系や知能の正常な発達が障害されます。また、この時期に栄養不良があると、のちに健康を損ないやすいことも報告されています。虐待を受けて、あまり食事を与えられていないという悲しいニュースがときどきありますが、このような子どもは年齢に比して身長、体重とも非常に小さくなっています。

成人の栄養不良は、発達を除外して考えることができます。短期の完全飢餓のときに、体にどのような変化が起こるかについては、戦争時の捕虜やハンガーストライキを行った人などの例をもとに研究が行われています。たとえば、1992年にIRA（アイルランド共和国軍）の若い青年40人がハンガーストライキを行いましたが、60日後から死亡者が出始め、70日後に体重が平均38％低下し、10名が亡くなっています。

いちど栄養不良におちいると、完全には元に戻れない！？

第二次大戦中に日本とドイツに占領された地域で、極端な飢餓状態になって死亡する例が見られるようになりました。このような人の治療方法を研究するために行われた米軍の半飢餓実験（ミネソタスタディ）では、32名の健康な人を対象に、24週間にわたって推定必要エネルギーの20～60％の食事にして、身体組成などを観察しています。その結果、24週後には、体重は平均23％減少しました。このとき、もっとも減少したのは**体脂肪**で、65％減少しました。**除脂肪体重**（脂肪以外の体重）は17％の減少でした。その後、普通の食事にして観察していますが、16週間をかけて元の体重に帰っています。

この実験には、注目すべき結果があります。それは、除脂肪体重は20週後でも元には戻りませんでしたが、体脂肪はオーバーシュートし、元の状態よりも多くなったということです。これは**ウエイトサイクリング現象**あるいは**ヨーヨー現象**と呼ばれる、ダイエットを行うたびにリバウンドを繰り返す現象を再現したものといえそうです。減量を繰り返すと、脂肪が増え、筋肉が減るため、基礎代謝が少なくなり、太りやすい体重になります。筋肉に比べると脂肪はエネルギーを使うことが少ないので、基礎代謝が低下し、同じ食事をしていると体重が増えてくるという、皮肉な結果になるわけです。

そして、ついに死んでしまう！

食べ物がまったく与えられなかったり、ほとんど与えられなかったりすると、体は蓄積しているエネルギーを使って生命を維持しようとします。まず**糖質**がすぐに使われ、次に主に**脂肪**が使われ、比較的タンパク質は保持されます（図1-3）。しかし、長期間続くと、筋肉などの**タンパク質**も減っていきます。脂肪がある程度減ってもあまり大きな問題は出てきませんが、タンパク質の低下は生体機能の異常を起こします。体タンパク質の減少が5%を越すと、免疫機能の低下や筋力の低下、傷の治りが悪くなるなどの症状が出てきます。体タンパク質が30%減ると、生命に危険が及びます。

飢餓が極端になったときの症状については、ユダヤ人医師たちの研究があります。ワルシャワのゲットーに収容されていた彼らが、死ぬ前に自分たちのことを記録したものです。末期の飢餓状態では、抑うつ気分になり、無感情、無気力になって歩かなくなります。また、浮腫（ふしゅ）（むくみ）が出て、血圧や心拍数の低下、下痢などの症状も出現しています。

飢餓時の自己消費と現れる症状（1-3）

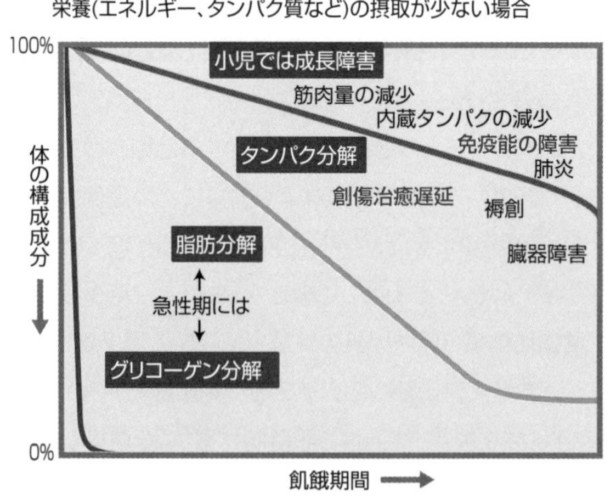

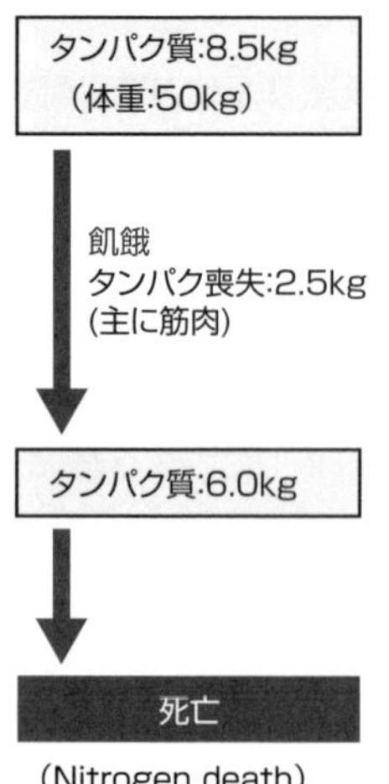

1-3 栄養不良 —栄養とケガや病気との関係

栄養不良になると、傷が治りにくくなり、感染症にかかりやすくなります。病気の患者さんに栄養不良があると、病気が治癒しにくくなるだけでなく、抵抗力が無くなって別の病気を併発しやすくなります。

栄養不良になると、傷が治りにくい

わが国では現在、一般社会での栄養不良は少なくなりました。しかし、入院患者や高齢者には多く見られます。ケガや病気になると代謝が亢進し、食欲がなくなって摂取量が減ってしまうので、栄養不良が急激に進んでいくことになるからです。

栄養不良になると、まず傷が治りにくくなることが知られています。たとえば、**褥創**(じょくそう)(床ずれ)は寝たきりになって長期間同じ体勢でいたときに、体とベッドとの接触部分で末梢血管が閉塞して壊死(えし)を起こすことで生じます。これは栄養不良のときに起こりやすく、また一度起こるとなかなか治りません。皮下脂肪が少ないと、直接骨と皮膚がこすれて潰瘍(かいよう)を作ってしまうという単純な理由もありますが、傷を治すタンパク質の合成に栄養素が必要だからです。また、低栄養の人に手術をすると、手術で縫合(ほうごう)したところがなかなかくっつかないということも起こります。これも、傷を治すためにはいろいろな栄養素が必要であることを示しています。

大きな傷などがあると、食欲が低下して栄養がとれなくなり、さらに栄養不良になります。これを放っておくと、悪循環を繰り返して、だんだん悪くなってきます。前述したIRAのハンガーストライキでは、銃弾で傷を負っていた人がいましたが、その人はいちばん早く、45日目に亡くなっていました。栄養不良に外傷が加わると、非常に危険であることを示す例といえそうです。

栄養不良になると、感染症にかかりやすい

栄養不良になると、**感染症**にかかりやすくなることも知られています。低栄養の人に手術をすると、感染症など別の病気が起こる**合併症**(がっぺいしょう)が生じやすくなります。感染症にかかると栄養状態が悪くなり、逆に、栄養状態が悪いときは感染症にかかりやすく、また感染症は重症化しやすくなります。記録を見ると、飢饉(ききん)の後は、確かにカゼなどにかかって死亡する人が増えています。また、結核（肺結核）という感染症は、昭和の初期

栄養と感染症の関係（1-4）

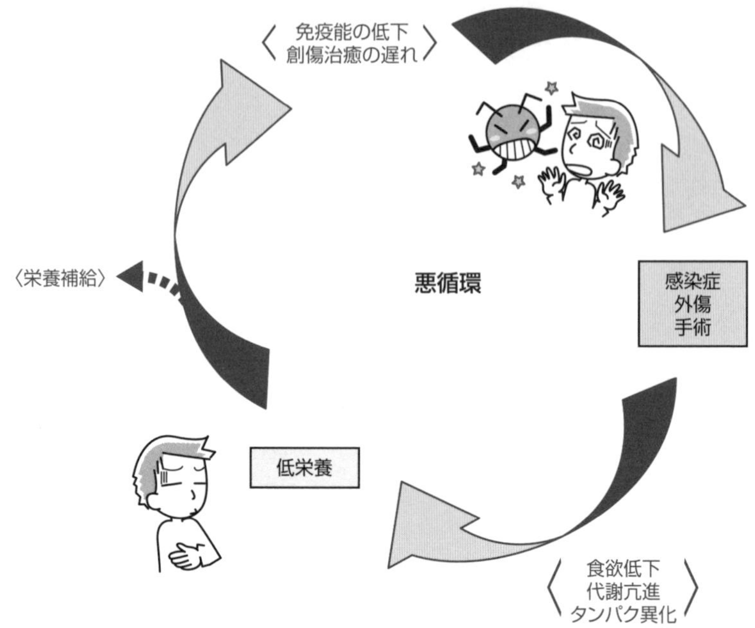

までわが国でいちばんの死亡原因でした。

栄養状態と感染症に密接な関係があることは、専門家の間では昔から認識されていました。WHO（世界保健機関）は1968年に、栄養素と感染の相互作用について「栄養不良は、感染症がより重症になり、重大な結末をもたらす。また、感染症は、軽い栄養不良の人を重症の栄養不良に陥らす。このようにして、栄養不良と感染は、お互いをさらに悪化させ、個々の影響の総和から推測されるよりも、さらに深刻な結果を患者にもたらす」と報告しています。

栄養素と感染症との関係

感染症との因果関係について、最初に明らかになった栄養素は**ビタミンA**でした。20世紀に入ってからのことです。1932年、ロンドンで麻疹（はしか）が大流行しました。このとき多くの子供が死亡しましたが、ビタミンAを与えるとその死亡率は低下しました。その後、次第に他の感染症にも有効であることが明らかになって、ビタミンAは抗感染ビタミンとして知られるようになりました。実は、感染に対抗するのは粘膜の**免疫能**であり、ビタミンAはこれを維持するために重要な働きをしていたのです。そこで、子どもたちに肝油を与えたり、子どもたちの飲む牛乳のビタミンAを強化したりといったことが行われるようになりました。肝油というのは、クジラやタラの肝臓から抽出した脂分で、ビタミンAを多く含みます。これをドロップ化したものが、戦後に学校給食などの栄養補助食品として用いられました。

また現在、世界で約4,000万の人たちが**HIV**(ヒト免疫不全ウイルス)に感染しています。HIVに感染すると免疫能が次第に低下していき、ついには**エイズ**(後天性免疫不全症候群)を発症します。そこで、HIVに感染してしまった成人を対象に、**微量栄養素**を補充する大規模な臨床試験がいくつか行われました。たとえば、タンザニアで行われた臨床試験では、マルチビタミンを投与することによって、HIVに感染している妊婦のエイズの進行を遅らせることができることがわかりました。また、ウガンダで行われた最近の臨床試験では、ビタミンAを補充することによって、HIVに感染した就学前児童の死亡率を46%も減少させることができました。

このほか、1980年代の後半には、**亜鉛**の補充が下痢や肺炎、マラリアの予防に効果があることもわかりました。

感染症予防のメカニズム

栄養と感染症との関係は、免疫学の進歩によって、その詳細なしくみが明らかになってきました。栄養素は、その抗酸化作用や免疫能の改善作用によって、感染症を予防します。ビタミンA、ビタミンE、ビタミンC、セレンといった栄養素は抗酸化作用をもち、活性酸素を原因とする病気の感染を予防します。なかでもビタミンAは、免疫応答に重要な働きをするリンパ球の機能を維持したり、呼吸器や胃腸などの粘膜上皮を維持したりするのに重要な働きをしています。

免疫能を発揮するためには、細菌に対抗する白血球などの細胞や**抗体**を作る必要があります。そのためには、それらの原料となるタンパク質も必要です。また、原料があるだけではダメで、エネルギーとなる糖質や脂質も必要だし、潤滑油として働くビタミンやミネラルも必要となります。たとえば、コラーゲンの合成には、ビタミンCや亜鉛が必須です。

1-4 過栄養
—栄養が多すぎるとどうなる？

栄養が多すぎても不都合が起こります。過剰の栄養は脂肪として蓄えられて肥満となり、肥満はメタボリック症候群の原因となります。その他にも、肥満によって起こる身体の障害はたくさんあります。

過栄養にメリットはある？

過食が続くと**過栄養**となります。過栄養とはある時点で栄養が多いということをいい、それが続くことによって**肥満**になります。

過栄養となると、余ったエネルギーが脂肪に変換されて、体重が増えてきます。この体重が一定の基準を超えてしまうと、肥満と診断されます。肥満の診断基準は国によって異なり、日本では**BMI**（体重／身長の2乗）が25以上の人を呼びます。アメリカではBMI 25～30の間は**過体重**という呼び方をしていて、30以上からを肥満と呼んでいます。

肥満になると、寒さに対して強くなり、また、飢餓に耐えやすくなります。飢饉などで十分な食べ物が無くなったときは、女性のほうが男性よりも生き延びやすいことが知られていますが、これも脂肪の蓄積量の差で説明されています。また、明治時代までは子供が大きく成長することは大変なことで、カゼや麻疹（はしか）で亡くなる子供が非常に多かったようです。このとき太っていると、少しぐらい食べなくても生き残ることができました。ですから、この時代には太った人の方が好まれていました。

肥満のデメリット

寒さや飢餓に耐えやすくなること以外、肥満にメリットは無いようです。逆に、肥満は**生活習慣病**の原因となることが知られていて、最近は**メタボリック症候群**と呼ばれて注意するよういわれています。肥満が関連する疾患を図1-5に示します。このように肥満が元となって多くの疾患が起こります。

メタボリック症候群は、40歳ぐらいまではそれほど問題になりませんが、50歳を過ぎると、**糖尿病**、**脂質異常症**、**高血圧**などいろいろな障害が出てきます。これらはそれだけではとくに症状はありませんが、心筋梗塞や脳卒中など生命にかかわる病気につながります。また糖尿病では、免疫細胞の機能低下や抗体の産生低下により免疫能が低下し、感染症にかかりやすくなります。

肥満に合併しやすい疾患（1-5）

内分泌・代謝系	糖尿病・脂質異常症・通風
循環器系	高血圧・虚血性心臓病・動脈硬化・下肢静脈瘤
呼吸器系	肺胞換気障害・ピックウィック症候群
消化器系	脂肪肝・胆石症・膵炎・便秘・痔核
運動器系	変形性関節症・腰痛・下肢痛
皮膚科系	伸展性皮膚線条・間擦疹・多汗症・皮膚感染症
外科系	麻酔・手術時合併症
産婦人科系	月経異常・不妊症・妊娠、分娩合併症・子宮内膜ガン
その他	耳下腺肥大・扁桃肥大

現在は、80歳ぐらいの平均寿命があります。50歳以後にこういった疾患を起こさないためにも、肥満にならないように、食事や運動に気をつけてください。

肥満と寿命

肥満と生命予後については多くの研究があります。複数の大規模試験等からデータをまとめた代表的なものが図1-6です。BMI 21 〜 23程度がいちばん寿命が長く、それより低くても、高くても死亡率は上昇しています。

アメリカで最近、「40歳の時に肥満または過体重であることが、寿命をどのくらい短くするか？」という研究が行われました。その結果、40歳の時点で過体重（BMI 25 〜

BMIと生命予後（1-6）

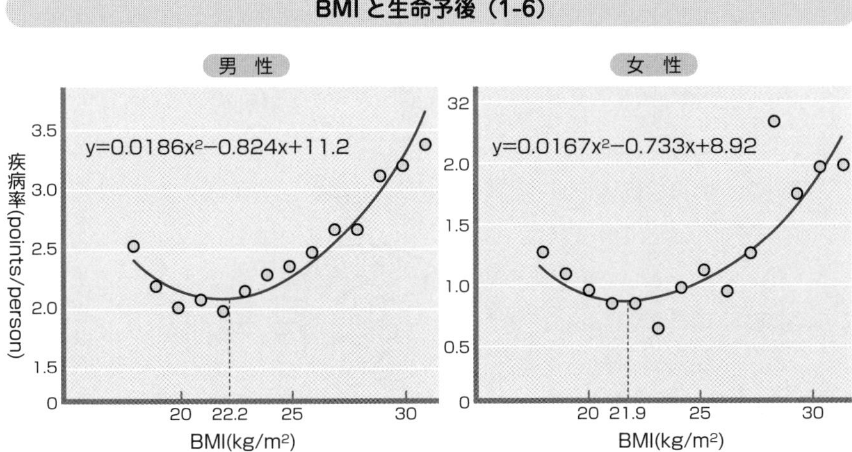

30）ならば生命予後は3年短くなり、肥満（BMI 30以上）ならば平均して6～7年短くなることがわかりました。若いうちから太らないように予防をしましょう、ということです。ちなみにこの研究では、喫煙している肥満の女性は、非喫煙・非肥満の女性より生命予後は14年（男性では13年）も短いこともわかりました。肥満に喫煙が加わると、もっと悪い結果になるようです。

栄養学では、適正体重に達するまで、1週間に1パウンド（約0.5kg）の減量と、1日当たり500kcalのダイエットを勧めています。

Column 著しい肥満と「ピックウィック症候群」

「ピックウィック症候群」の病名は、チャールズ・ディケンスの小説『ピックウィック・ペイパース』に登場するジョー少年に由来します。ジョーがいつも日中眠く、赤い顔をして、太っていることから、1956年にBurwellらにより命名されました。

ピックウィック症候群は「肥満低換気症候群」ともいい、高度な肥満により重症の睡眠時無呼吸症候群を示すことが特徴です。症状としては、①著しい肥満、②強い眠気、③持続的な高炭酸ガス血症、④低酸素血症によるチアノーゼ、⑤多血症、⑥右心不全などがあります。

体重150kg以上の患者が病院にくると……

ドアが狭くて、通りにくい
バス、電車では通院できないことが多い
搬送用の車いす、ストレッチャーが無い
体重測定が困難
トイレが使用できない
診察が難しい（聴診、打診、触診）
検査が困難（採血、心電図、超音波検査、レントゲン検査）
注射用の血管確保、持続が困難

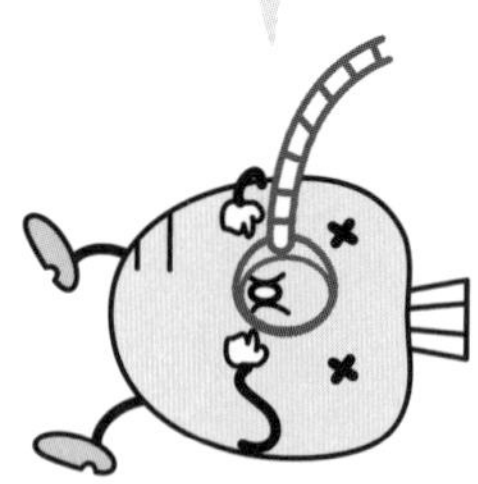

chapter

2

消化器のしくみ

食物は口から入り、いったん胃に貯蔵され、少しずつ小腸に送られて吸収されます。吸収された栄養素は肝臓へ運ばれ、そこで必要な形に変えられて全身の組織へ送られます。そして、組織でいろいろな代謝を受けて、エネルギーになったり、体の構成成分に作り変えられたりするのです。本章では胃や腸など、食物を消化・吸収する消化器のしくみについてお話しします。

2-1 消化器と消化管 ―高度な機能を備えたくだ

消化器には、口、食道、胃、小腸、大腸などの消化管と呼ばれるものや、膵臓、肝臓、胆嚢などが含まれます。これらの臓器は、口から摂った食物を消化・吸収する働きをもっています。

食物を消化・吸収するための臓器

食物を取り入れて**消化**し、栄養素として**吸収**するための器官を**消化器**といいます。そして、消化器のうち、口から食道、胃、小腸（十二指腸、空腸、回腸）、大腸（盲腸、結腸、直腸）を経て、肛門へつながる一連の管を**消化管**といいます。管に属さない消化器には、**肝臓**と**膵臓**があります。

消化管は胎児期に、からだを貫くひと続きの管が分化してできあがります。また、腸の一部が陥凹して、肝臓や膵臓などを作ります。

消化管はみんな3層構造

消化管の各臓器は、どれもほぼ同じような組織構造をしています（図2-1）。内側から、粘膜、筋層、漿膜（食道ではこのほかに外膜）の3層構造です。

消化管の組織構造（2-1）

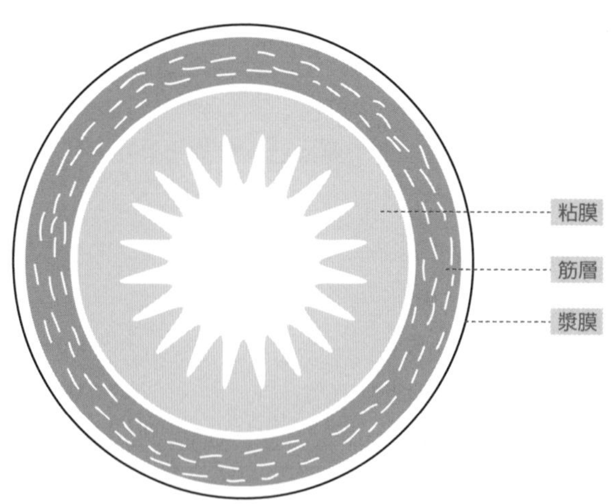

消化器系の構造（2-2）

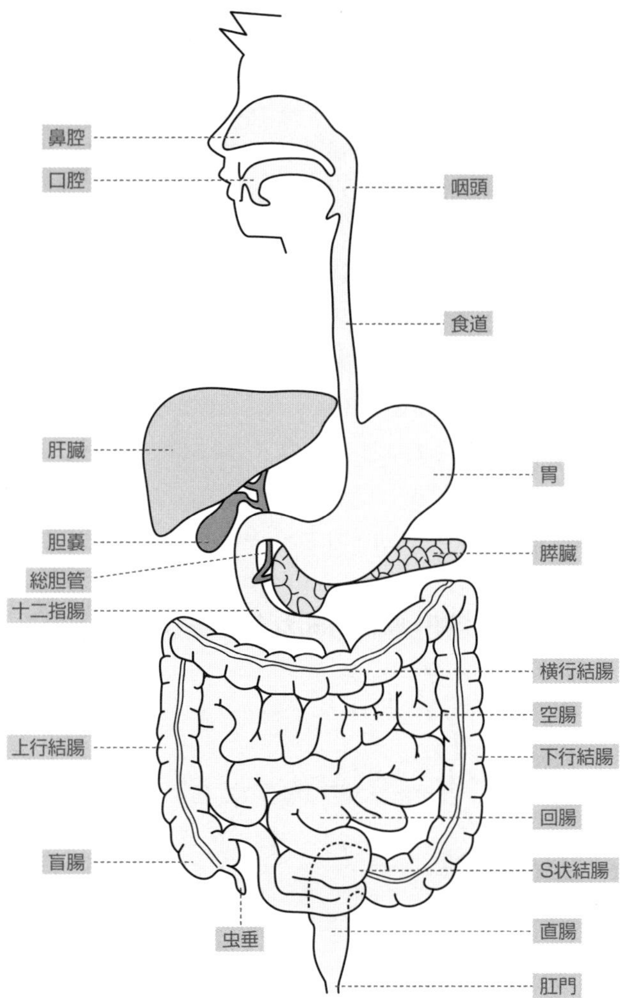

粘膜は消化液や粘液を分泌する腺(せん)が多く存在している組織です。**筋層**は平滑筋(へいかつきん)による2層構造で、内側の筋肉（内輪筋(ないりんきん)）は周りを取り囲むように走っていて、外側の筋肉（外縦筋(がいじゅうきん)）は管に平行に走っています。この2種類の筋肉によって、消化管は**蠕動運動**(ぜんどううんどう)と呼ばれるミミズが這(は)うような収縮運動を起こしています。食物は蠕動運動によって、口から肛門側へと送られます。**漿膜**は内臓をおおう薄い膜で、その中に血管、リンパ管、神経などが走っています。

2-2 口腔、咽頭、食道
—正常に嚥下するための臓器

食物はまず口の中に入ります。口の中には、食物をお腹に送るための実に巧妙なしかけがあります。無意識に食べたものを食道へ送り、さらに胃へ送りますが、これらも複雑な機構により制御されています。

食物を飲み込むのはたいへん

食物はまず口の中に入ります。口の中を**口腔**といいます。口腔の奥の方に垂れ下がっている、いわゆる「のどちんこ」は**口蓋垂**といいます。また、口蓋垂より奥を**咽頭**といい、気管と食道が分岐するあたりを**喉頭**といいます（図2-3）。

口腔の役割は、食物を咀嚼して小さくし、**嚥下**（飲み込むこと）しやすくすることです。鼻には嗅いを感じる細胞があり、舌には味を感じる味蕾という細胞があります。食物のいい匂いをかいだり、味を感じたりすると、その感覚が脳に伝えられて**唾液**が分泌

口腔、咽頭、喉頭蓋、気管（2-3）

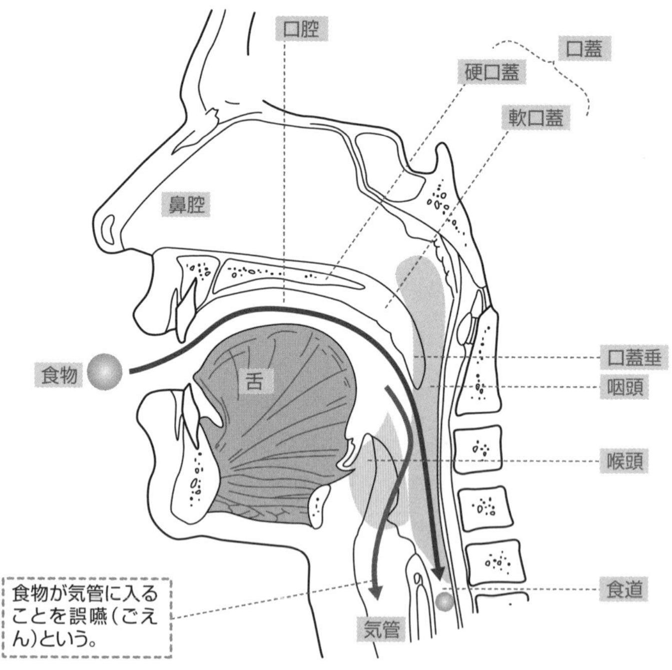

されます。また、おいしそうな食物を見たときも同様に、唾液が分泌されます。これらは**条件反射**という無意識下の反射によって起こります。歯で噛み砕かれた食物は、唾液と混ざることでかたまり（**食塊**）を作り、滑らかになって嚥下が容易になります。

食塊が舌の運動によって咽頭に押し込まれて、咽頭の粘膜に触れると、反射的に嚥下運動が起こります。間違えて食塊を気管に送らないよう、気管の入り口（**喉頭蓋**）を閉じて、食道へ送るのです。この過程には、非常に複雑な神経反射がかかわっているため、脳梗塞などによってこの部位が障害されると、嚥下の障害が起こります。食物には細菌がたくさん混ざっていますが、これが肺に入ってしまい、重症の肺炎（誤嚥性肺炎）を起こしてしまうのです。

■■ 食道は食物の単なる通り道ではありません ■■

嚥下された食塊は、食道を通って胃へ運ばれます。食道は咽頭と胃を結ぶ管です（図2-4）。食道では咽頭から胃に向かって一方向の収縮運動（蠕動運動）が起こり、食塊は胃に送られます。また、食道の上端と下端には、弁（バルブ）の役割をする**括約筋**があって、食物の逆流を防止しています。

食道（2-4）

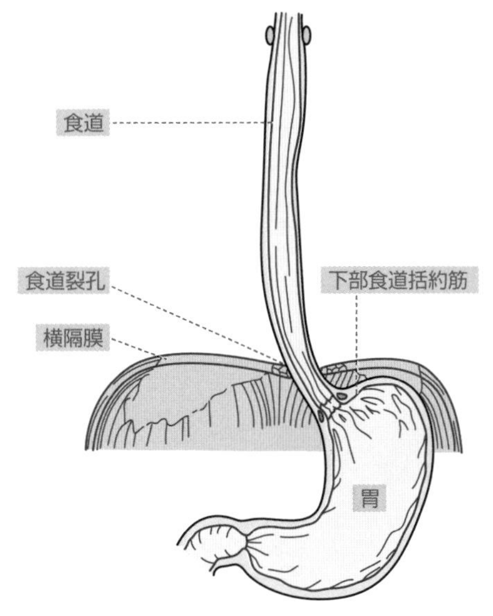

食道は単なるくだではありません。食物を下に送る蠕動運動をしているので、逆さになっても食べられます。

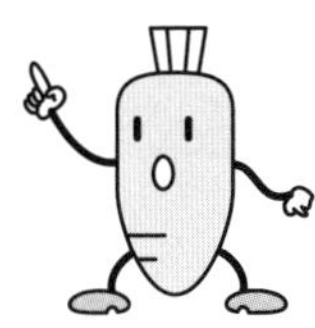

Column 食道裂孔ヘルニア

　ヒトの体内は、横隔膜（おうかくまく）によって、胸腔（きょうくう）と腹腔（ふくくう）に分けられています。食道は横隔膜にある食道裂孔（しょくどうれっこう）という穴を通って、胸腔から腹腔に入っています。ところが、加齢により横隔膜の筋肉が弱くなると、腹腔にある胃が引き上げられて、食道裂孔を通ってその一部が胸腔側へ脱出してしまいます。これを**食道裂孔ヘルニア**といいます。

　こうなると、胃酸が食道へ逆流しやすくなり、強い酸のために食道に炎症が起こって、胸やけや上腹部痛の原因となってしまいます（逆流性食道炎）。また、胸が痛いと言って受診するため、狭心症と間違って診断されることもあります。逆流性食道炎では、食事を摂った後に横になると、胃液の逆流が起こって強い症状が現れるので、数時間は横にならずに座ってもらうようにしています。治療には、胃酸の分泌を抑える薬が用いられます。

食道裂孔ヘルニア

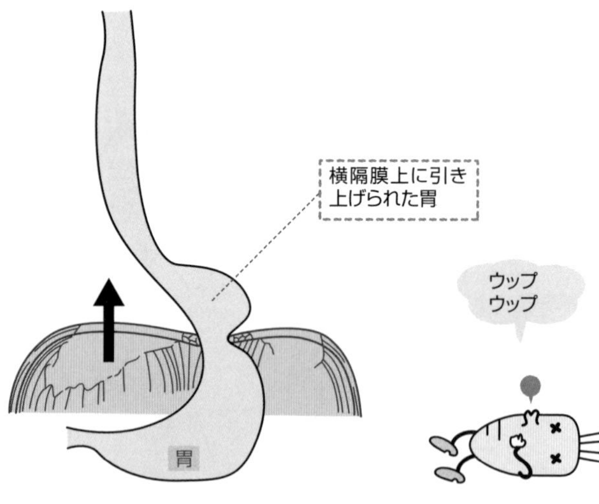

2-3 胃 ―食物を蓄えて送り出す臓器

胃は消化器としてもっともよく知られています。でも、本当の役割は案外知られていないかもしれません。ダイエーの王監督が胃の手術後に激ヤセしましたが、胃が無くなると、体重が減少する以外にもいろいろな障害が起こります。

胃のほんとうの役割とは？

食道を通って運ばれた食塊は、胃の中へ入ります。胃は消化管の中でもっとも内径の拡張した臓器で、その容量は成人では1,200～1,400mlにもなります。胃の役割は、食塊を小さく砕くことのほか、胃酸によって食塊に付いている微生物を殺菌することと、消化液を分泌して脂肪やタンパク質の初期消化を行うことです。また、食塊をためておいて、それを少しずつ腸へ送り出す役割も果します。

胃液は何のため？

胃の内腔は粘膜に被われていて、ところどころに**胃小窩**（いしょうか）と呼ばれる粘膜の陥入があります。ここに**胃腺**（いせん）が開口していて、ここから**胃液**が分泌されています。胃液は1日に500～1,500mlも分泌されています。

胃の構造（2-5）

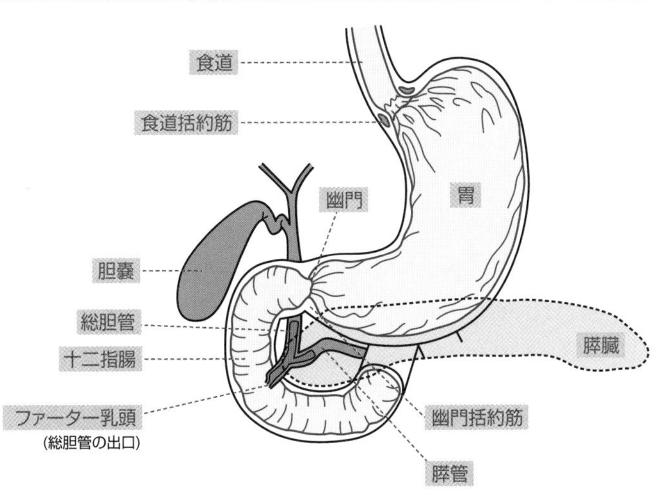

胃液には**胃酸**や**消化酵素**のほか、胃酸から胃の壁を保護する**粘液**などが含まれています。胃液の分泌は、食物によって調節されます。

胃液を分泌する腺細胞には、**壁細胞**、**主細胞**、**粘液細胞**があります。ほかにも、内分泌細胞として**ガストリン産生細胞**があります。

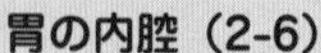

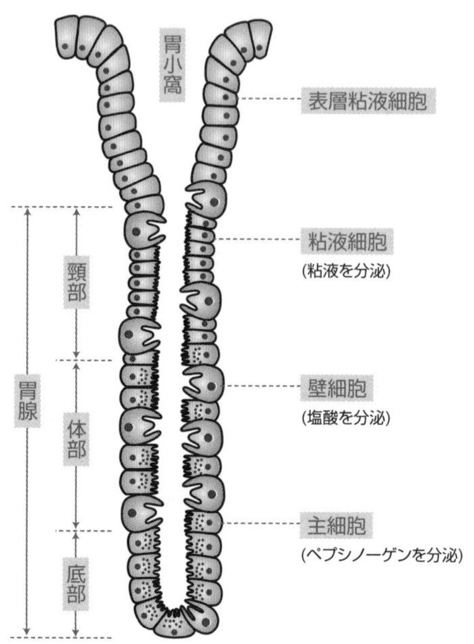

❶壁細胞

壁細胞からは塩酸（**胃酸**）が分泌されます。そのため、胃の中はpH1～3という強い酸性環境になっています。胃酸は消化にも多少関係していますが、大きな役割は食物とともに取り込まれた微生物を殺す滅菌作用です。

胃酸は視覚や嗅覚のほか、食塊の流入による胃の伸展が刺激となって分泌されます。これらの刺激が大脳を経て迷走神経を伝わり、迷走神経の終末からアセチルコリンが分泌されて、これが胃壁細胞に作用して胃酸の分泌が起こるのです。また、これらの刺激は、胃の幽門前庭部にあるG細胞に作用して**ガストリン**という消化管ホルモンを分泌させます。ガストリンは胃の運動を強めると同時に、胃酸の分泌を強力に引き起こします。

食塊が胃から出て十二指腸に達すると、十二指腸のK細胞から**GIP**(胃抑制ペプチド)という消化管ホルモンなどが分泌され、胃の壁細胞に抑制的に働いて、酸の分泌を抑制します。これは、酸性では膵酵素が作用できないため、胃酸の分泌を減らして、小腸内のpHの低下を防ぐためです。

❷主細胞

主細胞からは**ペプシノーゲン**が分泌されます。ペプシノーゲンはタンパク分解酵素である**ペプシン**の前駆体(ぜんくたい)で、胃酸やペプシン自身によってペプシンに転換されて酵素作用を発揮します（図2-7)。前駆体として分泌されることで、胃の細胞を分解しないようにしています。

ペプシンは前駆体として分泌される（2-7）

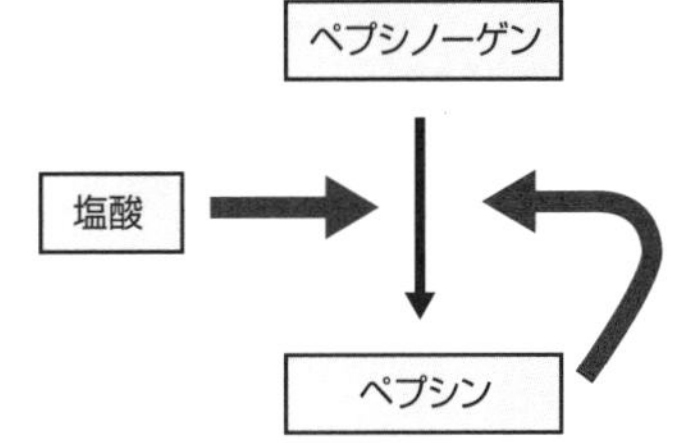

❸粘液細胞

粘液細胞からは**粘液**と**重炭酸イオン**(HCO_3^-)が分泌されます。胃の中は非常に強い酸性のため、強い酸で胃の細胞が障害されないよう、粘液と重炭酸イオンで胃壁をおおって保護しています。

Column　ストレスと胃酸

胃はストレスに対して非常に敏感に反応します。慢性のストレスは胃酸分泌を持続的に亢進させ、胃や十二指腸の粘膜に傷害を起こします。ストレスが多いときに胃がキリキリ痛むのはこのためです。

胃潰瘍や十二指腸潰瘍、食道逆流などに対して、胃酸の分泌を抑制する薬剤には、ヒスタミンの作用を抑制するヒスタミン拮抗薬や、H^+(プロトン)の分泌を阻害するプロトンポンプ阻害薬があります。こうした薬の登場により、現在では胃潰瘍の手術をする必要はなくなりました。

胃の重要な役割は、食塊をゆっくり小腸に送ること！

胃の中で食塊は、**胃酸**によって殺菌されます。同時に、**蠕動運動**により攪拌（かくはん）され、**消化酵素**などによって粥（かゆ）のようにされて、十二指腸（小腸の一番最初の部分）に少しずつ移送されます。胃から十二指腸への出口には、**幽門輪**（ゆうもんりん）という括約筋のリングがあって、これが開いたり閉じたりして、胃の中の食塊を少しずつ送り出すように調節しています。この胃の貯留－排泄の機能は非常に重要で、**胃の排泄作用**（Gastric emptying）として知られています。

Column ピロリ菌 — 胃がんの原因菌

ピロリ菌は、ヒトなどの胃に生息して胃潰瘍、慢性胃炎、胃ガンなどを引き起こすとされている細菌です。マスコミにもよく登場するので、名前を聞いたことのある方は多いのではないでしょうか? 正式にはヘリコバクターピロリ(Helicobacter pylori)といいます。helico-はギリシャ語のheliko-（らせん）に由来し（ヘリコプターも同じ）、bacterは菌を意味するので、Helicobacterは「らせん菌」という意味になります。本体が細長いらせん状であることからそう名づけられました。pyloriは、胃の幽門（ゆうもん）を示しています。

ピロリ菌は、1982年にヒトの胃から培養されました。当時、強い酸性の胃内で細菌は生育できないと考えられていたので、なかなか理解が得られなかったようです。ピロリ菌はウレアーゼという酵素を持ち、尿素を分解してアンモニアを生成することができます。アンモニアはアルカリ性なので、これにより胃酸を中和して自分自身を守っているのです。

ピロリ菌は慢性胃炎の原因ですが、もっと重要なのは胃がんの原因ということです。胃がんはピロリ菌の感染者から発症し、非感染者からは発生しません。動物実験でも同じことが確認されており、ピロリ菌は胃がんの原因と結論づけられています。

日本はかつて、井戸水などを使っていたことから衛生上の問題があり、ピロリ菌の感染率が高く胃がんが多かったのですが、最近は、胃がんの発生率は低下しています。環境の改善に伴って、ピロリ菌の感染率が低下していることが大きな要因です。

若い年代では感染者は少ないようですが、親から感染していることもあるので、一度ピロリ菌の検査を行ってください。また、胃潰瘍を繰り返す人は、検査でピロリ菌の存在を確かめて、感染していれば除菌を行います。抗生剤で除菌すると、潰瘍の再発が減るだけでなく、胃がんの発症リスクを減らすことができます。

ヘリコバクター・ピロリ

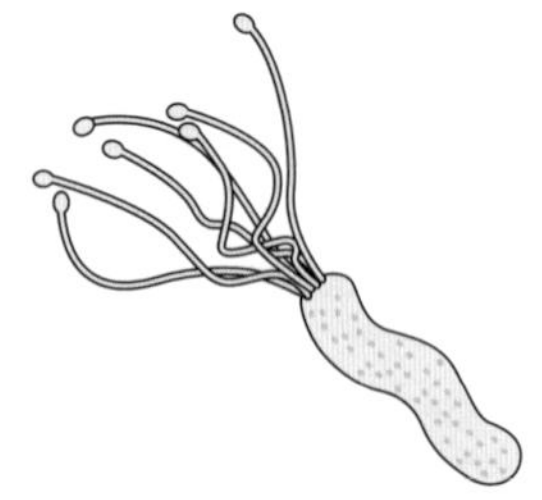

胃は昔、胃酸やペプシンなどによって食物を消化する重要な臓器だと考えられていました。しかし近年、胃を切除しても、消化吸収にはほとんど問題がないことがわかりました。ただし、胃を切除すると、消化吸収障害は起こらないけれど、それ以外のいろいろな症状が現れてきます。たとえば**ダンピング症候群**がその例です（コラム参照）。胃が食塊を少しずつ、ゆっくりと小腸に送っているからこそ、小腸で時間をかけて十分な消化吸収ができるのです。つまり、胃の最も大切な役割は消化でなく、食物をしばらくとどめておいて、少しずつ小腸へ送り出すことだと考えられます。

Column 「ダンピング症候群」

ダンピング症候群とは、胃の手術を受けた人に起こる、食後の不快な症状をいいます。主症状は、だるさ、冷や汗、頻脈、めまい等の全身症状と、腹痛、下痢、嘔吐等の消化器症状です。食物が胃を経過せず急速に小腸内に堕落（dump（ダンプ））するために起こるもので、食後すぐに見られる早期症状と、食後2～3時間で見られる後期症状とがあります。

早期症状は、濃度の高い栄養素が大量に急激に小腸に入ることで、腸が急激に拡張されることにより生じます。濃度の高い栄養素は腸管内の浸透圧を高めるため、水分が血液中から腸管内へ移動して、腸管はさらに拡張されることになります。また、水分がうばわれることにより血液量が低下して、低血圧が起こります。

細胞は伸展されると、いろいろな機能を発揮することが知られています。腸の細胞は伸展されると、セロトニン、ブラジキニン、ヒスタミン、カテコラミンなどの生理活性物質を放出します。ヒスタミン、セロトニンなどは心血管系に作用し、血圧を低下させて動悸を起こします。また、セロトニンなどは嘔吐中枢に直接作用して、気分を悪くさせます。また、低血圧が起こることによっても気分が悪くなります。

後期症状は、低血糖が原因となって生じます。大量の食事が小腸に入ると、糖が急激に吸収されて高血糖になり、インスリンが大量に分泌されます。ところが、このインスリンが使われないうちに食物が通過してしまうため、インスリンの血中濃度が高くなり、逆に血糖値が下がってしまって、気分が非常に悪くなるのです。

低血糖になると、どうして気分が悪くなるのでしょうか？ それは、低血圧や低血糖は生命にかかわる病態なので、痛みと同じように不快感を与えるアラーム機構が体に備わっているのかもしれません。低血糖になると、血糖を上げるために、生体はグルカゴンやカテコラミン（インスリン拮抗ホルモン）を分泌します。これらにより交感神経系が緊張して、動悸や冷や汗など非常に強い不快感が現れます。

このような症状が出るため、胃切除後の患者は、食事摂取が極端に低下して、やせてきます。ダイエーの王監督も、胃手術のあと10kg以上やせました。胃を小さくするする手術は現在、肥満のもっとも有効な治療法になっています。

滞胃時間はコントロールされている！

食物が十二指腸に送られると、十二指腸にある種々の細胞がそれを感知して、胃の働きを調整します。こうして、食物が胃にとどまる時間（**滞胃時間**）はコントロールされているのです。

図2-8に示すように、食塊に含まれる**酸**や**栄養素**、食塊による十二指腸の**伸展**などが刺激となります。これらの刺激は腸管壁にある神経叢を介して胃や脳に伝わり、**消化管ホルモン**の分泌を促したり、胃の働きを抑制したりします。たとえば、脂肪が刺激となって、消化管ホルモンの一つであるコレシストキニンが分泌されます。コレシストキニンは、膵臓に作用して消化酵素の分泌を促すと同時に、胃に作用してその動きを抑制し、食塊の輸送をゆっくりとさせます。

胃の動きを抑制する強さは栄養素によって異なっていて、糖質、タンパク質、脂肪の順に強くなります。お粥のように水分が多く糖質が主体のものは腹にもたれず、油こいものは腹もちがよいというのは、ここに理由があります。脂肪の消化吸収には時間がかかるため、ゆっくり送るようにしているのです。

消化管ホルモンと胃の動き（2-8）

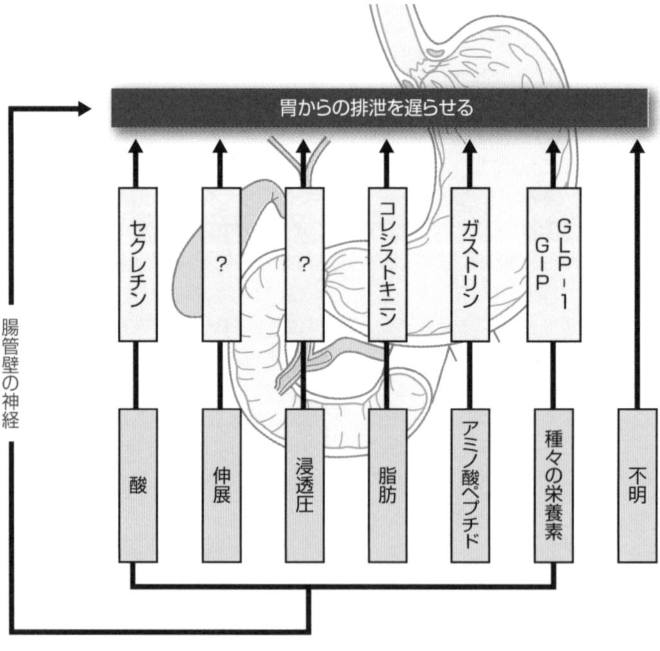

2-4 小腸 —消化、吸収の中心的な臓器

胃から送り出された食物は小腸に入ります。腸は栄養素を効率よく消化し、消化されると直ちに吸収しています。こうして、栄養素を腸内の細菌にできるだけ取られないようにしています。

小腸は長い管

胃から送り出された食物は小腸に入ります。小腸は大腸に至るまでの長い管で、成人では6～7mもあります。小腸は上から**十二指腸**（じゅうにしちょう）（約25cm）、**空腸**（くうちょう）（残りの約2／5）、**回腸**（かいちょう）（約3／5）の3つの部位に分けられています（図2-9）。

小腸の粘膜は、吸収面積を増すために特有の構造を持っています（図2-10）。粘膜の一部は隆起して輪状ヒダを示しており、その上皮はさらに突出して無数の**絨毛**（じゅうもう）（高さ約1mm）になっています。このようにして、表面積を単なる円筒に比べて、約30倍に広

小腸の分類（2-9）

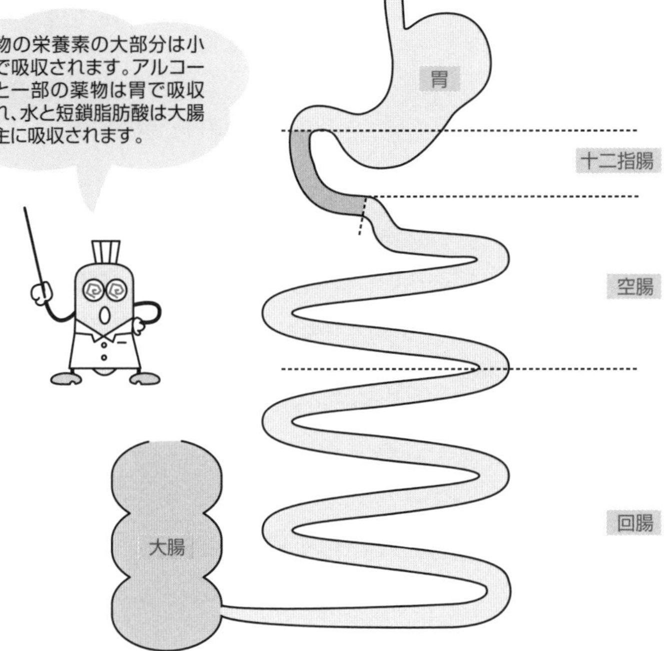

小腸の構造（2-10）

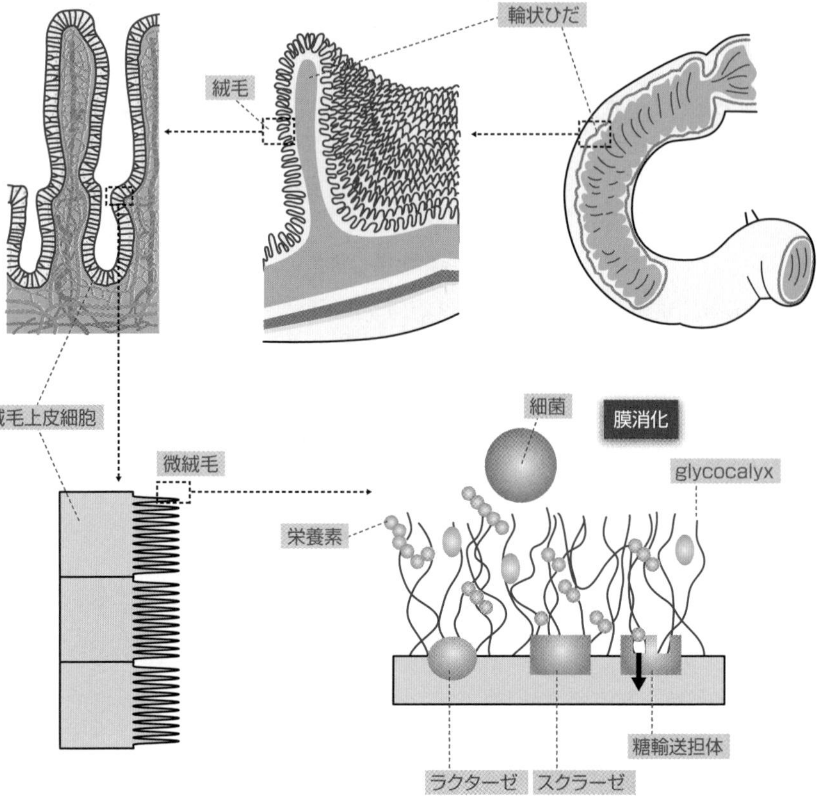

げています。平均的な成人では、腸の吸収面積はダブルテニスコートの広さです。

電子顕微鏡で見ると、絨毛の上皮にはさらに小さな突出（**微絨毛**）が見られ、微絨毛の上皮（**刷子縁膜**(さっしえんまく)）にはさらに細かな酸性ムコタンパク質の繊維（glycocalyx）が見られます。刷子縁膜上の繊維網の中には消化酵素が多く含まれて、栄養素を効率よく消化できるようになっています。この線維網は、大きな細菌をその中に入れないようにして、消化中の栄養素が細菌に貪食されることを防いでいます。

小腸をくわしく見てみると……

十二指腸には、肝臓からの**胆汁**(たんじゅう)と、膵臓からの**膵液**(すいえき)の出口が開いています。胆汁は食事中の脂肪を小さな粒子にして、消化吸収しやすい形にする働きをします。膵液は三大栄養素（糖、脂肪、タンパク質）を分解する**消化酵素**のほか、消化管内の酸性を中和する**重炭酸イオン**（HCO_3^-）を含んでいます。

空腸は絨毛が発達しており、ここで大部分の栄養素、ビタミン、ミネラルなどが吸収されます。

回腸では空腸で吸収されなかった栄養素が吸収されますが、この部位だけで吸収される栄養素もあります。とくに**胆汁**や**ビタミン**B_{12}は、回腸末端でしか吸収されません。胆汁は大部分が回腸で吸収されて、再利用されます。もし、回腸に不都合が起こって胆汁が吸収されなくなると、胆汁の分泌量が減ります。すると、脂肪が吸収できなくなり、脂溶性ビタミンのA、D、Eなど、脂肪に溶ける栄養素の吸収障害が起こります。

小腸から大腸へ移行する**回腸終末部**には、**回盲弁**（かいもうべん）という弁があって、大腸からの細菌の逆流を防いだり、小腸に食物塊を長時間とどめておいて消化吸収を助けたりする働きをしています。ですから、回腸の末端を切除すると、特定の栄養素の吸収が行えなくなるだけでなく、栄養素の小腸内の滞在時間が短くなり、小腸内への細菌の逆流も増えます。小腸内に入ってきた細菌は、栄養素を先に分解して消費してしまいます。このように、全体の栄養素の吸収に大きな問題が生じます。

小腸での吸収（2-11）

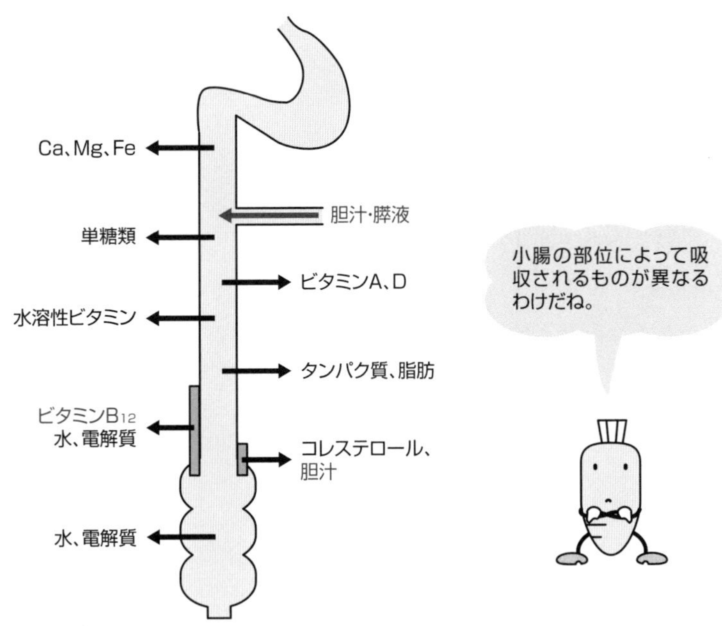

2-5 膵臓 ―消化酵素を分泌する臓器

膵臓は三大栄養素の消化酵素を分泌する臓器です。消化・吸収のカギをにぎる器官ともいえます。また、インスリンなどのホルモンの分泌も行っています。膵臓を取ってしまうと、ヒトは死んでしまいます。

膵液は1日にコップ7.5杯分

膵臓はインスリンなどの**ホルモン**を分泌する内分泌腺としてよく知られていますが、消化酵素を多量に含んだ**膵液**を分泌する、消化にとって重要な臓器でもあります。膵液の分泌は、1日1,500mlに達します。

ちなみに、消化管から分泌される水分（消化液）の量を図に示します（図2-12）。1日に7,000mlにもなります。これに経口摂取する水分の2,000mlを合わせると、消化管に入る水分は1日に9,000mlもの量になりますが、その大部分は小腸(8,500ml)と大腸(400ml)で吸収されます。そして、残りのほんの少し（100ml）が便として排泄されます。小腸は栄養素とともに、水も大量に吸収しているわけです。

消化管から分泌される水分（消化液）の量（2-12）

飲み水 2,000ml
消化液の分泌 7,000ml
唾液 1,500ml
胃液 2,500ml
膵液 1,500ml
胆汁 500ml
小腸 1,500ml

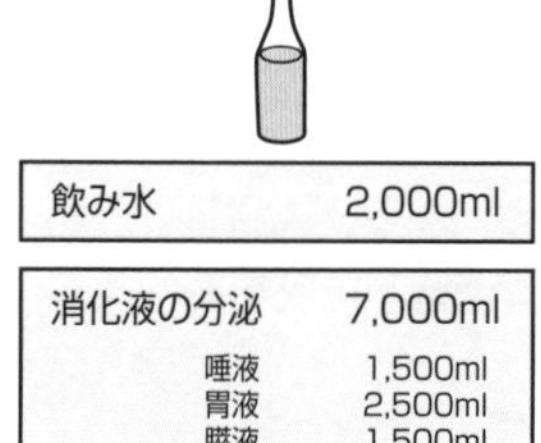

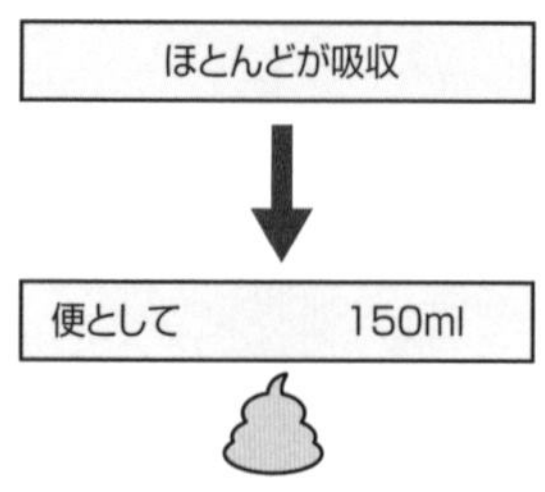

消化液だけで1日に牛乳パック7本分ということだね。すごい量だなあ。

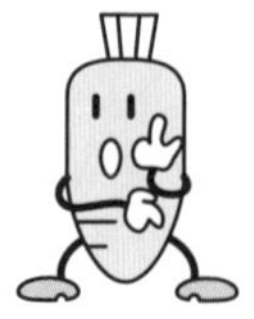

膵液を分泌させる4つの信号

膵液は年中分泌されているわけではなく、食事の時に多く分泌されるようになっています。膵液分泌の主な刺激となるのは、食塊が十二指腸に到達したときに十二指腸の細胞から分泌される種々の**消化管ホルモン**です。まだわかっていないホルモンもあるのですが、代表的な4つの消化管ホルモンについて説明します（図2-13）。

❶セクレチン

胃で酸性になった粥状の食物が十二指腸に送られると、十二指腸粘膜の内分泌細胞（S細胞）は「酸性」という情報を捉えて、**セクレチン**という消化管ホルモンを分泌します。セクレチンは、膵臓から大量の膵液を分泌させます。

膵液には消化酵素とともに、アルカリ性の**重炭酸イオン**（HCO_3^-）が多量に含まれています。腸管内の消化酵素は酸性の環境では作用できないため、重炭酸イオンによって腸管内は弱アルカリ性に調整されるのです。こうして、膵液に含まれる消化

消化管ホルモンの作用（2-13）

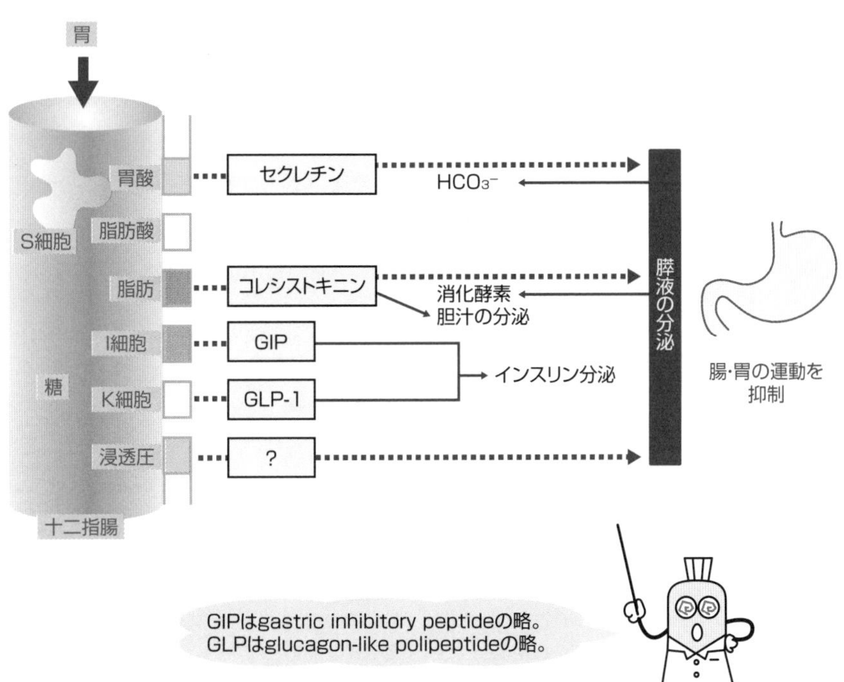

酵素の作用は最大に発揮されるようになります。

❷コレシストキニン

食物に含まれる**脂肪**を感知して、十二指腸のI細胞は**コレシストキニン**を放出します。コレシストキニンは、膵臓から消化酵素を含む膵液を分泌させ、胆囊（たんのう）を収縮させて**胆汁**の分泌を促進します。また、胃の動きを抑えて食塊が小腸へ送られるのを抑制し、さらに、中枢性に作用して満腹感を与えて、食事の摂取を抑制します。油こい物を多く摂ると満腹を感じやすいのは、このホルモンのためです。

❸ GLP-1、GIP

食物に含まれる種々の栄養素を感知して、**GIP**（胃抑制性ペプチド／別名グルコース依存性インスリン分泌刺激ポリペプチド：glucose-dependent insulinotropic polypeptide）と**GLP-1**（グルカゴン様ペプチド－1）が、それぞれ小腸上部のK細胞、腸下部のL細胞から分泌されます。これらはインスリンの分泌を促進するホルモンで、**インクレチン**と呼ばれています。したがって、グルコースを経口で摂取した場合と点滴で投与した場合とでは、前者の方がインスリンは多く出て、血糖が下がりやすいのです。

インクレチンは、**DPP4**（分解酵素）により速やかに分解されて、その作用は減弱します。DPP4の阻害薬は、このインクレチンの分解を抑制することにより、インクレチンの作用を増強するものです。DPP4阻害薬は現在、糖尿病の治療薬として、わが国で最も多く用いられています。

GLP-1は、インスリンの分泌を促進するだけでなく、脳に作用して満腹感を与えるほか、

Column 「魚」→「ご飯」の順で食べると、インクレチン効果が強くなる

わが国では、ご飯とおかずを一緒に食べるのが一般的ですが、一緒に食べると血糖が上昇しやすくなります。しかし先に魚や肉を食べると、脂肪などの栄養素によりインクレチンの分泌が起こり、インクレチンが膵臓に作用してインスリンの分泌が促進され、後から食べたご飯による血糖の上昇を抑えることができます。

さらに良いことは、インクレチンが胃の動きを抑制し、また中枢に作用して、満腹感を与えてくれます。食後の高血糖を抑制することは、心血管イベントのリスク低下にもなります。糖尿病の人のみならず、健康な人にも有効な食事方法です。

胃の動きを抑制し、食塊の腸への排泄を遅らせることで満腹感を与えます。そのため体重減少が期待でき、注射薬として用いられています。これまでの糖尿病薬は太りやすくなるものが多かったため、肥満糖尿病患者にとって非常に有用な薬剤です。腸への排泄が遅くなることから、栄養素の吸収がゆっくりとなるため、血糖の急激な上昇を抑制することもできます。

インクレチンの作用（2-14）

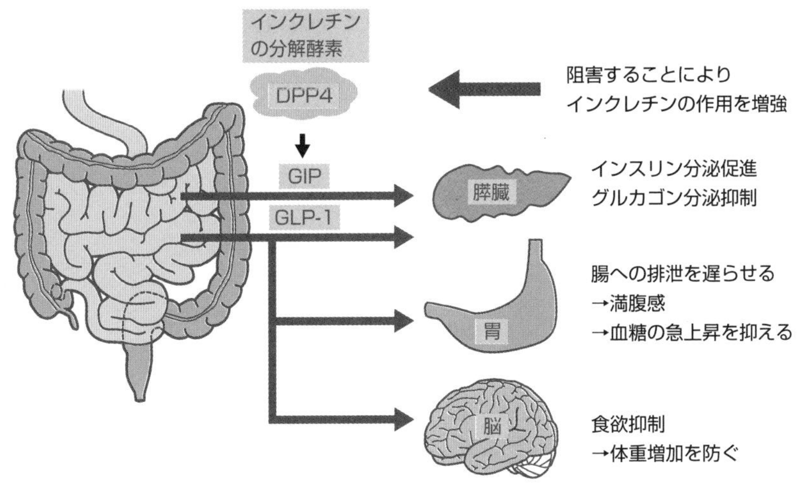

膵酵素は消化の主役

膵液は三大栄養素（糖質、脂質、タンパク質）すべてに対する消化酵素を含んだ、腸管内での消化の主役です。糖質の消化酵素として**α-アミラーゼ**、脂質の消化酵素として**リパーゼ**、それにタンパク質の消化酵素として数種の**タンパク分解酵素**を含んでいます。これらの酵素は、胃で分泌されるペプシノーゲンと同様に、自己分解を防ぐために、膵臓や膵管の中では不活性なプロ酵素として存在しています。消化管に入ってから分解が起こり、活性型の酵素に転換されるのです。

たとえば、タンパク質分解酵素である**トリプシノーゲン**、**キモトリプシノーゲン**、**カルボキシペプチダーゼ**は、すべて不活性型のプロ酵素として分泌されます。まず、トリプシノーゲンが小腸の刷子縁膜（さっしえんまく）にあるエンテロキナーゼという酵素によってその一部が切断され、活性型の**トリプシン**になります。すると、このトリプシンがほかのプロ酵素を活性化して、タンパク質分解酵素の作用が加速的に高まります。

2-6 大腸 ―水、電解質を吸収する臓器

小腸では、便はまだ水のような状態です。大腸では、便から水分を吸収し、だんだん固く形のあるものにしていきます。大腸は水分の吸収以外にも、いろいろな作用があります。最近になって、大腸の新しい機能も明らかになってきました。

大腸はうんちをつくる臓器？

小腸で栄養分を吸収された食物は、大腸に入ります。大腸は**盲腸**(もうちょう)、**結腸**(けっちょう)、**直腸**(ちょくちょう)に分けられていて、長さは合わせて約1.6mです。大腸の役割は主に、便(べん)をたくわえることと、水分と電解質を吸収することです。

知られざる！？大腸の役割

大腸の主な役割は、便をたくわえることと、水分と電解質の吸収といいましたが、実はもう一つあります。大腸の中には**腸内細菌**が多く生息していて、これらが未消化物を**発酵**※によって分解しているのです。中でも**食物繊維**を酢酸、酪酸、プロピオン酸のよ

小腸と大腸（2-15）

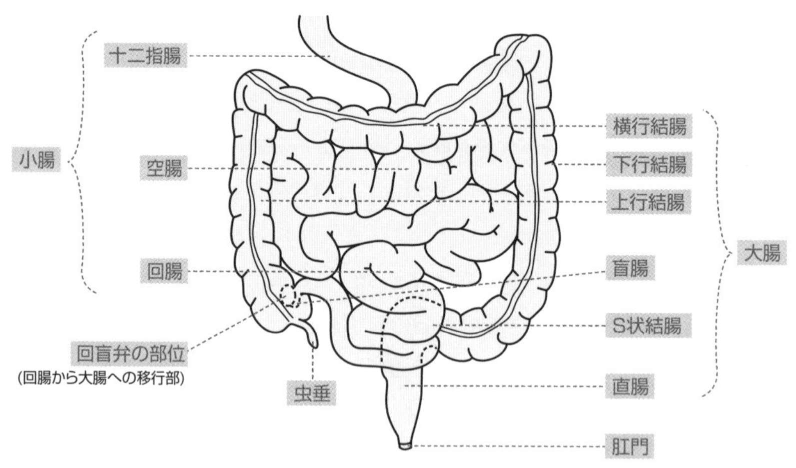

※**発酵**　酵母などの微生物が嫌気的に糖などの有機化合物を酸化して、アルコール、有機酸、二酸化炭素などを生成する過程。

うな**短鎖脂肪酸**に分解します。

短鎖脂肪酸は、腸管細胞の重要なエネルギー源として、腸管の絨毛上皮の成長維持に役立てられます。プロピオン酸の多くは、門脈を通って肝臓へ送られ、糖に作り換えられます（**糖新生**）。とくに牛などの反芻動物では、このプロピオン酸からの糖新生によって、糖の必要量の多くがまかなわれています。

さらに短鎖脂肪酸は、腸管の機能に対しても重要な役割を演じています。短鎖脂肪酸は低い濃度で血管を拡張する作用があります。血管が拡張して血流が増えると、栄養素の吸収が良くなります。

食物繊維は昔、ヒトの消化酵素では消化されない物質であり、有用性があるとは考えられていませんでした。しかし現在では、このように腸の機能にとって重要であると認識されています。

うんちの出し方

形成された便は、蠕動運動によって、結腸の中をゆっくりと肛門側へ移動します。結腸は上行結腸、横行結腸、下行結腸を経て、**S状結腸**に続きます。S状結腸はSの字のように曲がっていることからその名が付きました。最後のまっすぐになっているところは**直腸**です。直腸には通常、あまり便は詰まっておらず、ほとんど空になっています。そして便は、肛門から排泄されます。

排便は**反射**と**意志**の2つの経路で行われます。S状結腸から直腸に便が移送されると、直腸壁の伸展の刺激が骨盤神経を介して脊髄に伝わります。この刺激は大脳へ行かず、排便の刺激となって直腸へ再び戻ってきます。すると直腸が収縮し、肛門が開いて、便を排泄しようとするのです。また、脊髄に伝わった刺激の一部は大脳へ伝わり、「便意を催す」という排便反射も起こします。

赤ちゃんは、直腸に便が到達すると、反射的に排便します。しかし大人は、便意があってもガマンすることができます。それは、自分の意志によって働く、肛門出口の**外肛門括約筋**があるからです。この筋肉は随意筋と呼ばれる筋肉で、自分の意志で収縮させたり弛緩させたりすることができます。便意があっても、肛門周囲を収縮させて、排便を止めることができるわけです。

Column 盲腸

盲腸は回腸の開口部よりも下位にある部分です。ヒトでは退化して小さくなっていて、盲腸の下には細長い痕跡となったものが**虫垂**（ちゅうすい）として残っています。

草食動物では盲腸は発達して大きくなっていて、牛などは腸内細菌の助けによってこの部位で草を分解して、それを栄養素として取り入れています。

なお、「盲腸の手術」をしたと一般にいいますが、実際は盲腸でなく虫垂です。虫垂炎のため虫垂を切除したということです。

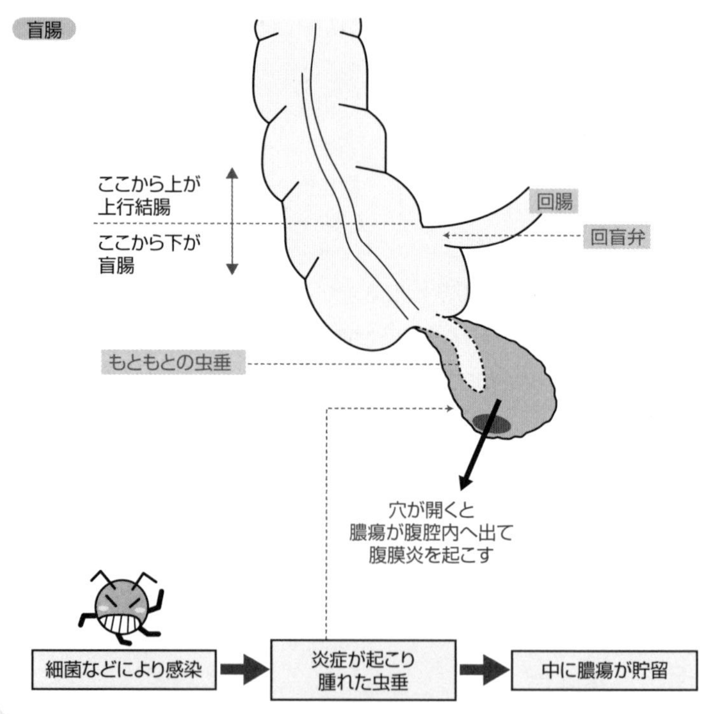

2-7 消化 —食物を小さな分子まで分解

消化とは食物を吸収できる栄養素までに小さく分解することをいい、吸収とはこれらの栄養素を小腸から吸収して、体内で利用できるようにすることをいいます。消化と吸収は前節までで簡単に説明しましたが、ここで簡単にまとめてみます。

なぜ消化が必要なのでしょうか？

口から入った食物は、**口腔**（こうくう）、**食道**を通過して、いったん胃にとどまります。**胃**は食物をかき混ぜ、塩酸と消化酵素により柔らかい粥（かゆ）状にして、少しずつ小腸へ送ります。**小腸**は最終の消化をして、吸収します。**大腸**は、消化がほぼ完了した食塊（しょっかい）（便（べん）に近い状態）から、主に水分を吸収します。残りは**肛門**から便として出されます。

食物はそのままの形では吸収されません。消化酵素によって**グルコース**や**アミノ酸**といった小さな分子に消化されて初めて吸収されます。また、各栄養素はそれぞれ特有の消化・吸収の過程によって処理されます。

各部位での消化・吸収（2-16）

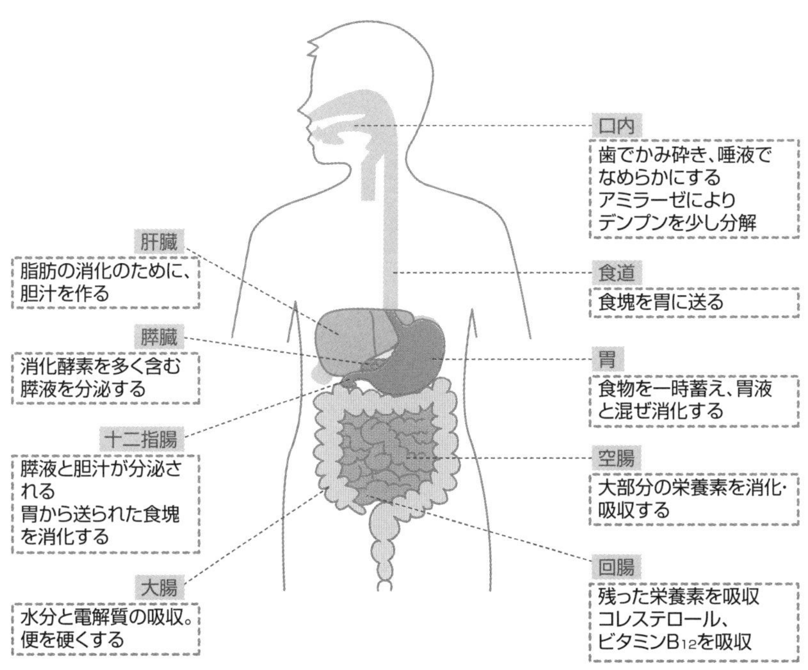

口での消化

口の中では歯でかみ砕いたりすりつぶしたりして、食物を消化しやすいように小さくします。また、舌を使って食塊を**唾液**（だえき）と混ぜ、滑りやすくして食道へ送ります。唾液は食塊をなめらかにするとともに、**アミラーゼ**という消化酵素により炭水化物のデンプンやグリコーゲンを分解します。ただし、口の中は滞留時間が短いため、分解はほとんどありません。主な働きは小さくかみ砕くことです。

胃での消化

胃の中に入ると、**胃液**による分解が始まります。胃では主にタンパク質が分解されます。胃液のうちの**塩酸**は、タンパク質と他の物質との結合を分解して、タンパク質に酵素が働きやすいようにします。また、食物中の細菌を殺して、体を細菌感染から守ります。胃液のうちの**ペプシノーゲン**は、塩酸によって活性のある**ペプシン**に変換されて、タンパク質を分解します。

食塊は胃の**蠕動運動**により、胃液と混ざり合って粥状になります。粥状になった食塊は、ある程度まで小さくなると、蠕動運動により少しずつ十二指腸へ送られます。胃の出口は**幽門輪**（ゆうもんりん）という括約筋のリングで閉じられていて、普段はあまり流れないようになっています。

十二指腸での消化

小腸内にはヒダがあり、ヒダの上皮には**絨毛**（じゅうもう）が突出しており、絨毛上皮（小腸上皮）にはさらに**微絨毛**（びじゅうもう）という小さな突起がたくさん出ています。微絨毛の上皮（**刷子縁膜**（さっしえんまく））にはさらに細かな線維が見られます。このようにして小腸は、消化・吸収する面積を大きくしています（図2-10）。

栄養素の消化は、**管腔内消化**と**膜消化**に分類されています。各栄養素はまず管腔内で小さな分子（オリゴペプチド、オリゴ糖）にまで分解され（管腔内消化）、次に絨毛上皮の刷子縁膜上で消化され（膜消化）て吸収されます。刷子縁膜には、消化酵素と各栄養素の輸送担体（**トランスポーター**）が多く存在しています。

胃の内容物が十二指腸に到達すると、膵臓から**膵液**（すいえき）が分泌されます。膵液には**重炭酸塩**と三大栄養素（糖質、タンパク質、脂質）を分解する**消化酵素**が含まれています。まず、重炭酸塩が酸性に傾いていた食塊を中和して、消化管の中をアルカリ側に傾けます。消化酵素は酸性下では作用しないため、消化管内を中和する必要があるからです。

膵酵素の活性化（2-17）

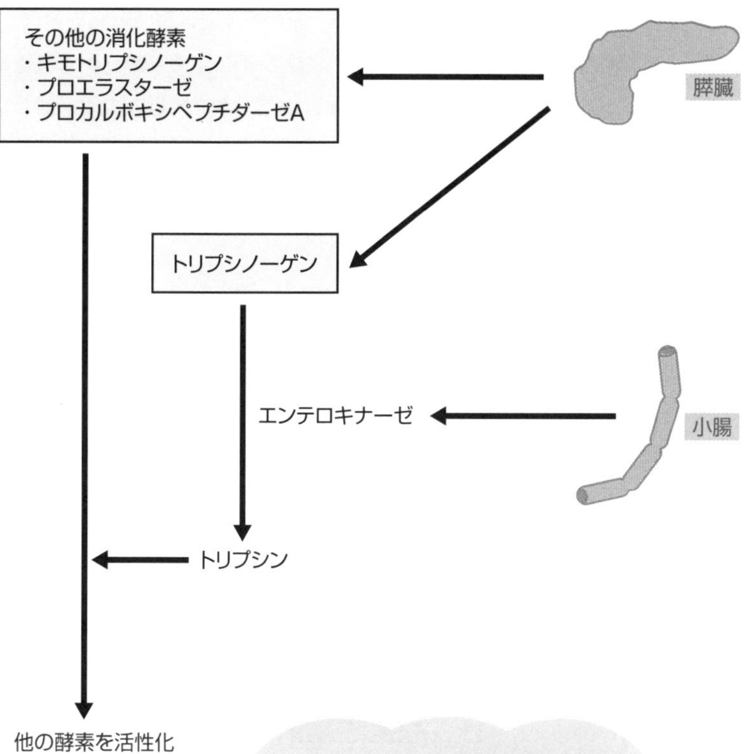

このように、タンパク質分解酵素は、分泌されてから修飾を受けて活性型になり、初めて作用します。そのまま分泌されると膵臓自身を分解してしまい、膵炎を起こしてしまうからだと考えられます。

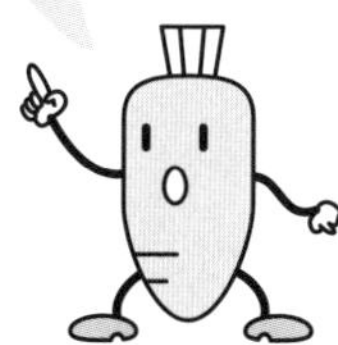

❶ タンパク質の分解

タンパク質を分解する酵素は、膵臓から分泌される**トリプシノーゲン**と**キモトリプシノーゲン**です。ただし、いずれも非活性型で、そのままでは酵素として働きません。トリプシノーゲンは、絨毛上皮から分泌されるエンテロキナーゼという酵素によって活性化され、**トリプシン**となって働きます。また、キモトリプシノーゲンはトリプシンによって活性化され、**キモトリプシン**となって働きます。トリプシンは強力なタンパク質の分解酵素で、タンパク質を小さなペプチドまで分解します。

トリプシンなどによって分解されたペプチドは、細菌に食べられてしまわないように網目構造になった**刷子縁膜**上に取り込まれます。刷子縁膜上にはペプチドをさらに分解する**ペプチダーゼ**が存在し、これによってペプチドはアミノ酸、あるいはジペプチド、トリペプチドまでに分解されます。ペプチダーゼには多くの種類が存在し、それぞれ特有のアミノ酸結合部位でペプチドを分解しています。分解されたペプチドやアミノ酸は、直ちに刷子縁膜上にあるトランスポーターにより小腸上皮に吸収されます。

各栄養素の消化（2-18）

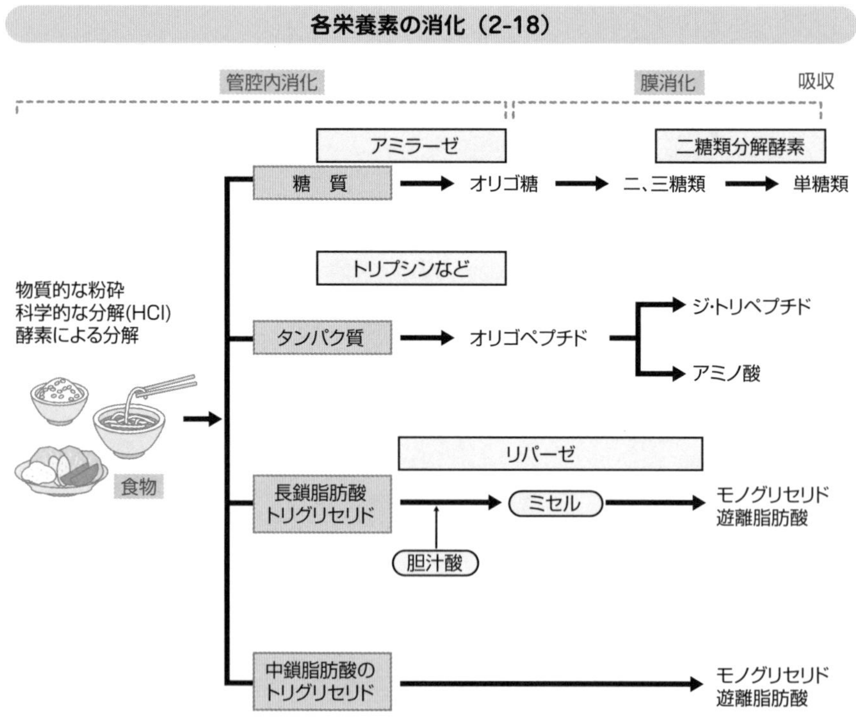

このように、消化には小腸管腔内で行う大まかな消化（**管腔内消化**）と、刷子縁膜上で行う最終過程の消化（**膜消化**）があります。これらは腸内細菌に栄養素が取られるのを防ぐ有効な方法になっています。

❷ 糖質の分解

糖質は、膵酵素の**アミラーゼ**により、二糖類あるいは三糖類まで分解されます。二糖類や三糖類は、タンパク質と同様に、刷子縁膜上にある分解酵素（**スクラーゼ**、**マルターゼ**、**ガラクターゼ**）によりさらに分解されて単糖類になった後、直ちに吸収されます。

❸ 脂質の分解

脂肪は膵酵素の**リパーゼ**により分解されます。ただし、後で説明するように非常に複雑な消化を受けます（3-3 節参照）。

脂肪は水に溶けないため、そのままでは大きな油滴を作ります。しかし、大きな油滴ではなかなか消化できないため、小さな分子にする必要があります。リパーゼは脂肪を表面から分解して**モノグリセリド**と**脂肪酸**にしますが、このとき作用するの

胆汁酸の働きとミセル形成（2-19）

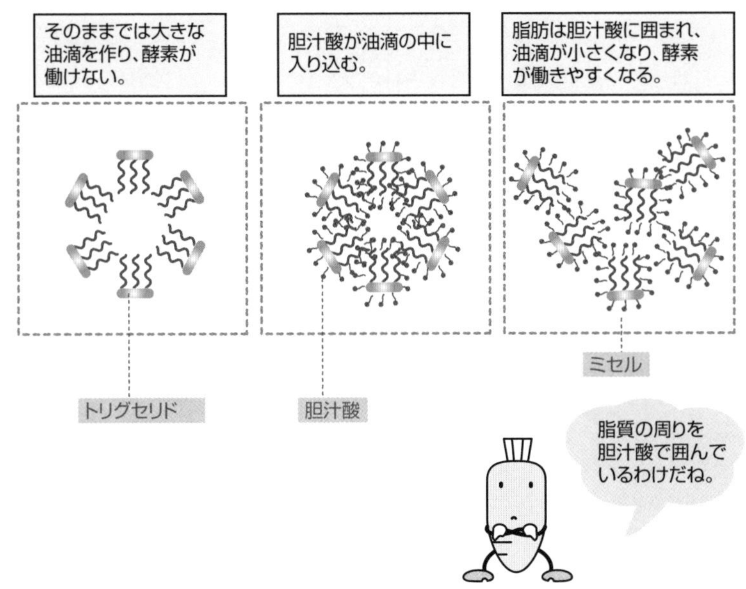

が肝臓で作られて腸管内へ分泌される**胆汁酸**です（図 2-19）。

ちょうど牛乳を考えてください。牛乳は油ですが、水によく混ざっていて、大きな油滴は作ってはいません。リン脂質という油にも水にも溶ける物質が存在していて、油を水と混ざるように小さくしているからです。胆汁酸はリン脂質と同じような作用で食物中の油を小さな粒（**ミセル**）にして、水溶液中に牛乳を混ぜた形（乳状）にしているのです。

脂肪酸とモノグリセリドは、胆汁酸からできたミセル内に取り込まれます。コレステロールや脂溶性ビタミンも、ミセル内に取り込まれます。このように種々のものが入っているので、**複合ミセル**と呼ばれています。ミセル内のモノグリセリドや脂肪酸、ビタミンなどはその後、別々に吸収されていきます。

その後の消化

消化の大部分は、十二指腸と空腸の上部で行われます。**吸収**の大部分は、空腸の上部で行われます。十二指腸や空腸の上部が手術で切除されると、残りの小腸がこれを代償するようになります。

大腸は消化・吸収できなかった食物の水分を吸収し、固形状の便（べん）を形成します。また、大腸に住む**腸内細菌**は、食物繊維を分解して**短鎖脂肪酸**を産生します。短鎖脂肪酸はエネルギー源として体内に吸収されたり、腸の細胞の栄養源となったり、腸管の働きを調整したりします。腸内細菌はまた、ビタミンB_2、ビタミンB_6、ビタミンB_{12}、ビタミンKを合成し、これらの一部は大腸から吸収されます。

Column 膜輸送ナノマシーンのトランスポーター

細胞膜などの生体膜は、脂質から成り立っています。そのため、脂溶性のものは膜に溶け込んで内外を移動できますが、その他のものは膜を通過することができません。このため細胞膜などには、**トランスポーター**と呼ばれる、物質の輸送タンパク質が存在しています。これは膜に存在する、ある特定の物質だけを通す穴と考えてください。

各細胞の膜上には、種々のトランスポーターが存在し、必要なものを取り込むようになっています。栄養素も小腸でそれぞれのトランスポーターにより吸収されます。

トランスポーターのうち、ナトリウムやカリウムなどのイオンを輸送するものは**イオンチャネル**と呼ばれています。

2-8 吸収
—特別な輸送システムを使う

消化された栄養素の大部分は、小腸の上部（空腸）で吸収されます。糖分とアミノ酸は毛細血管へ送られ、門脈を経て肝臓へ行きます。脂肪はリンパ管へ分泌され、その後静脈（下大静脈）へ流れ込んで全身を循環します。

各栄養素の吸収

栄養素が消化管の管腔側から上皮を通過して血管・リンパ管に入るには、二つの経路があります。一つは、小腸細胞などの吸収細胞の中にいったん取り込まれてから吸収される経路（**細胞路**）です。栄養素が細胞路によって吸収されるためには、管腔側の膜（微絨毛膜）を通過する必要があります。もう一つは、吸収細胞を通らずに、細胞と細胞の間隙を通過する経路（**細胞側路**）です。薬剤などの大きな分子は、細胞側路から入ります。細胞の間隙を通過するためには、微絨毛のやや下部にある、細胞と細胞をつなぐ接着装置の間を通過する必要があります。

吸収細胞の微絨毛膜は、一般の生体膜と同様に、リン脂質の二重層からなっています。4～9Å（オングストローム：10^{-10}m）の細孔をもっており、炭素数3個以下の水溶性物質（エタノールなど）は容易に通過します。したがって、これらの溶質は濃度の高い方から低い方へ移動します（**拡散**）。水も浸透圧差に従って、浸透によって濃度を一定にする方向に膜を透過します。

分子量100を超える栄養素（グルコース、アミノ酸、ジペプチド、トリペプチドなど）については、それぞれに特異的な**トランスポーター**が膜にあって、これにより細胞内へ取り込まれます。取り込まれたグルコースやアミノ酸は、基底膜側の毛細血管へ送られ、さらに門脈を経て肝臓へ送られ代謝されます。

栄養素の輸送方法

高い濃度から低い濃度への栄養素の移動は自然に起こります（**受動輸送**）。ある種の栄養素や金属は、この受動輸送により取り込まれます。しかし小腸では、腸管腔の栄養素の濃度の方が細胞内の濃度より低い場合でも、エネルギーを用いて栄養素を積極的に細胞内に取り込む現象が見られます（**能動輸送**）。また、イオンなどと一緒に輸送するシステムもあります（**共輸送**）。

Na⁺は、細胞外に比べて細胞内の濃度が低くなっており、細胞の内と外の間に濃度勾配を生じます。つまり、外から中へは入りやすい状態になっています。さらに、細胞内は管腔側に比べ負に帯電（−35mV）しているため、陽イオンを引き込みやすくなっています。このようにNa⁺は、力学的に濃度勾配だけでなく、電気化学的にも細胞の内側へ移動する駆動力を持っています。微絨毛膜には、このNa⁺の移動する力を利用して、単糖（グルコース、ガラクトース）やアミノ酸、水溶性ビタミンを共輸送する、各種の輸送タンパク質（**共輸送体**）が存在しています。

したがって、糖を吸収するにはNa⁺の存在が必要なことになります。マラソンの栄養補給の際は、糖を単独に投与するよりも、Na⁺と一緒に投与した方が、糖の吸収が早くなることが報告されています。

糖質の吸収

糖質は**単糖類**（単位となる糖）まで消化された後、直ちに吸収されます（図2-20）。糖は体にとってとても重要な栄養素なので、効率よく吸収する機構が備わっているのです。腸管内のグルコース濃度が高いときは、グルコースは濃度勾配に従って受動的に上皮細胞内に吸収されます。また、腸管内のグルコース濃度が低いときでも、グルコースは**SGLT1**というトランスポーターによって、濃度勾配に逆らっても吸収されます。この輸送はとくにエネルギーは使わず、**ナトリウム**（Na）の力を借りています。また、グルコースはSGLT1だけでなく、Naとは無関係な**GLUT5**というトランスポーターによっても吸収されます。フルクトースの一部も、Na依存性のトランスポーターによって取り込まれます。

腸管の上皮細胞ではまず、**Na-K ATPase**というポンプが働いて、Naを細胞外にくみ出し、Kを細胞内に取り込みます。これにより、上皮細胞内のNa濃度は低くなり、腸管内（上皮細胞外）のNa濃度は高くなって、上皮細胞の内外に濃度勾配ができます。SGLT1は、このNaが細胞内に入ろうとする駆動力を利用して、Naと共にグルコースを細胞内へ取り込みます。上皮細胞内に入ったグルコースは、今度は**GLUT2**というトランスポーターによって血管内へ送り出されます。

Naと共にグルコースが細胞内へ取り込まれる際は、細胞内の浸透圧が上昇するため、**水**（H_2O）も細胞内に入ります。この吸収機構は、下痢や運動による脱水時の水分や電解質の補給にも利用されています。グルコースとNaを加えた液（経口補水液）は、効率よくグルコースとNaを吸収させ、脱水を改善します。

グルコースの吸収（2-20）

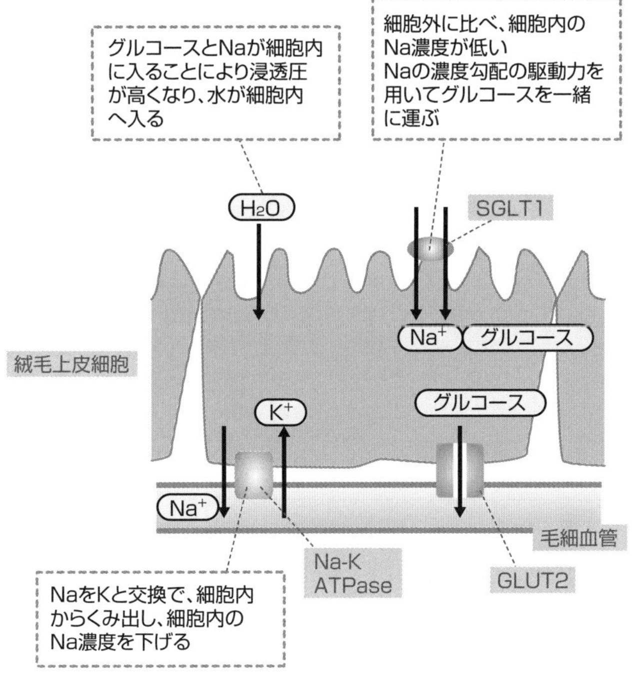

SGLT1:Na/グルコースコトランスポーター
GLUT2:グルコーストランスポーター2

Column　牛乳を飲むと下痢を起こす人

とくに日本人の中には、牛乳をたくさん飲むとお腹をこわす人が多いといわれています。これは小腸の吸収細胞の膜上にある消化酵素の障害で、**乳糖不耐症**と呼ばれています。

牛乳に含まれている**乳糖**は、単位となる糖（単糖）が2つつながった二糖類で、ガラクトースとグルコースから成り立っています。乳糖不耐症の人は、これを分解するガラクターゼが少ないか、または欠損しています。そのため乳糖を分解できず、小腸で吸収できずに下部小腸や大腸に流れます。これを細菌が分解するために、発酵してガス（おなら）が出たり、下痢や腹痛を起こしたりします。

Column SGLT-1の発見から経口補水液の開発 ― 基礎研究から臨床応用へ

SGLTはSodium Glucose Co-transporterの略で、ナトリウムとグルコースが一緒に運ばれる輸送体です。SGLT-1は腸管を含めて全身に存在し、SGLT-2は腎臓の尿細管に存在しています。SGLT-2の阻害剤は、尿からの糖の再吸収を阻害し、糖を排出することなどから、糖尿病の治療薬として用いられています。

経口補水液（『OS-1』や『アクエアリス』など）は、SGLT-1のグルコースとナトリウムが一緒に吸収されることを応用したものです。食塩とグルコースを一定の割合で混ぜると、ナトリウムと糖と水を効率よく体に吸収することができます。真水のおよそ25倍の速さです。コレラなどにより腸管が痛んでいるときでも吸収できるという利点もあります。

1971年、バングラデシュで内戦が起こり、隣接したインドの難民キャンプでコレラが猛威をふるって、患者の3人に1人が命を落としました。このとき、経口補水液によって、コレラによる死亡率を30%から3.6%までに改善できました。この成果は、SGLT1の作用を明らかにした理論的な研究を臨床に応用して多くの人の命を助けたことより、医学雑誌『ランセット』（1978年）において「20世紀最大の医学上の進歩」と賞賛されました。

アミノ酸の吸収

アミノ酸には多くの種類がありますが、種類によってトランスポーターが異なります。**中性アミノ酸**はグルコースと同じように、それぞれのトランスポーターによってNa^+と共輸送されます。**塩基性アミノ酸**は電荷がプラスのため、電荷がマイナスの細胞内へトランスポーターにより受動的に取り込まれます。**酸性アミノ酸**はマイナスの電荷同士が反発するため、Na^+とK^+の輸送を用いた複雑な吸収機構によって、細胞内へ取り込まれます。塩基性アミノ酸と酸性アミノ酸は、上皮細胞内で中性アミノ酸に変換されてから、血管内へ放出されます。

タンパク質はアミノ酸まで分解されなくても、ジペプチド、トリペプチドの形でも取り込まれます。ジペプチド、トリペプチドは、**PEPT1**と呼ばれるトランスポーターにより、腸上皮細胞内に運ばれます。腸上皮細胞の細胞膜には**Na-Hアンチポーター**（逆交換体）が存在しており、これが細胞内から腸管腔内へH^+を輸送するため、細胞内外にはH^+の濃度勾配が形成されています。PEPT1はこのH^+の濃度勾配を駆動力として利用しています。

小腸が痛むと、アミノ酸の吸収はかなり障害されます。しかし、PEPT1は絶食や大きな病気により腸粘膜が萎縮したときでも障害されにくいため、こうした病態における栄養補給にはジペプチドやトリペプチドが有用です。なお、PEPT1からは一部の薬剤も吸収されることが知られています。

アミノ酸の吸収（2-21）

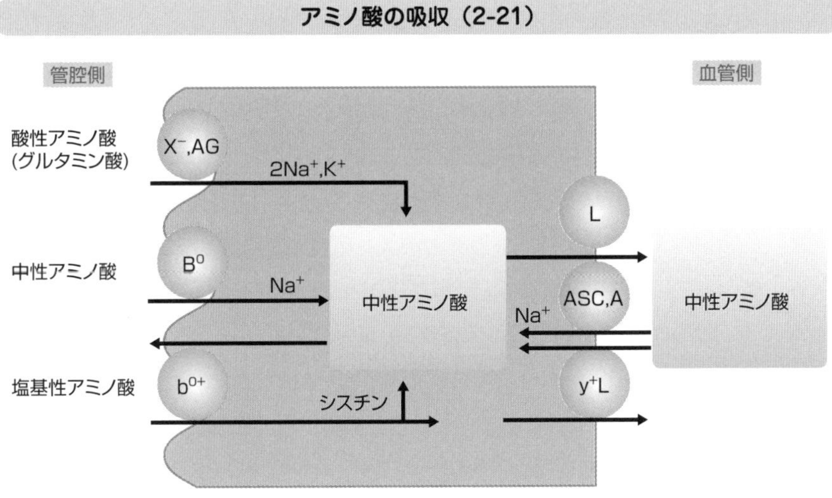

ジペプチド・トリペプチドの吸収（2-22）

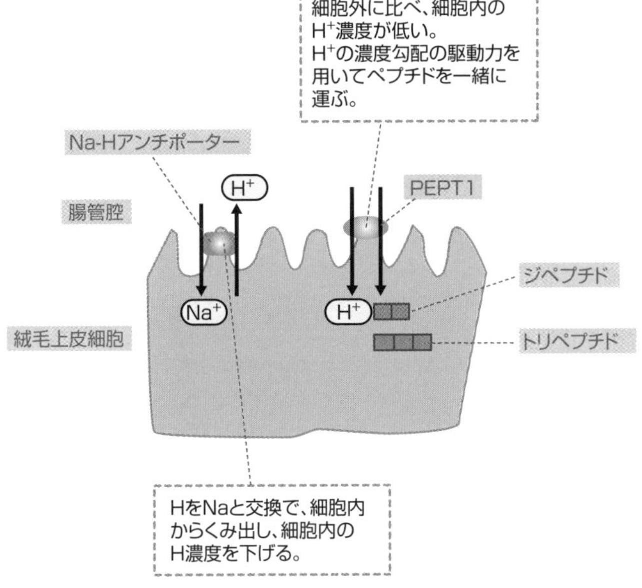

脂質の吸収

前節で述べたように、脂質の吸収は複雑です。食事中の主な脂肪は**トリグリセリド**（**中性脂肪**）です（3-3節参照）。トリグリセリドは**グリセロール**と**脂肪酸**で構成されています。脂肪酸の大部分は炭素数の大きい**長鎖脂肪酸**です。

炭素数が8～10の小さな脂肪酸は**中鎖脂肪酸**と呼ばれます。中鎖脂肪酸は特別な経路ではなく、アミノ酸や糖質と同じような過程で吸収されます。膵リパーゼによる分解が容易であるため、胆汁酸の助けを借りてミセルを形成しなくても、そのまま小腸細胞に吸収されるのです。吸収された中鎖脂肪酸は、門脈血中に放出されて肝臓へ向かいます。

しかし、食事中の大部分の脂肪は炭素数の大きい**長鎖脂肪酸**からなる**トリグリセリド**です。長鎖脂肪酸の消化吸収には**胆汁酸**が必要となります。トリグリセリドはリパーゼにより**モノグリセリド**と**脂肪酸**に分解され、モノグリセリドと脂肪酸は胆汁酸から作られた小滴（**ミセル**）内に取り込まれます。ミセルは絨毛上皮に近づくと解離し、脂肪酸とモノグリセリドは、上皮細胞の脂溶性の細胞膜から細胞内に取り込まれます。

もう一つの代表的な脂肪は**コレステロール**です。コレステロールの吸収には、最近、特別のトランスポーターが存在することがわかりました。

ミセルを作るために必要な胆汁酸は、再び吸収されて再利用されます。胆汁酸はイオン化しているので、空腸では吸収されずに、回腸の末端で初めて吸収されます。

小腸に取り込まれた脂肪酸は、再びトリグリセリドに合成され、**キロミクロン**という輸送体の中に封入されてリンパ管中へ放出されます。その後、胸管を経て大静脈に流れ込みます。脂肪は他の栄養素と異なり、肝臓へは直接行かずに、リンパ管を経て静脈から心臓に行き、全身に流れていきます。

Column　薬の作用は人により大きな差がある

人類にとって薬は、進化の過程では全く目新しいもので、これまでに経験したことがないものです。そのため、どのように処理するかは、各個人によってかなり異なります。

先のコラムでは説明しませんでしたが、肝臓だけではなく、腸の上皮細胞内にも薬剤を代謝する酵素（シトクロムP450）が存在しており、薬剤によっては腸管壁を通過する際にすでに代謝されるものもあります。

同じ薬剤であっても、人によって代謝する酵素が異なっていたり、あるいは同じ酵素でも活性が異なっていたりして、薬剤の効果にはかなりの個人差があります。そういうわけで、同じ薬を飲んでも効く人と効かない人がいたり、少量でも副作用が出る人がいたりします。

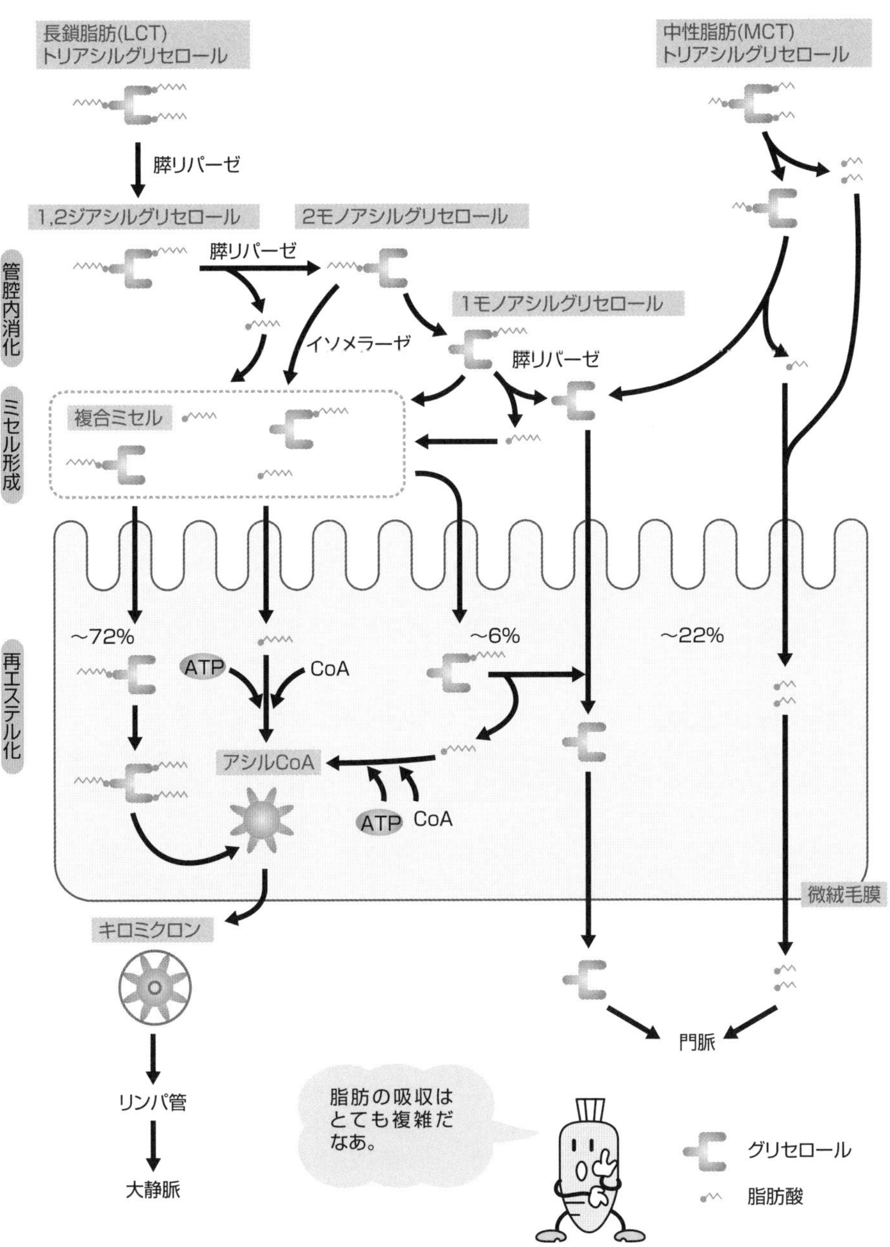
脂質の消化・吸収（2-23）
長鎖脂肪(LCT)
トリアシルグリセロール
中性脂肪(MCT)
トリアシルグリセロール
膵リパーゼ
1,2ジアシルグリセロール
2モノアシルグリセロール
管腔内消化
膵リパーゼ
1モノアシルグリセロール
イソメラーゼ
膵リパーゼ
ミセル形成
複合ミセル
再エステル化
~72%
~6%
~22%
ATP
CoA
アシルCoA
ATP
CoA
微絨毛膜
キロミクロン
リンパ管
大静脈
門脈
脂肪の吸収は
とても複雑だ
なあ。
グリセロール
脂肪酸

Column 初回通過効果―薬剤の肝臓での代謝

経口摂取した薬剤は消化管から吸収されて、全身を循環する前に肝臓を通過します。一部の薬剤は、胆汁中に排泄されて、消化管から排泄されます。大部分の薬剤は、肝臓で「異物」あるいは「毒物」と見なされ、代謝されて水溶性になり、腎臓から排泄されやすい形になります。

肝臓で代謝された後、全身を循環することを**初回通過効果**と呼びます。経口摂取した薬剤の大部分は、肝臓における初回通過効果により不活性化され、作用が弱くなったり、消失してしまったりします。効率は非常に悪いのが現実なのです。なお、肝疾患を持っている人は、肝臓で不活性化されないため、薬剤の血中濃度が非常に高くなり危険となることもあります。また、静脈投与や筋肉注射は初回通過効果がないため、薬剤がそのまま作用することになります。

薬剤の中には、肝臓で代謝されて初めて活性化され、作用を発揮するよう工夫されたものもあります。あるいは、代謝産物も同程度の活性を持つというものもあります。

Column 下痢は薬で止めるべきか？

下痢は止痢薬で止めるべきでしょうか? 下痢は、腸管内の病原性をもつ細菌やウイルス、毒性のある物質などを体外に排出しようとする腸管の生理的な運動です。下痢が徐々に減っていく場合は、薬を飲まずに自然に治るのを待ったほうがよいようです。下痢を止めることにより、腸内に悪いものが留まることで、かえって症状が悪化する場合もあります。

下痢のときは、消化のよい食事を少なめに摂り、腸管を休ませてあげましょう。水様性の下痢が長期間続くときは、水分の喪失が多くなり脱水症状が起こるので、水分と塩分の適切な補給が必要となります。52ページのコラムで紹介した経口補水液が最も適した飲料と思われます。

chapter

3

三大栄養素（糖質・タンパク質・脂質）

糖質、タンパク質、脂質は、ヒトがもっとも多く必要とする栄養素なので三大栄養素と呼ばれています。この他、ミネラル（金属類）やビタミンも必要ですが、これらはほんの少しでよいので微量栄養素と呼ばれています。本章では、三大栄養素の働きについてお話しします。

3-1 糖質
―体のエネルギー源

三大栄養素の一つである糖質は、生体内で主にエネルギーとして使われます。車でいえばガソリンの役割です。ガソリンが切れると車は動かなくなるように、糖質がなければヒトは生命活動を維持することはできません。

糖質がなくなると「燃料切れ」

糖質は生体内でエネルギーとして使われます。生体にとってのエネルギーとは、生化学的にいうと**ATP**（アデノシン三リン酸）の生産能力です。ATPは分解するとエネルギーを放出します。ちょうど、車に例えるとガソリンの働きです。ガソリンが切れると車は動かなくなりますが、ATPがなければヒトも生命活動を維持することはできません。

ヒトの体内では**糖質**と**脂質**から、もっとも多くATPが合成されます。本節ではまず、糖質からどのようにATPが作られ、エネルギーが取り出されるのかを見てみましょう。

糖質？ 砂糖？ 炭水化物？

糖質を表す言葉には、「砂糖」や「炭水化物」などいろいろあって混乱しますね。一度整理しておきましょう。

炭水化物は糖から成り立つので糖質とも呼ばれます。炭水化物と糖質は同じ意味で使われることも多いのですが、一般に炭水化物といった場合は、糖質の中でも高分子のものを指すことが多いようです。炭水化物は炭素（C）、水素（H）、酸素（O）からなり、そのモル比は1：2：1（Cn・n（H_2O））です。HとOの比が水と同じ2：1であることから、炭素に水が加わったものという意味で炭水化物と呼ばれています。

砂糖（ショ糖）は糖質の一種で、グルコースとフルクトースが結合した二糖類と呼ばれるものです。

単糖類は単位となる糖

糖質にはいろいろな種類がありますが、いずれも**単糖類**を基本単位として構成されています（図3-1）。図3-2に単糖類の構造式を示します。**炭素**が環状の構造をしています。単糖類は自然界に200種類以上が確認されていて、炭素原子の数で分類されています。名前は、炭素の数に対するギリシャ語の末尾に「-ose（オース）」を付けて表します。たとえば、3-炭素単糖類はトリオース、4-炭素単糖類はテトロース、以下ペントース、ヘキソース、ヘプトース……です。このうち、6個の炭素からなる**ヘキソース**は、グルコース、フルクトース、ガラクトースを含み、栄養上もっとも重要な単糖類です。

糖質の分類(3-1)

単糖類	グルコース(ブドウ糖)
	ガラクトース
	マンノース
	フルクトース
二糖類	ラクトース(乳糖) ＝ガラクトース ＋ グルコース
	スクロース(ショ糖) ＝グルコース ＋ フルクトース
	マルトース(麦芽糖) ＝グルコース ＋ グルコース
オリゴ糖	単糖類が少数結合したもの
多糖類	単糖類が多数結合したもの
	グルコースが多数結合してできた多糖類
	グリコーゲン(動物の肝臓と筋肉に多い)
	デンプン(植物)

Column 人はいつ頃から砂糖を食べていたか？

人は甘いものを欲しがる習性があります。糖質は細胞の主なエネルギー源で、とりわけ人間にとっては脳のエネルギー源としても大変に重要だからです。お腹がすくと頭が働かなくなるのはこのためです。(もっとも、本当はグルコースの血中濃度が低くなると、タンパク質やケトン体などから糖が作られるため、血糖は維持されます。思考が鈍るのは、かなり空腹時間が長くなってからでしょう。)

さて、私たちが好んで食べる砂糖は、昔は非常に高価なものでした。砂糖はそのままの形では、自然界に存在していません。それでは、いったいいつ頃から人は砂糖を食べるようになったのでしょうか?

砂糖の原料であるさとうきびは、パプア・ニューギニアが起源と考えられています。約1万年前に野生植物の中から見つかり、その後栽培されるようになりました。それから、インド、東南アジア、中国へと広がりました。ヨーロッパへは十字軍がもたらし、貴族達に重宝がられて、重要で贅沢な食品になりました。その後さとうきびは、1493年にコロンブスによってカリブに導入されました。カリブの熱帯気候はサトウキビに適していたため、この地域で盛んに栽培されるようになりました。

砂糖のもう一つの原料であるビートは、寒冷な気候でも栽培できることが特徴です。ナポレオンの時代にフランスは、英国の砂糖封鎖に対抗してビートを使いました。ビートからの砂糖は現在、世界砂糖市場の約40%に達しています。日本では、サトウキビは沖縄で、ビートは北海道で作られています。

❶ グルコース（ブドウ糖）

ヘキソース（6－炭素単糖類）の中で、生体にとってもっとも重要なものが**グルコース（ブドウ糖）**です。糖質の代謝はグルコースを中心に行われ、同じ単糖のフルクトースやガラクトースもグルコースに変換されたり、グルコースの代謝経路に入ったりします（図3-3）。グルコースはATPの産生にかかわり、エネルギーの元になります。血液中のグルコースの量は**血糖値**として表されます。

多くの臓器はエネルギー源に脂肪と糖を利用していますが、**脳・神経細胞**、**血球細胞**はほとんどのエネルギー源をグルコースに依存しています。したがって、脳・神経細胞は低血糖に弱く、低血糖になると意識がなくなり、それが持続すると神経細胞の障害が起こり、最後は死に至ります。

このようにグルコースは生体にとって非常に重要な栄養素なので、グルコースが欠乏すると、主に肝臓で特定のアミノ酸、グリセロール、乳酸などからグルコースが合成されます。これを**糖新生**（とうしんせい）といいます。逆に余分になったグルコースは、**グリコーゲン**として筋肉や肝臓に貯蔵されます。しかし、グリコーゲンとして貯蔵できる量は非常に少ないため、さらに過剰になると**脂肪**に変換されて、皮下脂肪や内臓脂肪として蓄えられることになります。

単糖類（3-2）

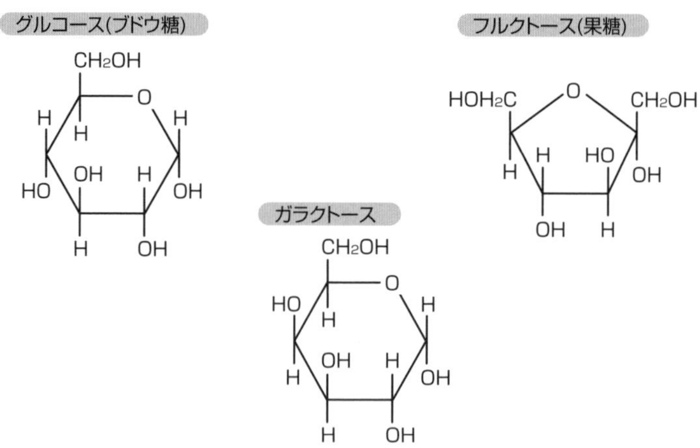

多角形の各頂点は、特に示していない場合は炭素(C)からなる。

❷ フルクトース（果糖）

フルクトース（**果糖**）は単糖類の中でもっとも甘く、果物やハチミツに多く存在しています。小腸から血中へ直接吸収されて、肝臓で脂肪の合成に用いられたり、一部はゆっくりとグルコースに変換されてグルコースの代謝経路に入ります。

フルクトースは昔、グルコースと異なり血糖が上昇しにくい糖であるとして、糖尿病の患者に勧められていました。しかし、権威ある医学誌『British Medical Journal』に、「清涼飲料や菓子類などに含まれるフルクトースが、2 型糖尿病や心血管疾患の発症リスクも高めている」とする研究が発表されたり、その後、肥満になりやすいことや、尿酸が上昇することなどが報告されました。フルクトースを含

糖質の代謝（3-3）

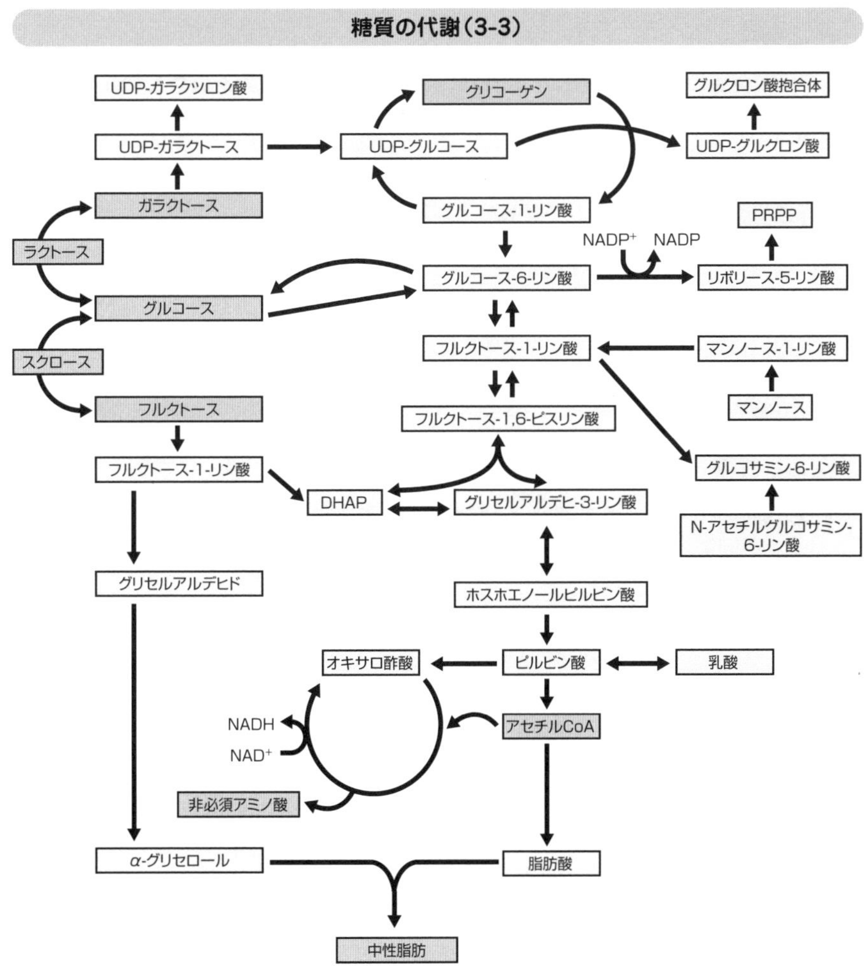

む清涼飲料水を大量に飲むことは控えた方がよさそうです。

❸ ガラクトース

ガラクトースは哺乳類の乳腺で**ラクトース**（乳糖）の形をとっています。ガラクトースも体内でグルコースに変換されます。

■■ 二糖類、オリゴ糖、多糖類 ■■

単糖類が2つ結合したものを**二糖類**、数個〜 10個結合したものを**オリゴ糖**、それ以上の数が結合したものを**多糖類**といいます。

❶ 二糖類

2 つの単糖類の分子が結合したものを**二糖類**といいます（図 3-4）。二糖類の構成単位となる単糖類はグルコース、ガラクトース、フルクトースで、とくにグルコースは必ず含まれます。二糖類の代表である**砂糖**は、学問的には**スクロース**（**ショ糖**）と呼ばれ、グルコースとフルクトースが結合したものです。二糖類にはそのほか、**マルトース**（麦芽糖：グルコース－グルコース）、**ラクトース**（乳糖：グルコース－ガラクトース）などがあります。なお、単糖類と二糖類は、消化・吸収が早いことから**単純糖質**と呼ばれます。健康な食事として勧められているのは、穀類などの食物繊維を多く含んだ多糖類で、**複合糖質**と呼ばれています。

❷ オリゴ糖

オリゴ糖は数個〜 10 個までの単糖類が結合しでできた化合物です。「オリゴ」はギリシャ語で「少し」という意味です。アミノ酸の場合も同様に「オリゴペプチド」といったりします。

二糖類（3-4）

ショ糖(砂糖)

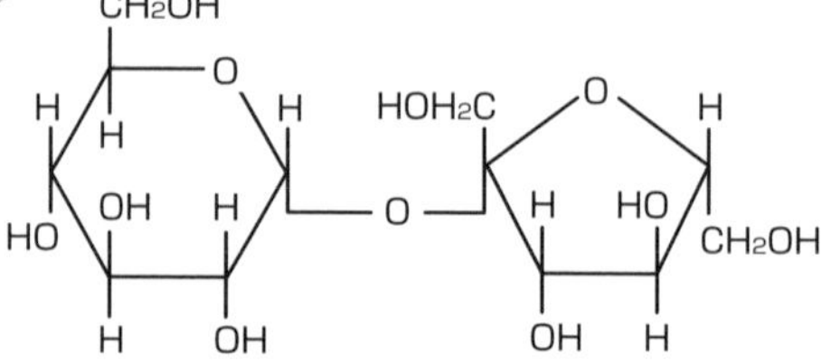

❸ 多糖類

多糖類は、10 ～ 1000 個の単糖類が連なった化合物をいいます。**炭水化物**は多くの種類と数の単糖類が集まってできています。植物の**デンプン**はグルコースだけがたくさん集まって高分子になっているものです（図 3-5）。

多糖類は**貯蔵エネルギー**として非常に重要です。生体はエネルギーを使ってまで、グルコースから多糖類（植物では**デンプン**、動物では**グリコーゲン**）を合成しています。もし単糖類の形で蓄えると、グルコース分子の数が増えて、細胞内は非常に高い浸透圧になります。すると、細胞内に水分が大量に流入して細胞は膨張し、ついには破裂してしまいます。同じ量のグルコースでも、ひとまとめの高分子にすれば浸透圧の上昇がないため、細胞内に大量に蓄えることができるわけです。

なお、食事から摂ったデンプンは、消化酵素によりグルコースなどの単糖類にまで消化されて、小腸で吸収されます。

❹ 食物繊維

食物繊維も構造的には多糖類で、地球上でもっとも豊富な有機分子です。ところが、食物繊維は**セルロース**を含んでいて、ヒトの消化酵素では分解することができませ

デンプン（3-5）

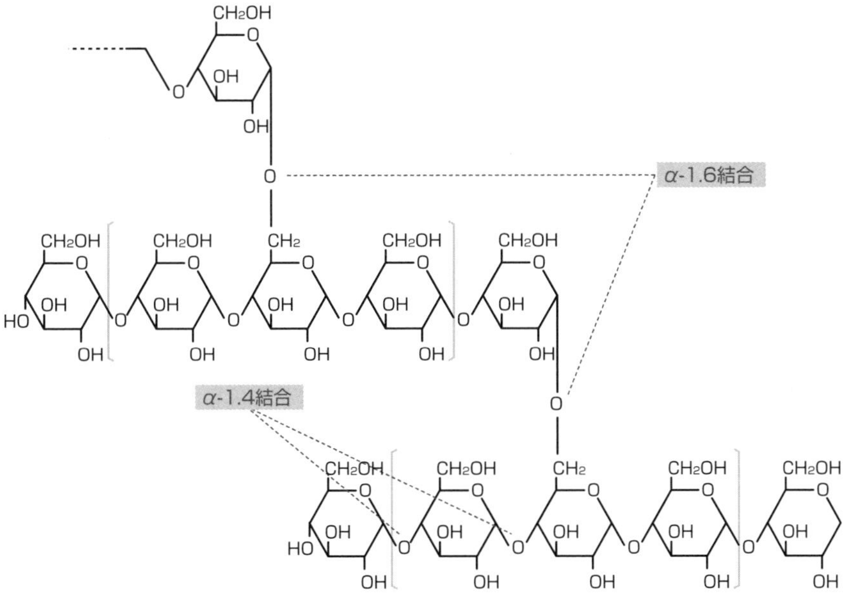

ん。そのため、昔はあまり注目されていませんでした。しかし近年、腸内細菌によって分解されて**短鎖脂肪酸**となり、一部が吸収されることがわかりました。現在ではさらに種々の機能が明らかになり、重要性が高まっています。

糖質からどうやってエネルギーを作る？

さて、それでは糖からどうやってエネルギーを作るのでしょうか？

激しい運動やトレーニングをすると、体は炭水化物を大量に消費して**グルコース**を得て、グルコースからエネルギーを得ます。グルコースの代謝を図に示します（図3-6）。

グルコースの代謝（3-6）

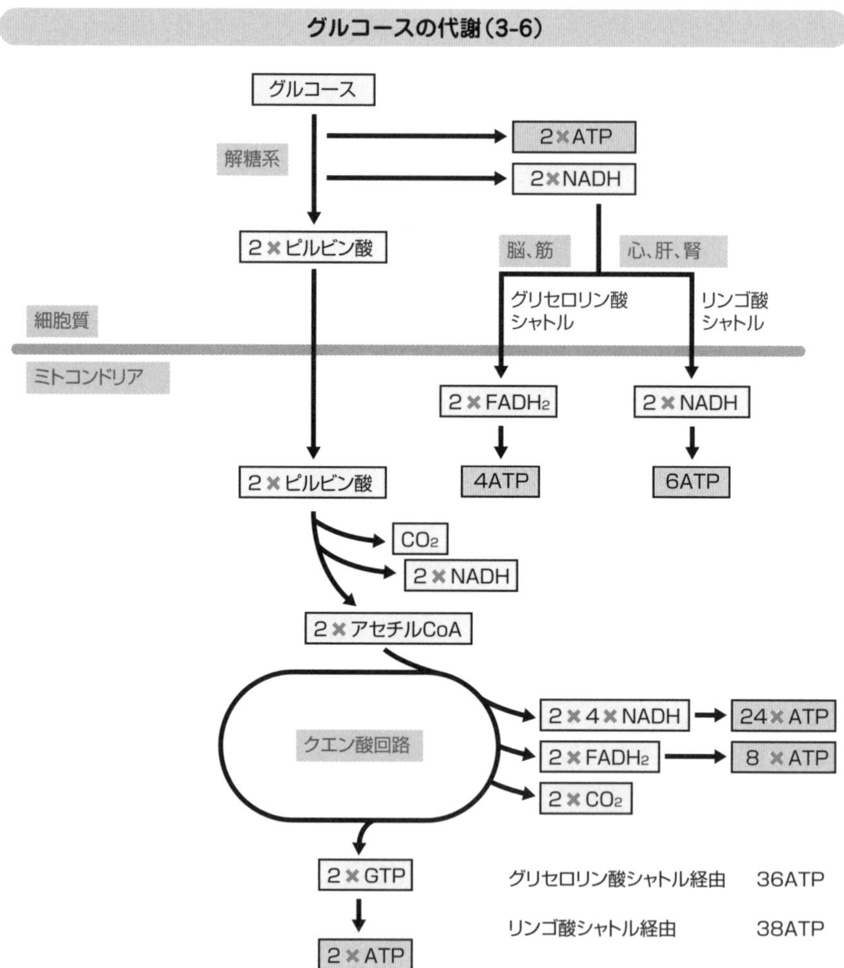

グルコースが**ピルビン酸**まで代謝される経路は**解糖系**と呼ばれ、無酸素でエネルギー産生が行われます（**嫌気的代謝**）。このエネルギーを使用する運動を**無酸素運動**といい、全力で走る短距離離走などがこれに当たります。ここでATPは4分子作られますが、グルコースやフルクトース6リン酸のリン酸化のために2分子使われてしまうので、正味は2分子しか生成されないことになります。しかも、次のクエン酸回路（TCAサイクル）に入る前に止まってしまうと、ピルビン酸が**乳酸**に変化して蓄積し、筋肉疲労が起

Column 糖質はエネルギーになるだけではない

実は、糖質はエネルギーになるだけではなく、他にも重要な働きがいろいろあります。たとえば、グルコースは図のように、多くの働きをもっています。経路は非常に複雑であるため省きますが、**核酸**の合成や、UDP-グルクロン酸抱合による**解毒**※などに関与しています。

また、多くのタンパク質には**糖鎖**（とうさ）と呼ばれる多糖類の鎖（くさり）が結合して、その機能が修飾されています。タンパク質を作る遺伝子の数は、ヒトと下等動物でそれほど差はありませんが、ヒトのタンパク質にはこの糖鎖が付くことで働きが多様になっているのです。糖鎖は脂質にも付いて、その機能を修飾しています。

さらに、糖はアミノ酸や脂肪へ変換されたりもしています。

※……**による解毒**　グルクロン酸を結合して毒性のない物質に変える。生成物は水溶性のため尿から排泄される。

グルコースの機能

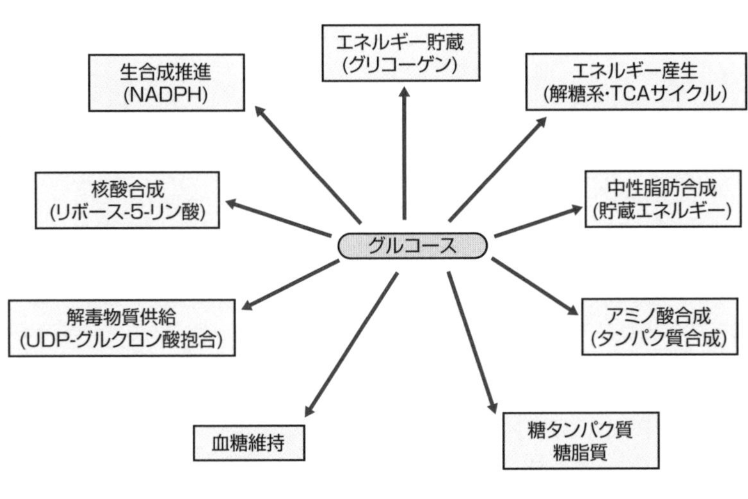

こって筋肉の収縮が起こりにくくなります。

解糖系で生じたピルビン酸は、**アセチルCoA**という物質に変換されてミトコンドリアへ送られ、多くのATPを産生します。アセチルCoAは**脂肪酸**の燃焼（**β酸化**）によっても生成されます。この経路は**TCAサイクル**（**クエン酸回路**）と呼ばれ、酸素の存在下で行われます（**好気的代謝**）。このエネルギーを使用する運動を**有酸素運動**といい、ゆっくりしたジョギングや歩行などの運動がこれに当たります。この経路では、効率のよいエネルギー産生が行われており、1分子のグルコースから38分子ものATPが産生されます。

Column　NAD と FAD

ミトコンドリアの中では、電子伝達系と呼ばれる反応系の酸化還元反応を用いてATPを産生しています。

NADはビタミンの一種である**ナイアシン**（別名「ニコチン酸」）にアミドがついた物質です。酸化還元電位を用いて電子の受け渡しを行います。たとえば、糖が燃焼してCO_2を産生するときに電子が生じますが、この電子はNADに移されて、NADは**NADH**になります。NADHは高い還元エネルギーをもっており、このエネルギーがミトコンドリアでのATP産生のための電子伝達に使用されます。

FADはリボフラビン（別名「ビタミンB_2」）の代謝産物で、NADと同じような働きをする電子伝達体です。FADは電子を受け取って還元されると**FADH**になります。FADHはこの電子を他の物質に給与することができます。ミトコンドリアの中ではNADと協力してATPの産生に関わっています。また、FADは酸化還元反応を助ける作用もしています（補酵素）。

このようにビタミンはエネルギー産生過程において、重要な役割を演じているのです。

Column　甘いものとダイエット

ダイエットをする若い女性の中には、脂肪の摂取を減らしていても、甘いものは大好きという人がいます。しかし、これは逆効果です。というのは、甘いものを食べると高血糖になり、その結果、脂肪合成作用の強い**インスリン**の分泌が高まって、糖からの脂肪合成が促進されるからです。

静脈栄養で管理されている患者では、脂肪よりも糖を多く摂とった方が、内臓脂肪が多くたまることが知られています。過剰なエネルギーは、その源が脂肪であろうと糖であろうと、いずれにしても脂肪として蓄えられるので注意が必要です。

糖質、タンパク質、脂質の相互関係

脂質はβ酸化することでアセチルCoAになり、これが**TCAサイクル**に入ってエネルギーを産生するとお話ししました。逆に、エネルギーが過剰になると、糖質は脂質に変換されて脂肪組織に蓄積されます。エネルギーが不足したときは、脂質やタンパク質から糖質を作ります。このように、糖質、脂質、タンパク質には、お互いを変換し合う機構が存在しています。つまり、TCAサイクルには「代謝の交差点」としての働きもあるわけです。

糖質、タンパク質、脂肪の相互関係（3-7）

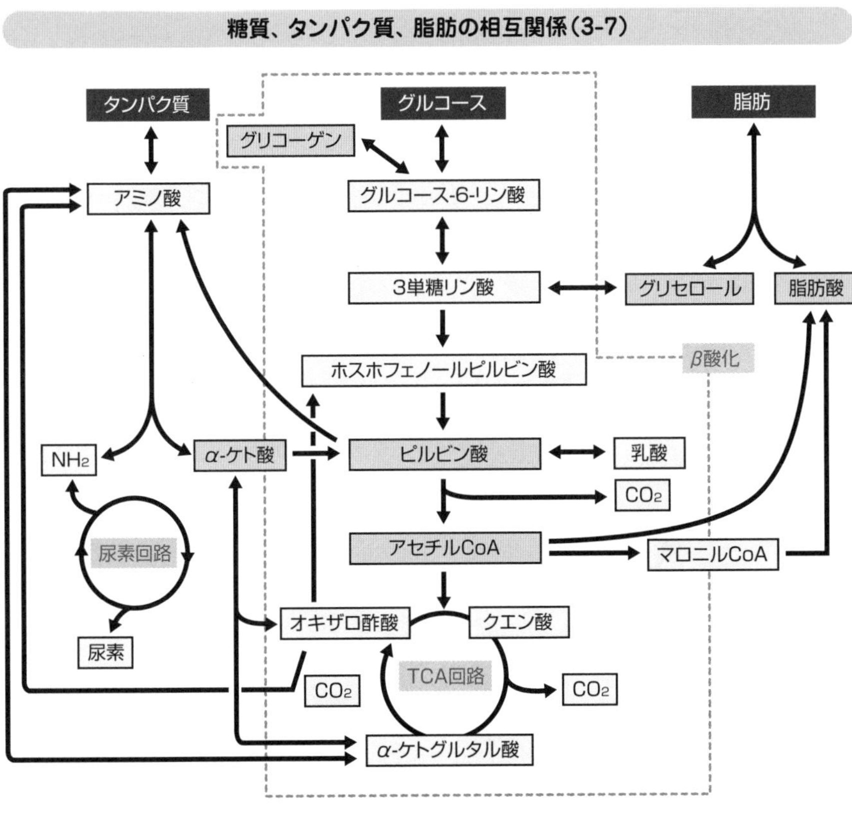

こんなふうに糖質、タンパク質、脂質がお互いに変換されていたなんて、おどろきだなあ。

Column 糖質制限食

わが国の炭水化物（糖質）、タンパク質、脂質の摂取割合は、それぞれ60%、15%、25%です。欧米では、脂質、タンパク質の摂取割合が多く、糖質は50%を切っています。わが国でも最近、ダイエットや糖尿病の治療として、糖質制限を行う人が増えてきました。

かつて、わが国の糖尿病の専門家の間では、糖質制限食に対して反対の声が多数を占めていました。脂質の過剰摂取による脂質異常症や動脈硬化症の悪化、タンパク質の過剰摂取による腎機能の悪化への懸念があったからです。しかしその後、SGLT2阻害薬（尿に糖を排出して、糖の摂取量を減らしたのと同じような状態にする薬）が開発されて、この薬が糖尿病のコントロールだけでなく、心臓疾患や腎疾患の予後も改善するという結果が報告されました。2019年には米国糖尿病学会が、糖質制限食を「血糖管理にもっとも根拠のある食事法」としています。

確立した基準はありませんが、一般的には1日130g以下の糖質摂取にすることを糖質制限食と呼んでいます。糖質摂取量を1日50g以下にするとケトン体が産生され、この状態を極端な糖質制限食と呼びます。穏やかな糖質制限食は1日50gより多く、130g以下の糖質摂取を指します。一般的には、こちらの方が安全に施行することができます。

糖質制限食は特に肥満の人に有効で、大きな減量効果があります。下図に各食事の効果を検討したDIRECT研究の結果を示します。体重減量効果は糖質制限食群が最も大きく、6か月の短期で顕著に現れます。6か月以降は少し効果が減りますが、低脂肪エネルギー制限食群と比べて、2年後でも糖質制限食群の方が優れています。

人はもともと、森に住んで、果物などをとって生活していました。その時代は、糖質が中心の生活でした。その後、平地に降りてきて、狩猟して肉をとったり、野生の植物をとるようになりました。この時代は、タンパク質や脂肪が中心でした。栽培した穀物を多くとるようになったのは、5000年ほど前ごろからです。

私たちの祖先は、糖質が多い時代も少ない時代も、どちらも生き延びてきました。今現在、糖尿病治療において、糖質を普通にとるのと制限するのと、どちらがよいかについては、まだ結論は出ていません。

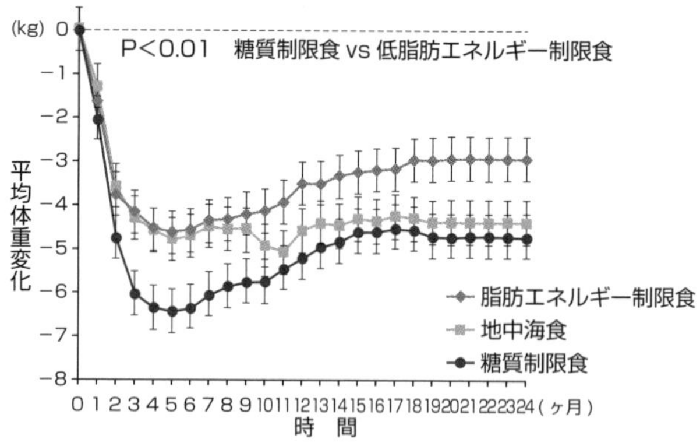

DIRECT研究より（Shai Lら、2009年N Engl J Med）

Column グリセミック指数

グリセミック指数は、食品の血糖値の上昇具合を見る指標として開発されました。砂糖やグルコースなどの単純糖質は吸収が速く、血糖値の上昇率が高くなります。そこで、ブドウ糖を100として、100に近い数字ほど、血糖値を短時間に上げやすい炭水化物（糖質）と判断します。つまり、ダイエットには不向きな炭水化物というわけです。

グリセミック指数は、理論上ではよい指標だったのですが、食品は単品で摂ることが少ない上、指標に矛盾も多かったとから、現在ではあまり使用されていません。たとえば、果糖は糖質が多いけれど、血糖値を上げません。果糖を多く含む果物を食べてもあまり上がらないことになりますし、果糖自身は糖尿病を起こす糖として有名ですが、果糖ではグリセミック指数は30と非常に低い値を示します。繊維質の多い野菜類を摂っても、たとえばニンジン、ジャガイモなどでも非常に高い値を示し、現実とは一致しないことが多いようです。

参考までに、いろいろな食品のグリセミック指数を示しておきます。

各食品のグリセミック指数

100	ブドウ糖
100～90	ベークドポテト、高級パン（目の細かいもの）、マッシュポテト、蜂蜜
90～80	にんじん、コーンフレーク、お餅
80～70	砂糖、麦パン、食パン、フランスパン、ボイルドポテト、ビスケット、とうもろこし、白米ご飯
70～60	胚芽の混じったパン、ビート、ぶどう、レーズン、バナナ
60～50	ジャム、ショ糖、グリーンピース、ポテトチップ、そば、玄米ご飯、シリアル（オールブラン）
50～40	オートミール、100％果汁ジュース、ライ麦パン、うずら豆、煮豆
40～30	アイスクリーム、ヨーグルト、りんご、インゲン豆、ひよこ豆、スパゲティ、フルーツ
30～20	平豆
20～10	果糖、大豆、緑黄色野菜、レモン、きのこ、海藻、ピーナッツ

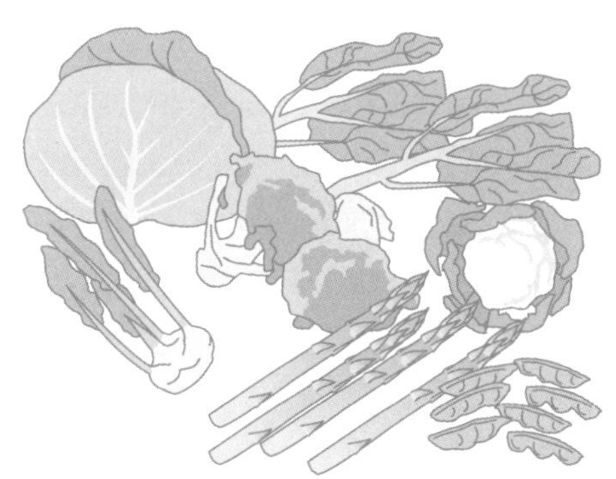

3-2 タンパク質
—体を維持する多様な機能

タンパク質は三大栄養素の一つで、筋肉や内臓などを作る重要な構成成分です。また、酵素やホルモンなどとしても働きます。その他、糖や脂肪に比べると少ない割合ですが、燃料としても用いられます。

タンパク質のある場所

タンパク質は成人の体内に、重さにして約10kg、割合にして12～15%あって、主に血液や内臓組織、筋肉に存在しています。とくに**骨格筋**に多く、体内総タンパク質の約65%がここにあります。タンパク質の含有量は臓器によって差が大きく、脳では重量の約10%しかありませんが、血球と筋肉細胞では20%を占めています。体内には何千種類もの酵素がありますが、酵素もタンパク質です。タンパク質がないと、生体の化学反応を起こすことはできません。タンパク質がなければ、生命は始まらなかったといえます。

タンパク質は主要栄養素ですが、体内にこれをたくわえる臓器はありません。強いていえば筋肉がいちばんの貯蔵庫ですが、筋肉には機能的な役割があって、筋肉が減ると力が入りにくくなります。すべてのタンパク質は、組織の構成成分か、代謝や輸送、ホルモン機構の構成成分として存在しています。

タンパク質の構造

タンパク質は**アミノ酸**から作られています。小さなものから巨大なものまであり、大きなタンパク質は非常に複雑な立体構造をしています。

ヒトの体内には、全部で3万種類の異なるタンパク質の存在が確認されていますが、各タンパク質の生化学的な機能や特徴は、個々のアミノ酸の配列によって変わります。たとえば、甲状腺ホルモンの遊離ホルモンはたった3つのアミノ酸で作られていますが、筋肉タンパク質のミオシンは4,500のアミノ酸から作られています。一個の細胞は、何千種類ものタンパク質を含んでいます。

❶ タンパク質の構成元素

タンパク質は、炭水化物や脂肪と同様に、炭素（C）、水素（H）、酸素（O）を含んでいます。異なるのは、**窒素**（**N**）を約16%含んでいることです。他にも、硫黄（S）や、時にはリン（P）、コバルト（Co）、鉄（Fe）などを含むこともあります。

❷ タンパク質を作るアミノ酸

タンパク質を作る単位は**アミノ酸**です。タンパク質を建物とすると、アミノ酸はブロックやレンガに当たります。タンパク質はこのブロックやレンガが非常に多く複雑に、しかも多様に組み合わされて作られます。これは、グリコーゲンやデンプン

アミノ酸の構造と種類（3-8）

A　アミノ酸の構造

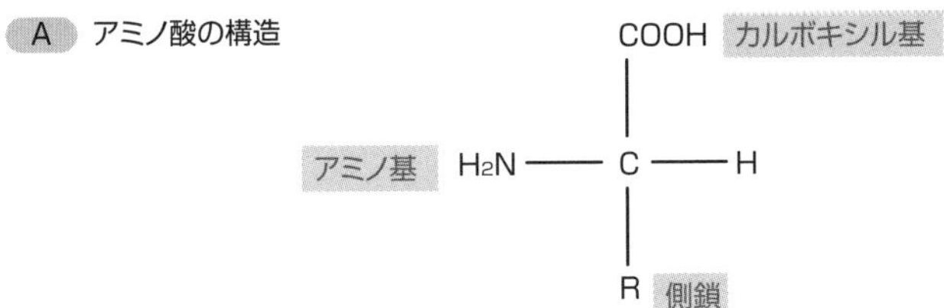

B　アミノ酸の種類

アミノ酸		略号		構造式	pH
中性アミノ酸	グリシン	Gly	G	$CH_2(NH_2)COOH$	6.0
	アラニン	Ala	A	$CH_3-CH(NH_2)COOH$	6.0
	バリン	Vla	V	$(CH_3)_2CH-CH(NH_2)COOH$	6.0
	ロイシン	Leu	L	$(CH_3)_2CH_2-CH(NH_2)COOH$	6.0
	イソロイシン	Ile	I	$CH_3(C_2H_5)-CHCH(NH_2)COOH$	6.0
	セリン	Ser	S	$HO-CH_2-CH(NH_2)COOH$	5.7
	トレオニン	Thr	T	$CH_3CH(OH)-CH(NH_2)COOH$	6.2
酸性アミノ酸	アスバラギン酸	Asp	D	$HOOC-CH_2-CH(NH_2)COOH$	2.8
	グルタミン酸	Glu	E	$HOOC-CH_2CH_2-CH(NH_2)COOH$	3.2
塩基性アミノ酸	リシン	Lys	K	$H_2N-(CH_2)_4-CH(NH_2)COOH$	9.7
	アルギニン	Alg	R	$HN=C(NH_2)NH(CH_2)_3-CH(NH_2)COOH$	10.8
芳香性アミノ酸	フェニルアラニン	Phe	F	$-CH_2-CH(NH_2)COOH$	5.5
	チロシン	Tyr	Y	$HO-$ $-CH_2-CH(NH_2)COOH$	5.7
	トリプトファン	Trp	W	$-CH_2-CH(NH_2)COOH$ N H	5.9
環状性アミノ酸	ヒスチジン	His	H	$-CH_2-CH(NH_2)COOH$ HN N	7.6
	ブロリン	Pro	P	$-COOH$ N H	6.2
含硫アミノ酸	システイン	Cys	C	$HS-CH_2-CH(NH_2)COOH$	5.1
	メチオニン	Met	M	$CH_3-S(CH_2)_2-CH(NH_2)COOH$	5.7
酸アミドアミノ酸	アスバラギン	Asn	N	$H_2N-CO-CH_2-CH(NH_2)COOH$	5.4
	グルタミン	Gln	Q	$H_2N-CO-CH_2CH_2-CH(NH_2)COOH$	5.7

などの多糖類が、グルコースのみが結合して作られることと対照的です。

アミノ酸は、一方の端に陽性に荷電されている**アミノ基**（NH_2）をもち、他方の端に陰性に荷電された**カルボキシル基**（COOH）をもっています（図 3-8A）。残りの部分（図中 R の部分）は**側鎖**（そくさ）といい、いろいろな形をとります。側鎖の構造が、各々のアミノ酸の性質を決定しています。

図 3-8B にアミノ酸の種類を示します。アミノ酸はその構造式から種々に分類されます。荷電状態から中性アミノ酸、塩基性アミノ酸、酸性アミノ酸に分類され、また、芳香環を持つ芳香族アミノ酸、構造が環状の環状アミノ酸、さらには硫黄を含む含硫アミノ酸、酸アミドを含む酸アミドアミノ酸などがあります。

アミノ酸はアルファベッドで略されることが多く、たとえばグリシンは「Gly」もしくは「G」と表記されます。

❸ タンパク質の構造

タンパク質は巨大な分子で、数十～数千個のアミノ酸で構成されています。アミノ酸が一本の鎖状につながれ、それが非常に複雑に重なり合い、立体構造を作り上げています。

アミノ酸とアミノ酸との結合を**ペプチド結合**といいます（図 3-9A）。ペプチド結合は、一方の COOH 基の OH と、もう一方の NH_2 基の H が取り除かれて結合します。つまり、水（H_2O）が取り除かれて結合するわけです。このペプチド結合が次々と起こり、アミノ酸を鎖のように長くします。2 つのアミノ酸の結合したものを**ジペプチド**、3 つのアミノ酸が結合したものを**トリペプチド**といいます。さらに、100 個までのアミノ酸の結合を**ポリペプチド**といい、一般にそれ以上の結合を**タンパク質**といいます。

アミノ酸の配列を単に直線的に表したものを、タンパク質の**一次構造**といいます。実際のタンパク質は、一次構造が何度も折り畳まれた複雑な**高次構造**をしています（図 3-9B、C）。タンパク質によっては、この構造の中に金属を含んだり、**糖鎖**と呼ばれる多糖類をくっ付けたりして機能を発揮します。

タンパク質はどのようにして作られるか

摂取したタンパク質は、アミノ酸にまで分解されて吸収され、体内で再び必要なタンパク質に作り直されます。では、アミノ酸を材料に、体内でどのようにタンパク質が作られるのかを見てみましょう。

タンパク質の構造（3-9）

A ペプチド結合

アミノ酸1 / アミノ酸2

$$H_2N-\underset{R_1}{CH}-\underset{\|O}{C}-OH + H-\underset{H}{N}-\underset{R_2}{CH}-COOH$$

$$\rightleftharpoons \quad (H_2O)$$

ジペプチド

$$H_2N-\underset{R_1}{CH}-\underset{\|O}{C}-\underset{H}{N}-\underset{R_2}{CH}-COOH$$

B 酵素の立体構造（メタロプロテアーゼ）

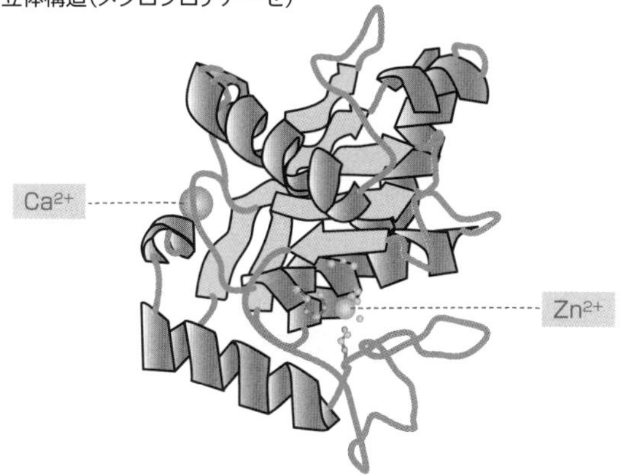

C タンパク質の二次構造

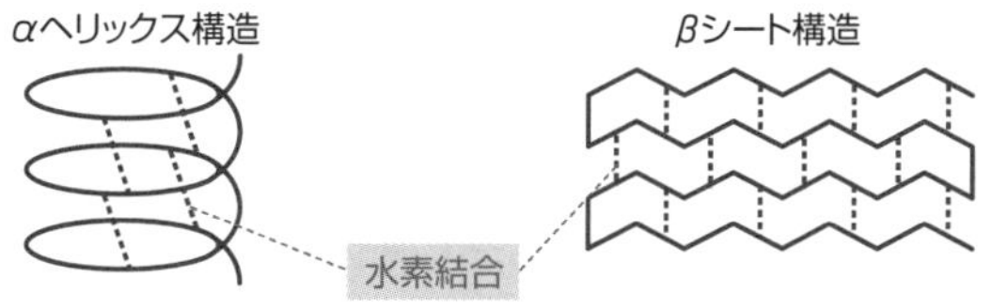

※**αヘリックス**　ペプチド結合のうちの最も多い立体構造。直線的に隣り合わせで結合するペプチド結合の上に、さらに結合が起こったもの。あるアミノ酸のC＝O基のOと、その4つ先のアミノ酸のN－H基のHが順次水素結合すると、ペプチド鎖はらせん構造をとるようになる。

※**βシート**　隣り合ったペプチド鎖の間で、一方の主鎖のN－Hの部分が、隣接する主鎖のC＝Oの部分と水素結合を形成し、全体として平面構造を形成したもの。

❶ タンパク質は遺伝情報から作られる

タンパク質は、細胞内で核にある遺伝子**DNA**の情報を元に、アミノ酸が集められ順に組み合わされて出来上がります（図3-10）。タンパク質を構成するアミノ酸は20種類あり、これらを組み合わせることで、無限の数のタンパク質を作ることができます。たとえば、3つの異なったアミノ酸を組み合わせると20^3、すなわち8,000の異なったタンパク質を作ることができます。たった6つのアミノ酸の組み合わせでも20^6、すなわち6,400万種のタンパク質ができることになります。なお、タンパク質合成の際に使われるアミノ酸は20種類ですが、タンパク質が合成の後に修飾される際には、これ以外のアミノ酸も使われます。

細胞内におけるタンパク質の合成は、DNAの必要な情報を**mRNA**(メッセンジャーRNA)に写し取ることから始まります（**転写**）。その後、写し取ったmRNAの情報をアミノ酸に変え（**翻訳**）、リボゾームという細胞内器官でこれらをつなげてタンパク質を合成します。mRNAは**塩基**と呼ばれる4つの塩基性の核酸（アデニン、グアニン、シトシン、ウラシル）から構成されていて、3つの塩基のまとまり（**コドン**）で1つのアミノ酸を指定しています。このような、DNAからタンパク質の合成までの一連の流れは**セントラルドグマ**と呼ばれます。

細胞内におけるタンパク質の合成（3-10）

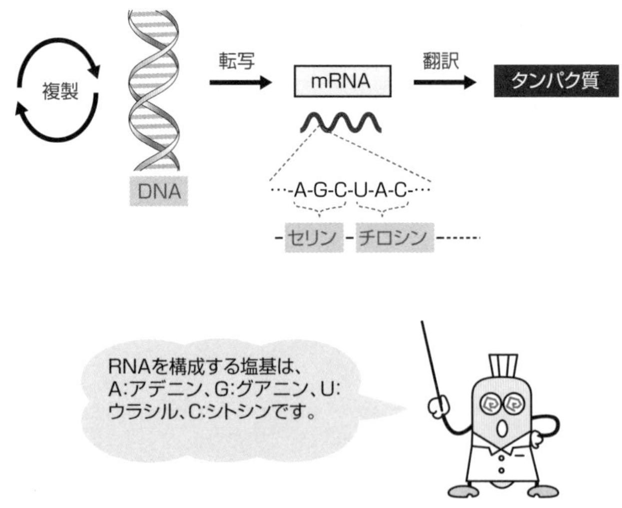

❷ 不要になったタンパク質の運命

細胞内のタンパク質は、種々のストレスによって複雑な立体構造が変化したり、古くなって一部が壊れたりして、本来の機能が失われてしまいます。そのため細胞内には、こうしたものを見つけ出し、壊して新しいものを作る危機管理システムが備わっています。また、新しくタンパク質を作る際にうまく完全なものにならなかったものを整理する品質管理システムも備わっています。

不要になったタンパク質は、細胞内の分解機構（**リソソーム系、カルパイン系、プロテアソーム系**）によって、ペプチドにまで分解されます。リソソームとカルパインはタンパク質を分解する酵素で、要不要にかかわらず、手当たり次第にタンパク質を壊します。プロテアソーム系は、高度な品質管理システムです（図3-11）。不要なタンパク質に**ユビキチン**という商品タグのようなタンパク質を付けて、この目印の付いたタンパク質をプロテアソームという場所で、ATPのエネルギーを用いて分解します。不用なものだけを選び出して壊し、新しいものに入れ替えるという巧妙なシステムです。もう一つの機構は**オートファジー**です。オートファジーでは、まず不要となったタンパク質の周囲を二重膜が囲んでいきます。この膜が完成して閉じると、膜で囲まれたオートファゴソームと呼ばれる小胞ができます。そして、この小胞にリソソーム（タンパク質を分解するための様々な加水分解酵素を含む細胞内小器官）が接合することにより、内部のタンパク質がアミノ酸にまで分解されます。このシステムでは、ミトコンドリアなどの細胞内小器官も分解されます。

不要になったタンパク質は、アミノ酸までに分解されます。一部のアミノ酸は新し

不要になったタンパク質の運命（プロテアソーム系）（3-11）

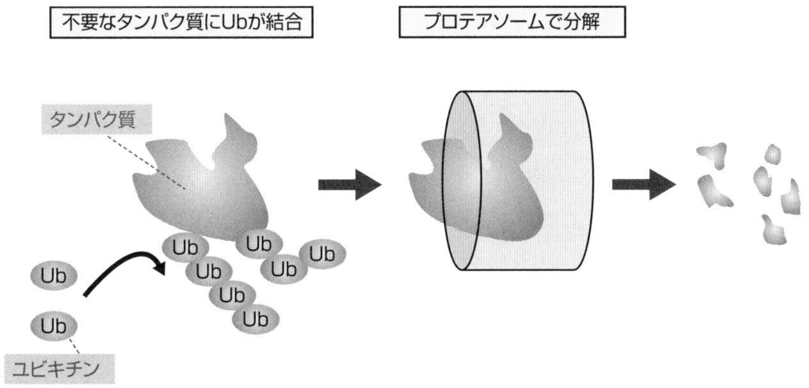

不要になったタンパク質の運命（尿素回路）(3-12)

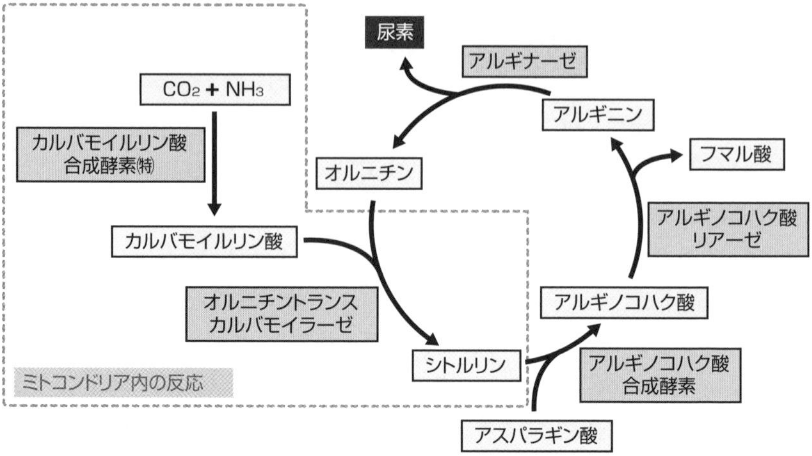

尿素
アルギナーゼ
CO_2 + NH_3
アルギニン
カルバモイルリン酸合成酵素(特)
フマル酸
オルニチン
アルギノコハク酸リアーゼ
カルバモイルリン酸
オルニチントランスカルバモイラーゼ
アルギノコハク酸
シトルリン
アルギノコハク酸合成酵素
ミトコンドリア内の反応
アスパラギン酸

いタンパク質の合成に再利用され、残りのアミノ酸はさらに分解されます。アミノ酸は他の栄養素と異なり窒素（N）を持っているので、分解すると窒素化合物の**アンモニア**（NH_3）を生じます。アンモニアは毒性が強いため、肝臓の細胞内で速やかに無毒で水に溶ける**尿素**に変換されます。水に溶ける形になった尿素は、腎臓から排泄されます。肝硬変などではこの機構が障害されるため、体内にアンモニアが蓄積して、意識障害が生じます。

上手なタンパク質の摂り方

タンパク質のサプリメントとして身近なものに、美容に効果的とされる**コラーゲン**があります。ところが、これまでの説明でわかるように、コラーゲンを食べても、アミノ酸やジペプチド、トリペプチドまで分解されてから吸収されます。その材料がコラーゲンになるとは限りません（最近の研究では、コラーゲンの分解により生じたペプチドが皮膚の細胞にさまざまな効果を示すことが明らかになってきました。今後さらなる研究が必要ですが、少しは効果があるのかもしれません）。たしかに、コラーゲンの合成に必要なアミノ酸は摂れますが、本当にコラーゲンが増えて肌がきれいになるのでしょうか？ ここでは、どのようにタンパク質を摂るとよいか、どのような取り方ではムダなのかについて考えてみます。

❶ 必須アミノ酸と非必須アミノ酸

すべてのタンパク質は、20 種類のアミノ酸からできているといいました。しかし、私たちヒトは、このうちの 8 種類(子どもでは 9 種類)を体内で作ることができません。そこで、食物から摂取する必要があります。イソロイシン、ロイシン、リジン、メチオニン、フェニルアラニン、スレオニン、トリプトファン、バリンの 8 つで、**必須アミノ酸**と呼ばれます。

残りのアミノ酸は、体内で他のアミノ酸から作ることができるので、**非必須アミノ酸**と呼ばれます。もっとも、「非必須」とは重要でないという意味ではありません。成長や修復などの必要によっては、体内で合成される量では不足することもあります。

❷ 優れたタンパク食品とは?

特定のタンパク質を合成するためには、必要なアミノ酸をすべて手に入れなければなりません。一つでも欠けると、そのタンパク質は合成されないからです。したがって、優れたタンパク食品とは、必須アミノ酸が適切な割合で揃っているものということになります。逆に、不完全なタンパク食品とは、一つ以上のアミノ酸を欠乏しているものです。

不完全なタンパク質では、一番少ないアミノ酸の量に相当するタンパク質しか合成できません。残りのアミノ酸は、タンパク質の合成に使われず、壊されてエネルギーとして使われます。つまり、ムダになってしまいます。したがって、このようなタンパク質を摂った場合、量としては十分であっても、結果的にタンパク質の摂取が

必須アミノ酸と非必須アミノ酸(3-13)

必須アミノ酸	非必須アミノ酸
ロイシン	ヒスチジン※
イソロイシン	アルギニン※
バリン	アラニン
リジン	システイン
スレオニン	チロジン
トリプトファン	プロリン
メチオニン	セリン
フェニルアラニン	グリシン(アミノ酸酢)
	アスパラギン酸
	グルタミン酸
	グルタミン
	その他

※小児、幼児では必須

不足したのと同じことになります。80ページのコラムの図を見てください。桶(おけ)に入った水は、タンパク質の合成を意味します。合成されるタンパク質の量はいちばん少ないアミノ酸によって規定されており、残りのアミノ酸は桶から流れ出しています。あるタンパク食品に必須アミノ酸がいくつか不足しているとき、いちばん不足しているものを、そのタンパク食品の**第一制限アミノ酸**といいます。たとえば、精米の第一制限アミノ酸はリジンです。必須アミノ酸を完全に供給できるのは、卵、牛乳、肉、魚などの動物性のタンパク質です。ただ、動物性のタンパク質ばかりに依存すると、コレステロールや飽和脂肪酸が多くなり、動脈硬化が心配になります。健康のためには、動物性と植物性の両方から摂るようにすることが大事です。

❸ たくさん摂ればよいのか？

点滴や経腸栄養剤には、タンパク質とタンパク質以外からのエネルギー（NPC：non-protein calory）との比率※が書かれています。これは、タンパク質とエネルギーとがある比率のときに、タンパク質合成がいちばん効率よく行われるからです。

図 3-14 にエネルギーとタンパク質との関係を示します。エネルギーを一定にして、タンパク質の投与量を増やしていくと、初めのうちはタンパク質の合成量は上がりますが、あるところから増えなくなります。反対に、タンパク質の投与量を一定にして、エネルギー量を増やしていった場合も同様の結果となります。

いずれの場合でも初めにタンパク質の合成量が上がるのは、タンパク質の合成にエネルギーが必要であることを示しています。タンパク質が十分にあっても、エネルギーが不足するとタンパク質は合成できないということです。

また、タンパク質の合成量は、エネルギーとタンパク質が十分であっても、ある一定以上は増えません。これは、タンパク質の合成がホルモンや遺伝因子など、栄養以外の要因によって決められているからです。摂取した余分なタンパク質は、分解されてエネルギーとして使われ、不要な窒素化合物は尿に排泄されます。窒素化合物の排泄は、腎臓に負担をかけます。そのため進行した腎障害では、タンパク質の摂取を制限します。

※タンパク質は重量の平均 16％が窒素（N）である（N ＝タンパク質× 16/100）。これを変換すると、タンパク質＝N × 100/16 ＝ N × 6.25 となる。

エネルギーとタンパク質との関係(3-14)

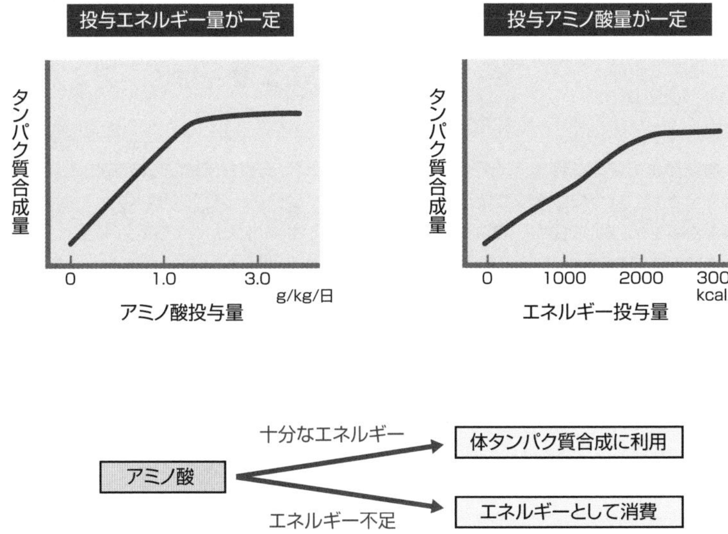

アミノ酸量　VS　エネルギー量　　150～200がタンパク質合成の効率が高い
NPC/N(非タンパク熱量kcal/窒素量g)　　病態により異なる(腎不全300～500)

Column プロテインサプリメントを多く摂ると筋肉は増える？

本文中で述べたように、タンパク質の合成はホルモンや遺伝因子など、栄養以外の要因によって決められいます。ですから、プロテインサプリメントを必要以上に多く摂取しても、筋肉が増えることはありません。筋肉の量は、タンパク質の摂取よりも、ホルモンや運動トレーニングなどの関与が大きいことが知られています。

また、後述しますが、タンパク質の合成には、ビタミンやミネラルなどの栄養素も必要となります。筋肉を増やすためには、他の栄養素とのバランスが大切なのです。一つの栄養素のサプリメントを多くとってもダメで、やはりバランスの良い食事がいちばんだということです。

Column 牛を大きく育てるエサとは?—アミノ酸スコア

食物の生物学的な価値は「必須アミノ酸の完全さ」です。**アミノ酸スコア**は、これを表す指標です。動物性タンパク質はアミノ酸スコアがほぼ1.0ですが、豆、穀物などでは1種類以上の必須アミノ酸が不足していて、0.5など比較的低い値となります。

牛を草やトウモロコシだけで飼育すると、メチオニンが不足するため、成長が悪くなります。効率よく大きく育てたければ、肉などを投与すればいいのですが、そうするとコストが高くなります。そのため、飼料に肉骨粉などを混ぜてアミノ酸スコアを高めるといった試みが行われています。日本人は江戸時代まで、動物の肉を食べていませんでした。戦後、動物性のタンパク質を多く摂るようになって、身長が飛躍的に伸びました。

ベジタリアンは肉を食べませんし、完全菜食主義者では卵や牛乳なども食べません。穀物や豆類はすばらしいタンパク質を含んでいますが、どちらも必須アミノ酸を完全に供給することはできません。穀物はリジンに欠けており、豆類はメチオニンが欠けています。ですから、これらをうまく組み合わせて摂取しなければ、ベジタリアンではエネルギー不足や栄養不足に陥る可能性があります。なお、完全菜食ではビタミンDとカルシウムも少なくなりがちです。私たちは通常、これらの栄養素を乳製品から摂取しています。

アミノ酸スコア

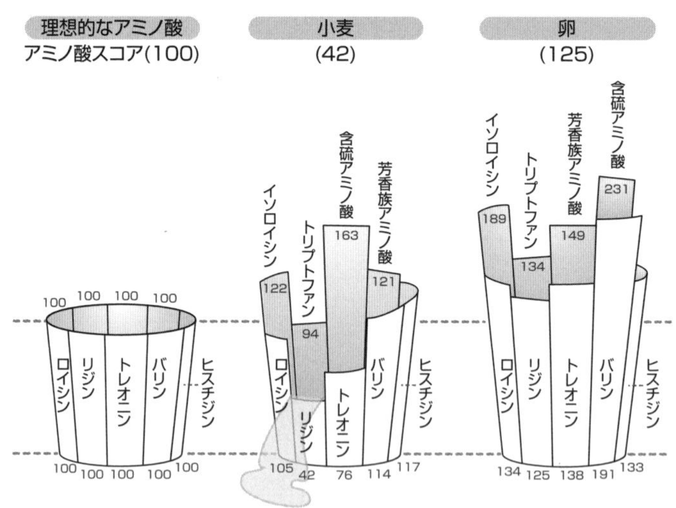

3-3 脂質 ―多すぎるのは問題だけど……

脂肪は「肥満」を連想するのであまり良いイメージではありませんが、貴重な貯蔵エネルギーです。脂肪を体内にたくわえる能力があったため、私たちの祖先は多くの飢饉（ききん）を乗り越えることができました。エネルギー貯蔵以外にも、脂肪組織は意外な働きをしています。

脂質とは

脂質はタンパク質や糖質と並んで、生体を構成する重要な成分です。タンパク質や糖質は水に溶けますが、脂質は水には溶けません。水に溶けず、エーテル、クロロホルム、ベンゼンといった有機溶媒に溶けやすいものを総称して「脂質」と呼んでいます。

なお、**脂肪**という言葉も、脂質とほぼ同じように使われます。一般の人たちの間では「脂肪」という言葉がよく使われますが、医学書などでは「脂質」という言葉が多く使われます。医学書では、脂肪は「皮下脂肪」「内臓脂肪」「脂肪細胞」というように、解剖学的な組織などを指すことが多いようです。しかしながら、両者を区別する厳格な定義はありません。

脂質の分類

脂質は大きく分類すると、**単純脂質**、**複合脂質**、**誘導脂質**に分けることができます（図3-15）。もっとも、どこにも属さないものもあり、この分類は厳密なものではありません。

脂質の種類（3-15）

分類	種類	構造	特徴
単純脂質	中性脂肪	脂肪酸 ＋ グリセリン	エネルギーの貯蔵や組織の保護
	ろう	脂肪酸 ＋ 高級アルコール	食品中の脂肪の大部分を占める
複合脂質	リン脂質	脂質の一部にリン酸、糖、塩基などを含む	細胞膜を構成し、物質の透過を調節
	糖脂質	塩基などを含む	脳・神経組織に広く分布している
誘導脂質	ステロール	コレステロール	細胞膜、ホルモンなどの構成成分として、体内に広く分布している
		胆汁酸	
		性ホルモン	

脂質の構造（3-16）

A 中性脂肪(単純脂質)

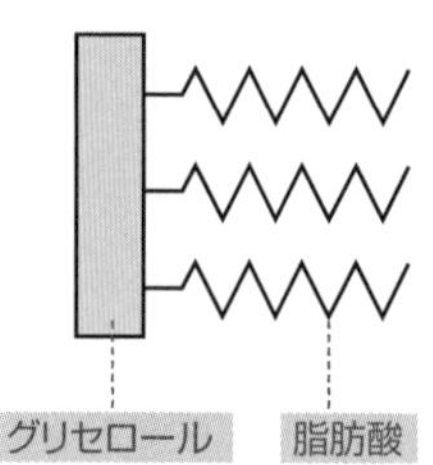

B リン脂質(複合脂質)

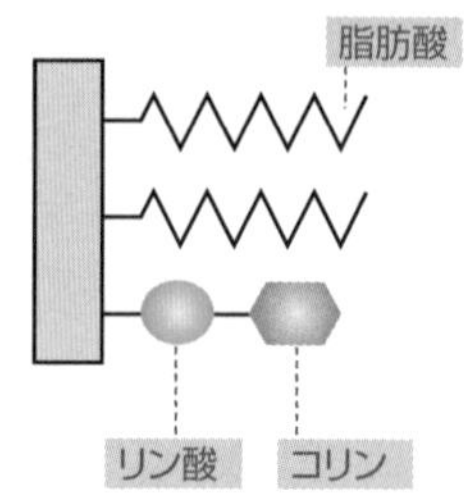

C コレステロール(誘導脂質)

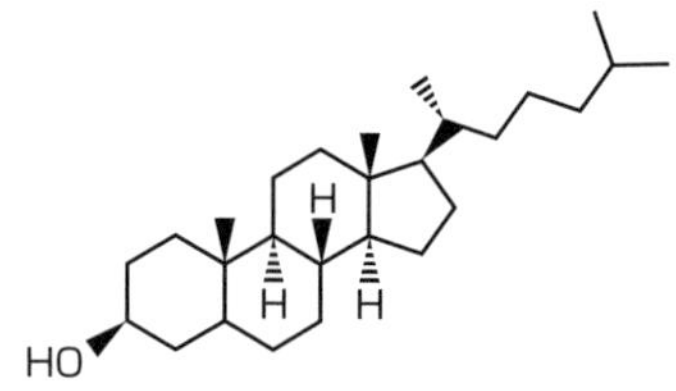

❶ 単純脂質

アルコールと**脂肪酸**（単位となる脂肪）のみからなるものを**単純脂質**といいます。生物中に多く見られる単純脂質は、アルコールとしてグリセリンをもつもので、こうした脂質は総称して**アシルグリセロール**または**グリセリド**と呼ばれます。

代表的な単純脂質は、メタボリック症候群の血液検査で有名な**中性脂肪**（**トリグリセリド**またはトリアシルグリセロール）です（図 3-16A）。中性脂肪は生体中では主に脂肪組織として蓄えられ、必要に応じてエネルギー源として使用されます。

もう一つ代表的な単純脂質は**蝋**（ろう）です。蝋はアルコールとして、グリセロールの代わりに長鎖アルコールを持ちます。動物や植物の表面に多く見られ、保護物質としての働きがあります。

❷ 複合脂質

分子中にリン酸や糖などを含む脂質を**複合脂質**といいます（図 3-16B）。複合脂質は両親媒性（水にも脂肪にも溶ける性質）を持つものが多く、細胞膜の主要な構成要素であるほか、体内での情報伝達などにも関わっています。生体内でよく見られる複合脂質は、**リン脂質**と**糖脂質**です。リン脂質は細胞膜や脂肪を運ぶ**リポタンパク**

質の膜を構成しています。

❸ 誘導脂質

単純脂質や複合脂質から、加水分解によって誘導されものが**誘導脂質**です。**コレステロール**は動物における代表的な誘導脂質です。コレステロールは脂肪酸と異なり、図3-16Cに示すように、環状構造が連なった複雑な形を示しています。コレステロールについては、第8章で詳しく説明します。

植物では動物のコレステロールに対応するものとして**植物ステロール**があります。ほかにも、**ステロイドホルモン**、**カロテノイド**など、多様な物質が誘導脂質に含まれます。これらの誘導脂質は、身体の構成、エネルギー貯蔵の他、ホルモンを始めとする**生理活性物質**として働きます。

■■ 脂肪酸は脂質の構成単位 ■■

食事中の脂質、あるいは私たちが皮下にたくわえている脂質は、分解すると**脂肪酸**と**グリセリン**になります。中でも重要なものが脂肪酸です。糖質においてグルコースなどの単糖類に相当するものが、脂質においては脂肪酸ということができます。

脂肪酸は、炭水化物と同じように**炭素**（C）、**水素**（H）、**酸素**（O）から成り立っています。しかし、化学構造はだいぶん異なります。炭水化物ではグルコースが環状構造になっているのに比べ、脂肪酸は図3-17に示すように、炭素が鎖のように連なった形をしています。鎖の右端にはアミノ酸と同様にカルボキシル基（COOH）があって、こちら側を**C端**といいます。もう一方の端（左端）は、窒素（N）はありませんが、アミノ

脂肪酸の化学構造（3-17）

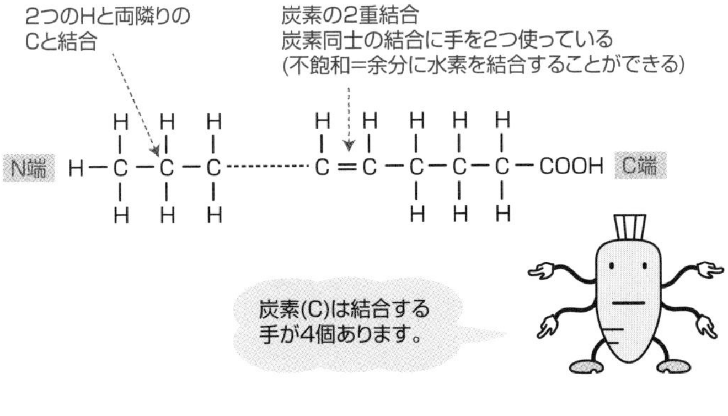

酸と同様に**N端**と呼ばれています。

脂質の特徴の一つは、水素が酸素に対してかなり多いことです。たとえば、炭水化物では、HとOの比率は2：1であるのに対し、脂肪酸の一種であるオレイン酸（C_{18}, H_{34}, O_2）では、Hが34個に対して、Oはたったの2個です。すなわち34：2＝17：1です。このように水素が多いことが、高いエネルギーを持つ理由となっています。

図3-18では、違った表現法で化学構造を示しています。上のリノール酸の表示方法はCとHも表記しており、CH_2の形で表現しています。最もよく使われるのは下図のリノレイン酸のような示し方で、化学構造を示すのにCとHの文字を除いたジグザクの鎖の形で表現しています。この際「＝」は二重結合を示し、水素の結合が一つ少なくなり、炭素がお互いに2個の手を使って結合しています。

図3-18で示したように、脂肪酸の種類は、炭素の数と不飽和の数で示されます。たとえばリノール酸は、炭素が18個（C18）で、不飽和結合が2ヵ所（2）にあり、N端から数えて6番目に最初の不飽和がある（n-6）ので、「C18：2n-6」と表します。リノ

脂肪酸の表し方（3-18）

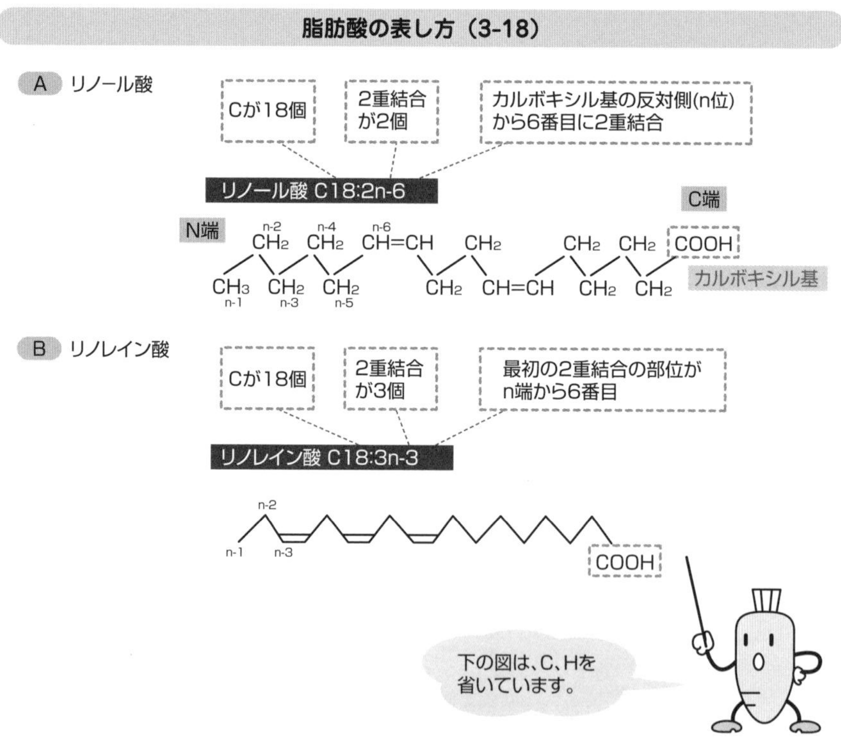

レイン酸では2重結合が3カ所ありますが、一番左側の不飽和の位置で示すため、n-3と呼ばれます。これらはnの代わりにω（オメガ）と呼ばれることもあります（ω-3系脂肪酸など）。一般的に飽和脂肪酸は、構成する炭素数が多くなるほど沸点が高くなります。

脂肪酸の種類

それでは脂肪酸にはどのようなものがあるのでしょうか。化学構造や性質で分類すると図3-19のようになります。

脂肪酸は大きく**飽和脂肪酸**と**不飽和脂肪酸**に分かれます。不飽和脂肪酸はさらに**一価不飽和脂肪酸**と**多価不飽和脂肪酸**に分類されます。多価不飽和脂肪酸はさらに**n-6系脂肪酸**と**n-3系脂肪酸**に分類されます。

脂肪酸の炭素鎖には、先ほどお話ししたように、炭素原子同士が1本の手で結ばれているものと、2本の手で結ばれているものがあります。2本の手で結ばれることを**二重結合**もしくは**不飽和結合**といいます（図3-18中の「=」部分）。炭素と結合していない手は、水素と結合しています。この二重結合を持たない脂肪酸を**飽和脂肪酸**といい、二重結合をもつものを**不飽和脂肪酸**と呼びます。「飽和」と呼ばれるのは、もう一つ水素と結合できる余裕のある二重結合がなく、炭素の手が化学的に可能なすべての炭素原子と水素原子と結合しているからです。さらに、不飽和脂肪酸のうち、二重結合が1ヵ

脂肪酸の種類（3-19）

脂肪酸の種類	はたらき	含まれる製品
飽和脂肪酸	エネルギー源として利用される。コレステロール上昇作用、HDLコレステロールも上昇。	牛乳･バター･ヤシ油･パーム油 牛油･ラード･魚介類
一価不飽和脂肪酸 (オレイン酸)	エネルギーとして利用される。コレステロールは上昇させない。HDLコレステロールも上昇させない。過酸化脂質を作らない。	オリーブ油･ナタネ油･牛油 ラード･アーモンドナッツ
多価不飽和脂肪酸 (n-6系:リノール酸 アラキドン酸)	コレステロールを低下させる。HDL-Cも低下させる。血圧を低下させる。成長発育に必要である。過酸化脂質を作る。	ごま油･サフラワー油 ヒマワリ油･綿実油･大豆油
多価不飽和脂肪酸 (n-3系:リノレイン酸 EPA･DHA)	トリグリセド(中性脂肪)を低下させる。血圧を低下させる。血栓形成を抑える。脳の発育に必要である。過酸化脂質を作る。	シソ油･ナタネ油･アマニ油 大豆油･クルミ･魚介類

所だけあるものを**一価不飽和脂肪酸**と呼び、2ヵ所以上あるものを**多価不飽和脂肪酸**と呼びます。立体的な化学構造との関係で見ると、二重結合の部分で折れ曲がるため、飽和脂肪酸は直線上に近くなり、ぎっしりと詰まった形になります。二重結合が多くなるに従い、立体構造上曲がりが多くなり、分子間の隙間ができて流動性が増してきます。

「あぶら」は漢字では「油」と「脂」の2種類の漢字で表されます。おおざっぱに分けると、「油」は室温で液体であるのに対し、「脂」は固体です。これらの性質は、先ほどから説明している化学構造の差で決まります。一般的に飽和脂肪酸は、炭素数が長くなるほど固体のものが多くなります。不飽和脂肪酸は炭素数が同じでも飽和脂肪酸に比べて融点が低く、常温では液体のものが多いようです。また、不飽和の数が増加するほどこの傾向が強く、液体になりやすくなります。

飽和脂肪酸

飽和脂肪酸は動物の脂肪に多く含まれることから**動物性脂肪**と呼ばれます。飽和脂肪酸は主に牛肉（52%が飽和脂肪酸）、豚肉、鶏肉、および卵黄のような動物性の食品や、クリーム、ミルク、バター（62%が飽和脂肪酸）、チーズなどの乳製品に含まれています。炭素数が12以上の飽和脂肪酸の融点は40℃以上なので、室温では固体となります。霜降りの肉の白い所が飽和脂肪酸です。飽和脂肪酸にはパルミチン酸、ステアリン酸、ミリスチン酸、ラウリン酸などがあります。これら脂肪酸の立体的な構造を見ると、比較的直線状の構造を示しています。

飽和脂肪酸（3-20）

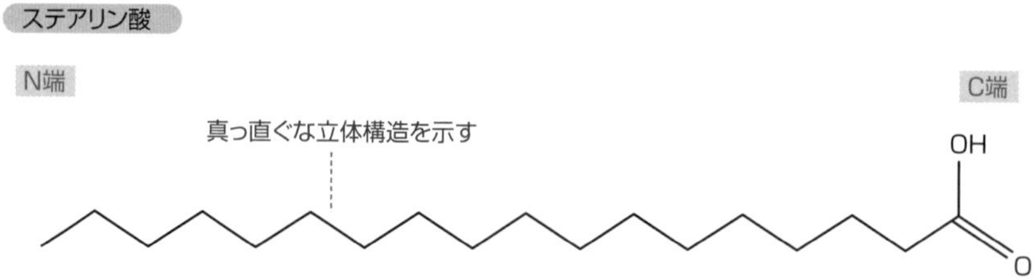

ステアリン酸

N端

C端

真っ直ぐな立体構造を示す

OH

O

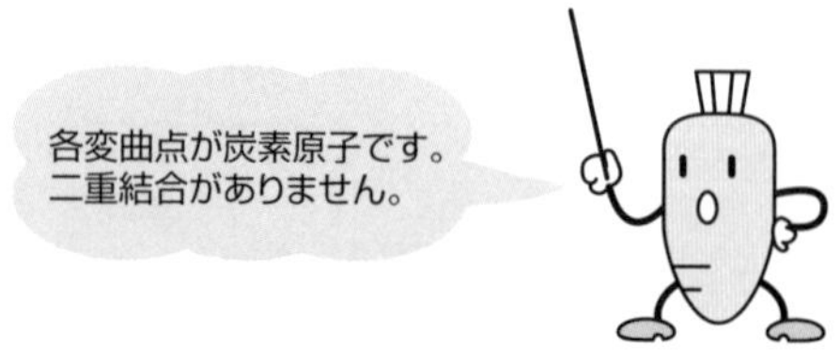

各変曲点が炭素原子です。
二重結合がありません。

不飽和脂肪酸

不飽和脂肪酸とは、脂肪酸の炭素鎖中に1個以上の二重結合を含む脂肪酸をいいます。不飽和結合が1個だけのものを**一価不飽和脂肪酸**といい、2個以上の二重結合があるものを**多価不飽和脂肪酸**と呼びます。同じ炭素数であっても、不飽和脂肪酸は飽和脂肪酸よりも融点が低くなります。植物由来の脂肪酸は一般的に不飽和であり、室温では通常固まらず、液状です（ナタネ油、サフラワ油）。

多価不飽和脂肪酸は、二重結合のn端（構造式の左）からの位置により、3番目に二重結合がある**n-3系（ω-3系）**と、6番目にある**n-6系（ω-6系）**の2種類に分かれます。n-3系は主に魚油に含まれていて、n-6系は主に植物油に含まれています。

❶ 一価不飽和脂肪酸

二重結合が一つしかないものを**一価不飽和脂肪酸**と呼びます。一価不飽和脂肪酸の代表的なものは**オレイン酸**で、これはオリーブ油を始め、キャノーラ油、ピーナッツ油、およびアーモンドやアボカドなどに含まれます。

一価不飽和脂肪酸はコレステロールを低下させる作用がありますが、善玉コレステロール（HDL- コレステロール）は低下させません。地中海地方の人たちが、油を多くとっているのに心筋梗塞が少ない理由として、このオリーブ油をたくさん摂っていることがあげられています。

一価不飽和脂肪酸（3-21）

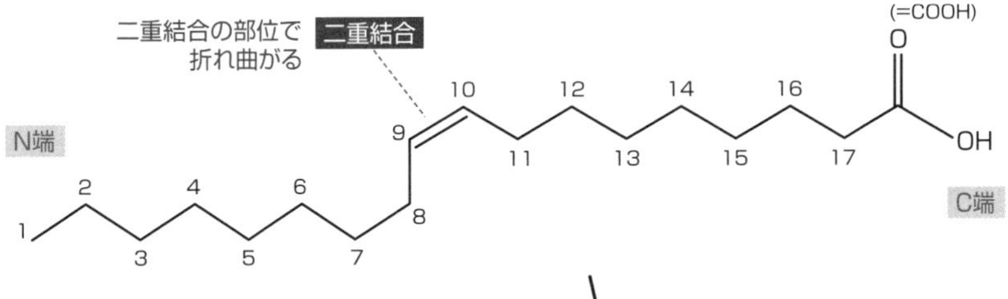

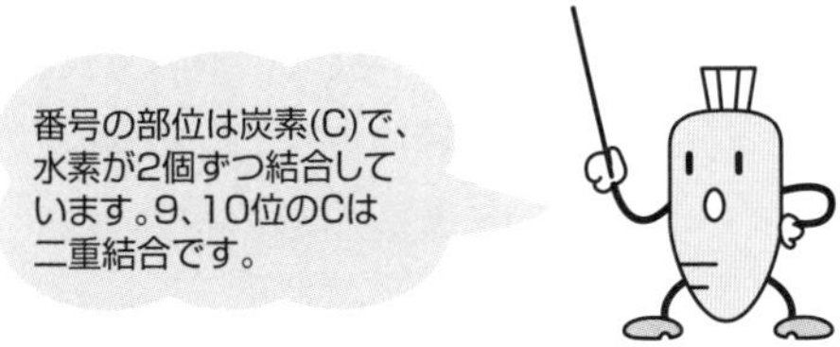

❷ n-6 系多価不飽和脂肪酸

二重結合が二つ以上あるものを**多価不飽和脂肪酸**といいます。このうち**n-6 系不飽和脂肪酸**は、主に植物油に多く含まれています。これには**リノール酸**、**アラキドン酸**などがあります。多く含まれている油は、ベニバナ油、ヒマワリ油、ダイズ油、およびコーン油などです。

リノール酸は体内で作ることができないため、**必須脂肪酸**といわれています。コレステロールを下げる働きがありますが、同時に善玉コレステロールも下げるため、摂りすぎには注意する必要があります。また、脂肪はカロリーが多いことからも、摂りすぎには注意してください。以前は、動物性脂肪を植物性脂肪に置き換えて、という食事指導がされていましたが、現在の日本人はもともと植物性脂肪を料理に使うことが多く、植物性脂肪もむしろ減らした方がよいとされています。

n-6 系多価不飽和脂肪酸（3-22）

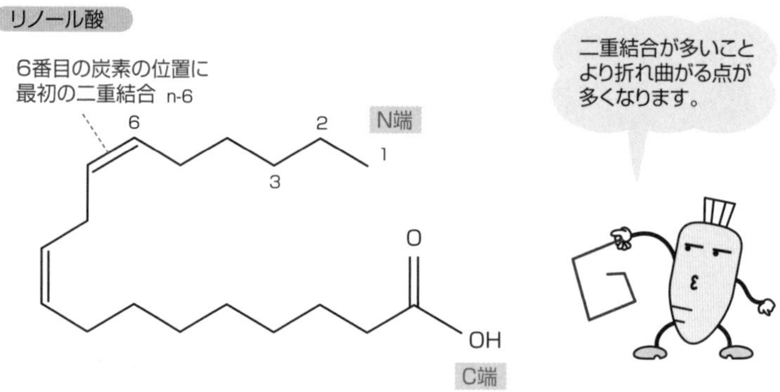

❸ n-3 系多価不飽和脂肪酸

脂肪酸は、分子のＮ端から３番目の炭素に二重結合が存在しており、**n-3 系多価不飽和脂肪酸**あるいは**ω（オメガ）-3 系多価不飽和脂肪酸**と呼ばれています。化学構造は立体的に非常に折れ曲がった形をしています。主にイワシ、ニシン、サケ、サバ、甲殻類、および海のほ乳類（アザラシ、クジラなど）から抽出される油に含まれています。また、一部の植物由来の油（エゴマ油）にも含まれています。

グリーンランドのエスキモー人と対岸のデンマーク人を比較した研究では、エスキモーの人々が魚やアザラシ、クジラから大量の脂質を摂取するにもかかわらず心臓病の発症率は低いことから、魚油に心臓病を予防する効果があることが考えられました。その後の研究で、これらの油はn-3系の脂肪酸である**エイコサペンタエン酸**（EPA）および**ドコサヘキサエン酸**（DHA）といわれる油が多く含まれていることがわかりました。魚油がなぜ心筋梗塞の予防によいかについては、次の脂肪の働きの項で説明します。

n-3系多価不飽和脂肪酸（3-23）

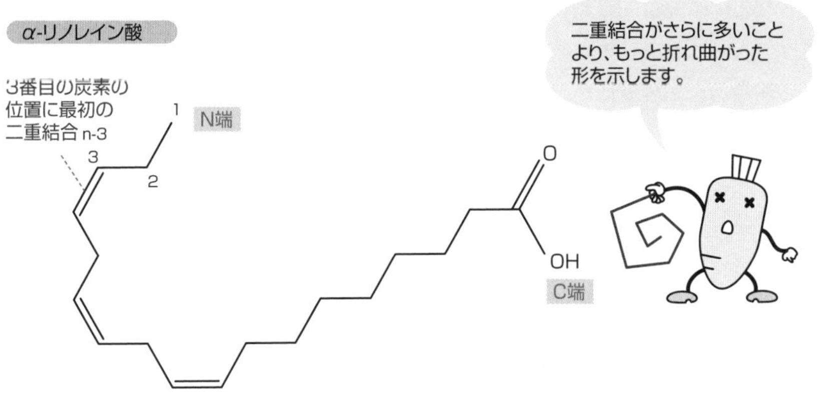

脂質の働き

食事から摂取する脂質のうち、おおよそ98％は分解されて**中性脂肪**になります。糖質と同じように、脂質もエネルギー源として使われます。余った脂質は、**皮下脂肪**や**内臓脂肪**として蓄積されます。体内中の総脂肪の約90％は、皮下組織の脂肪組織に貯蔵されています。

実は、脂質は体内で重要な役割を果たしています。諸悪の根源のようにいわれる脂質ですが、エネルギー源として重要であるだけでなく、細胞膜やホルモンの材料になるなど、非常に重要な役割を持っています。また、不飽和脂肪酸が欠乏すると、成長や免疫反応に異常が出てきます。とくに多価不飽和脂肪酸の**リノール酸**と**α-リノレイン酸**は、不足すると欠乏症の症状が出てくることから**必須脂肪酸**と考えられています。

このように、脂肪酸は体には絶対必要な栄養成分ですが、「多すぎると悪い」ということになります。以下、脂質のいろいろな役割について説明します。

❶ エネルギーの貯蔵

脂肪は理想的な細胞の燃料です。というのも、脂肪分子は単位重量あたりで多量のエネルギーを持っており、運搬や貯蔵が容易で、エネルギーに変換しやすいからです。脂肪は炭水化物やタンパク質の2倍以上となる、1gに約9kcal（38kJ）ものエネルギーを持っています。これは、脂質が分子中に多量の水素原子を持っているからです。ヒトにおいては、安静時には、エネルギー源としては約50%が脂肪から、40%程度が糖質、10%程度がタンパク質からのものとなっています。睡眠中では、脂肪が主に燃焼し、総エネルギー燃焼量の70%以上を占めています。逆に強い運動では、脂肪はあまり燃えず、ほとんど糖質のみが燃えることになります。

体脂肪量は、男性では体重の約15%、女性では約25%です。80kgの成人男性が貯蔵する脂肪のエネルギーは約110,700kcalにのぼります。体内での脂質のほとんどは、脂肪組織に存在し、また一部は筋肉内に**中性脂肪**として、残りは血液中や、そしてごく少量は細胞内に**遊離脂肪酸**として存在しています。体内に蓄えられた脂肪の量は、フルマラソンを20回程度走ることができる量です。他方、体内に貯蔵されたグリコーゲンのエネルギーは2,000kcalほどしかなく、1回のフルマラソンも走れないことになります。このことからも、いかに脂肪がエネルギーの貯蔵庫として大事であるかおわかりになるでしょう。

太った人は汗かきだが、細い人は涼しい顔（3-24）

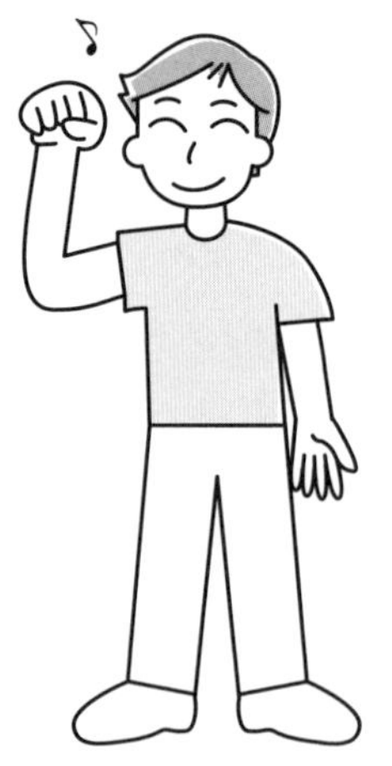

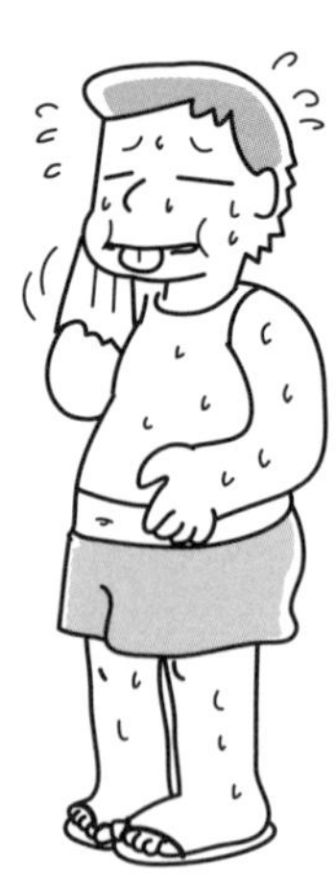

❷ 生体内器官の保護

皮下脂肪や内臓脂肪などの脂肪は、倒れたときなどにクッションになって、体を守ってくれます。特に心臓、肝臓、膵臓、脳、脊髄のような器官を、衝撃から保護する盾としての役割を担っています。褥創（床ずれ）は腰の部分の皮下脂肪が減った人に多く生じますが、これは皮下組織が少ないと、皮膚と骨がこすれて潰瘍ができやすくなるためです。

❸ 保温効果

脂肪は歴史上繰り返して起こった氷河期を、私たちの祖先が生き延びるために必要なものでした。**皮下脂肪**は保温効果が大きく、体内から発生した熱を外に逃がしにくくします。太った人は冬の寒さには強いのですが、夏の暑さには弱く、熱を十分に発散できないため、体温が上昇しやすく、汗をかきやすくなります。

❹ 脂肪に溶解しているビタミン類の消化、吸収、運搬

脂溶性のビタミン A、E、K など（第 4 章参照）は、脂肪に溶けた状態で吸収されます。これらのビタミンは水に溶けないため、血液による運搬や消化管での消化吸収の際は、特殊な運搬体が必要になります。脂肪は水に溶けないため、そのままでは水中では大きな脂肪滴を形成します。消化の際には、**胆汁酸**が必要となります。

胆汁酸は親水性の部分を外側に向け、疎水性の部分を内側に向けた**ミセル**という構造を形成し、その中に脂肪を含んで、小さな粒子にして脂肪の消化を助ける働きをしています。脂溶性ビタミンも、この中の脂肪に溶けた形で消化吸収されます。ですから、脂肪が欠乏した状態では、これらのビタミンの吸収障害が起こります。

また、脂質は血液にも溶けないので、血液中を輸送される際は、**リポタンパク質**という特別の輸送体を必要とします（第 8-3 節を参照）。リポタンパク質は、リン脂質の二重膜によって作られています。各リポタンパク質の膜の中にはそれぞれ固有のタンパク質（**アポタンパク質**）が含まれています。リポタンパク質の中心部には、水に溶けないものが蓄えられています。**コレステロール**と**トリグリセリド**が蓄えられ、また脂溶性ビタミンもこの中に一緒に存在しています。

大部分の脂質は、このようにして特別な運搬体を用いて運ばれていますが、脂質の一部は血清タンパク質の**アルブミン**と結合して血液中に存在しています。

ミセルとリポタンパク質（3-25）

A ミセル

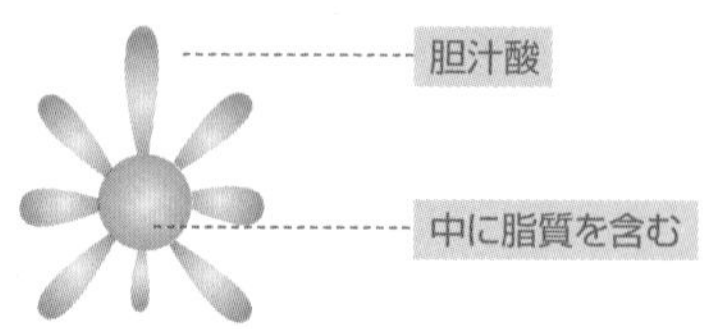

B リポタンパク質

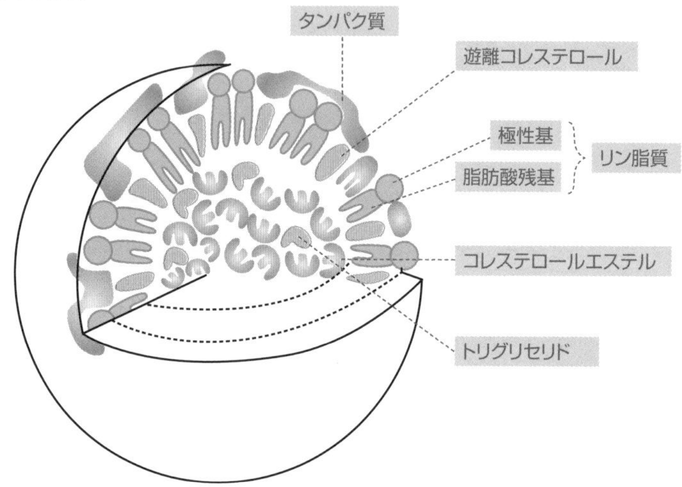

❺ 生体膜の構成成分

以前に、体を構成している細胞の膜は、脂質の二重膜から作られていることをお話ししました。図 3-26 に細胞膜の構造を示します。細胞膜は代謝、膜輸送、情報伝達など、さまざまな機能を担っています。その機能を保っているのがリン脂質の二重膜の**流動性**です。

細胞膜の脂質の成分は、食べた脂質により変わってきます。n-3 系の脂肪酸は、動物性脂肪などに比べて融点が低く、常温で非常に流動性のある液体です。また、化学構造で述べたように、非常に折れ曲がった形をしているため隙間が多く、中に浮かんでいるものが移動しやすくなっています。細胞膜は硬いものではなく、ちょうど「脂肪の海」のようなものと考えてください。この海の中をイオンチャネルや受容体などのタンパク質が浮かんでいるのです。これらのタンパク質は、形を変えたり、移動したりしています。このため、n-3系の脂肪酸が多くなった細胞膜は隙間が多く、しかも液状であるため流動性が高くなり、受容体やチャネルなどの反応性が良くなります。

細胞膜の構造と機能（3-26）

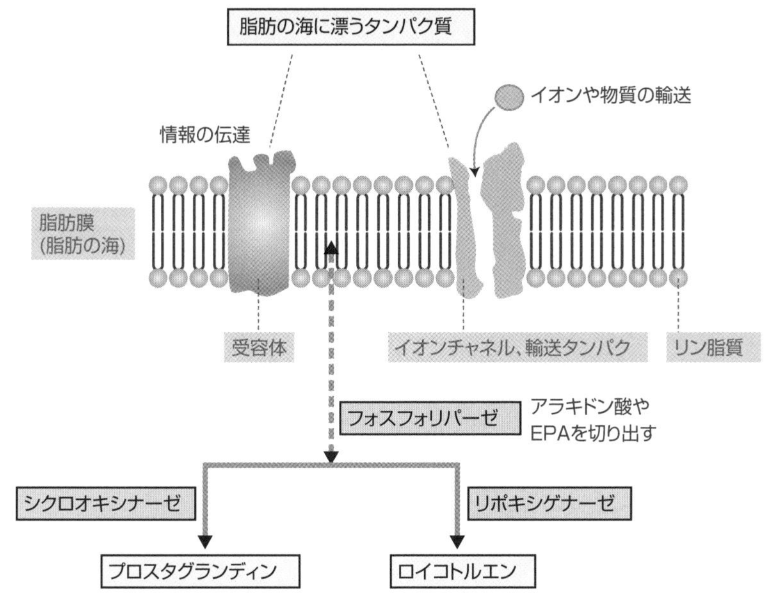

Column アスピリン

薬のアスピリンは100年も前から抗炎症薬として使われてきましたが、その作用メカニズムは長年不明でした。しかし最近になって、プロスタグランディンを作るシクロオキシゲナーゼという酵素の阻害薬であることがわかってきました。

アスピリンはシクロオキシゲナーゼの働きを阻害し、プロスタグランディンの産生を抑えることにより炎症反応を抑えて、抗炎症薬（消炎鎮痛薬）として作用します。アスピリンはまた、血小板の凝集を抑制するため、心筋梗塞や脳卒中の予防のためにも使用されています。

Column 魚油は健康によい！？

魚を多く食べる人は、細胞膜の脂質の成分のうちn-3系の脂質が多くなります。

プロスタグランディンは、n-6系のアラキドン酸から作られるものと、n-3系のEPAから作られるもので種類が異なります。アラキドン酸からはプロスタグランディンI_2（PGI_2）とトロンボキサンA_2（TXA_2）が産生され、EPAからはPGI_3とTXA_3が産生されます。PGI_2とPGI_3はいずれも血管弛緩作用と血小板凝集抑制作用を示しますが、TXA_2はその作用が強力であるのに対し、TXA_3はその作用が弱いことが知られています。つまり、EPAが原料になると、血管の収縮や血小板の凝集が抑えられて、血栓が作られにくくなり、心筋梗塞が減るのです。

さらにEPAは、すべての心臓病を発症するリスク、アレルギーや炎症性疾患のリスク、慢性閉塞性肺疾患を引き起こすリスクに対して、良い影響を与えることもわかりました。各国で同じような研究が行われ、EPAを含む魚を食べた人は、ほとんど食べなかった人に比べて、心筋梗塞や不整脈による突然死などの心臓病が減少したという報告が見られます。その理由として、細胞膜の流動性の変化とそれによる反応性の変化、そして産生される情報伝達物質（プロスタグランディン、ロイコトリエン）の違いと考えられています。

そのほかにも魚油、とくにドコサヘキサエン酸（DHA）は、精神的障害やアルツハイマー病の治療に有効であることも報告されています。魚油は動脈壁への血栓形成を妨げる抗血栓症の因子としても働くといわれています。これはまた、動脈硬化の進行を防ぎ、動脈の弾力性を向上させます。血管内皮から発生する重要な物質の一酸化窒素の作用も改善します。また、魚油には、血清トリグリセリド値を低下させる効果があることも報告されています。

n-3系の脂肪酸の欠点は、血小板の凝集作用が弱いことより、逆に血が止まりにくいことなどです。もっと深刻な問題とされているのは、n-3系の脂肪酸は酸化変性を受けやすいことです。酸化ストレスは、動脈硬化やガンの発生に関連が深いとされています。酸化を抑制するために、新鮮な魚を食べ、また同時に抗酸化剤（ビタミンEなど）と一緒に食べることが勧められています。

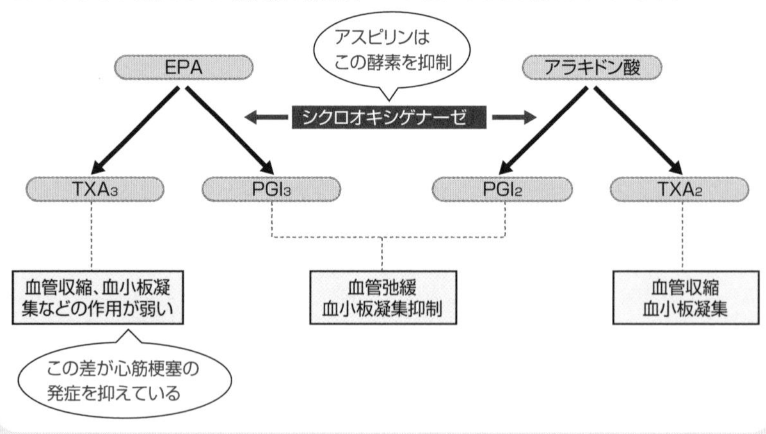

❻ 生理活性物質の原料

脂肪酸は**生理活性物質**の原料にもなります。細胞膜には**アラキドン酸**や**エイコサペンタエン酸**（**EPA**）が存在しています。アラキドン酸は炭素鎖が20個のn-6系の多価不飽和脂肪酸で、EPAはn-3系の多価不飽和脂肪酸です。細胞に特定の刺激が加わると、これらの脂肪酸が細胞膜から切り出されて、**プロスタグランディン**や**ロイコトリエン**が産生されます。プロスタグランディンやロイコトリエンは低濃度で強力な生理作用を持ち、エネルギーというよりもホルモンのような働きをする脂肪です。

プロスタグランディンは多くの種類があり、ごく微量で炎症を起こしたり、平滑筋の収縮や弛緩、血小板の凝集などを起こしたりと多彩な作用をもっています。アラキドン酸やEPAが**ホスホリパーゼ**という酵素により細胞膜から切り出されて、これに**シクロオキシゲナーゼ**という酵素が働いて生成されます。EPAから産生されるプロスタグランディンの方が、血管の収縮作用が弱く、また血小板の凝集作用が弱いと考えられています。**ロイコトリエン**にも炎症を起こす作用がありますが、同様にEPAから産生されるロイコトリエンの方が、アラキドン酸から産生されるものより炎症作用が弱いことが知られています。EPAを多く摂ることで炎症反応を抑制することができ、アトピー性皮膚炎などのアレルギー疾患も減ると報告されています。

❼ ステロイド化合物の供給源

脂肪酸を元にいろいろな**誘導脂質**が作られます。代表的な誘導脂質であるコレステロールからは、性ホルモン（エストロゲンなど）、副腎皮質ホルモン、胆汁酸などが合成されます。

■■ 脂肪の上手な食べ方 ■■

厚生労働省が出している日本人の食生活指針は、2005年に生活習慣病の予防のために改訂が行われました（図3-27）。ここでは脂肪について、総量だけでなく、質についても注意すべきであると述べられています。増やすべき栄養素として、食物繊維、カルシウム、カリウムに加えて、n-3系脂肪酸が挙げられています。また、減らすべきものとしては、コレステロール、ナトリウムが挙げられています。

脂肪はカロリーが高いので、控える必要があります。食事の全体のエネルギーのうち、脂肪からのエネルギーを20～25％までに制限することが望ましいとされています。わが国では、食事の欧米化によって米飯が減り、炭水化物の摂取が少なくなりまし

日本人の食事摂取基準—見直し点（3-27）

生活習慣病予防に重点をおき、
増やすべき栄養素…
　食物繊維　n-3系脂肪酸　カルシウム　カリウム
減らすべき栄養素…
　コレステロール　ナトリウム(食塩)

脂質については、脂肪エネルギー比率のみならず、その質も考慮する必要がある。
増やすべき栄養素…　n-3系脂肪酸
減らすべき栄養素…
　飽和脂肪酸　n-6系脂肪酸　コレステロール

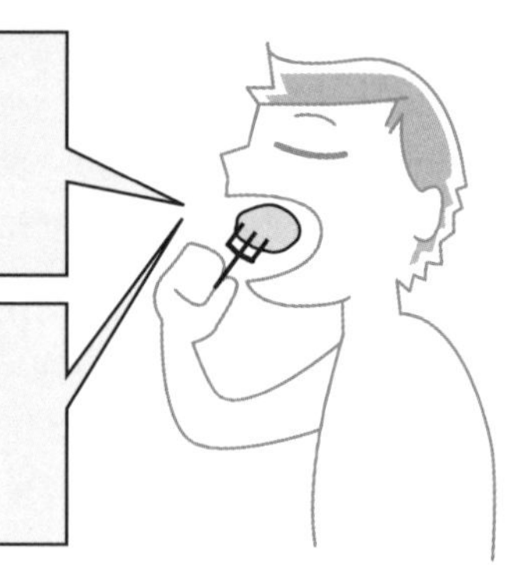

た。今の若い世代では、脂肪によるエネルギーが30％を越す人が増えてきました。とくに動物性脂肪、植物性の脂肪を多く摂っています。植物性の脂肪が多いのは揚げ物が多くなっているのと、調理に油を使うためです。動物性脂肪は飽和脂肪酸が多く含まれているので、動脈硬化などになりやすいといえます。これらの脂肪を減らして、代わりにn-3系脂肪酸が多く含まれる魚を増やすようにします。また、一価の不飽和脂肪酸のオレイン酸（オリーブ油に含まれれる）も動脈硬化の予防効果があることが知られているので、なたね油などをオリーブ油に変えるのも一つの方法です。

どの三大栄養素から摂っても、過剰のエネルギーは脂肪に変換されて、体重が増えてきます。ある脂肪が良いといっても、脂肪はカロリーが高いので、どの脂肪を摂っても、摂り過ぎはエネルギー過剰となり、体脂肪が蓄積することになります。くれぐれも摂りすぎには注意してください。

Column

バター対マーガリン―トランス脂肪酸と動脈硬化

バターとマーガリンは、カロリーを比較するとあまり差がないようです。しかし、コレステロールを上昇させる原因として有名な**飽和脂肪酸**（動物性脂肪）の割合はバターの方が圧倒的に多く、マーガリンが約20%であるのに対し、バターは約62%です。一方、諸外国では、マーガリンに多く含まれている**トランス脂肪酸**が、体に深刻な悪影響を及ぼすとして問題視されています。

トランス脂肪酸は、食品の表示では「一部水素化された植物油」もしくは「植物ショートニング油」とされており、マーガリンやファーストフードのフライドポテト、菓子、パン、クッキーなどに多く含まれています。水素を添加することによって、植物油の化学構造を変化させて作ります。構造は不飽和脂肪酸と似ていますが、性質はむしろ飽和脂肪酸に近くなっています。植物油は室温では液体状ですが、トランス脂肪酸にすれば固体となるので運びやすく、またすぐには油臭くならないという便利さがあります。

飽和脂肪酸が心臓病に悪いという研究結果は多く出ており、わが国でもこれまで、飽和脂肪酸を不飽和脂肪酸に置き換えるよう指導が行われてきました。ところが近年、トランス脂肪酸は、飽和脂肪酸よりももっと悪いことがわかってきました。

トランス脂肪酸は、悪玉コレステロール（LDL-コレステロール）を増やすだけでなく、善玉コレステロール（HDL-コレステロール）を減らし、動脈硬化の危険性をさらに増すことが報告されてきています。また、心臓病の原因となるトリグリセリドやリポプロテイン(a)という物質を増やしたり、血小板を凝集させて血栓を作りやすくしたりすることもわかってきています。さらに、健康な中年女性85,000人を対象とした大規模な研究では、トランス型脂肪酸の多い食事は、インスリンの効きを悪くして（インスリン抵抗性）、糖尿病発症の危険性を高めることも報告されています。

すでにヨーロッパでは、マーガリンはトランス脂肪酸を減らすようにしています。アメリカではトランス脂肪酸の使用禁止条例が作られて、1食あたり0.5g以下にするように指導されています。わが国は摂取量が少ないということで放置しているのかもしれませんが、緊急に対策を練る必要があります。

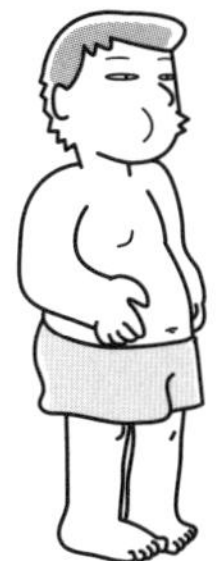

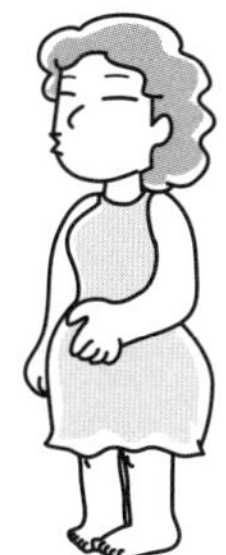

Column 森鴎外と北里柴三郎

森鴎外と、新1000円札に描かれることになった北里柴三郎は、二人とも東京医学校（現在の東京大学医学部）の卒業生です。森鴎外は非常に優秀で、東京医学校の予科をトップで修了して本科に進みました。卒業後は陸軍軍医となり、最終的には陸軍医のトップになっています。一方、北里柴三郎は、東京医学校へ進学しましたが、何度も留年して8年かけて卒業しました。このため、北里は鴎外の9歳年上でしたが、鴎外が追い越して先に卒業していました。

わが国の医学研究者としては、野口英世に親しみがあるかもしれませんが、研究の上では北里が圧倒的に立派な結果を出しています。北里は師匠である緒方正規の紹介で、ドイツのベルリン大学のコッホの元へ留学しました。そして1889年に破傷風菌の純粋培養に成功し、翌年にその治療法である血清療法を開発しました。その後、ペスト菌も発見して、「感染症学の巨星」「日本のコッホ」と呼ばれています。第１回のノーベル賞候補にもあがっていました。本来なら北里が受賞すべきであったのですが、血清療法などを北里に指導してもらい、ジフテリアに応用して発表したベーリングが受賞しました。

北里はその素晴らしい業績から、欧米各国の研究所から招聘の依頼を受けましたが、遅れている日本の医学のためにと帰国することにしました。北里はドイツ滞在中に、恩師である緒方正規が発表した「脚気菌」は間違いだと発表していました。北里の意見は正しかったのですが、「恩を仇で返した」とされて母校の東京医学校と敵対関係になり、日本での研究の場を失ってしまいました。これを助けたのが福澤諭吉で、彼は北里に資金援助を行い、伝染病研究所を建てくれました。

このとき脚気菌を擁護し、北里を非難した一人が森鴎外でした。鴎外もドイツに留学した細菌学の研究者でした。「栄養素の不足によって疾患が発症する」などとは思いもつかず、病原菌がない病気はないと考えて、脚気菌を支持していました。北里とのライバル意識も強く、さらに北里が発見したペスト菌に対しても非難を続けました。この二人の関係は、小説『奏鳴曲　北里と鴎外』（文芸春秋）にもなっています。鴎外は舞姫などの青春物語などを書いていますが、北里との間では長い間、凄惨な権力闘争を続けていました。ちなみに、野口英世の人生は『遠き落日』で小説化されています。

chapter

4

ビタミンのはたらき

　ビタミンは糖やタンパク質、脂肪と異なり、エネルギー源や体の構成成分にはなりません。しかし、体に不可欠な栄養成分であり、欠乏すると体に大きな異常が出てきます。ビタミンは、糖などを「ガソリン」とすれば、代謝を円滑にするための「潤滑油」のようなものだといえます。

4-1 ビタミンの発見 —病原体のない病気とは？

まず、ビタミンの発見の歴史から見てみましょう。ビタミンはごく微量しか必要のない栄養素であることから、その発見が遅れました。まず、欠乏症から存在が明らかになり、発見された順に「A, B, C……」と名前が付きました。

「脚気」は感染症！？—ビタミンの発見①

ビタミンの発見は思いのほか新しく、わずか100年ぐらい前のことです。この発見に際しては、日本の学者たちも大きく貢献しています。当時は細菌学がさかんだったこともあり、病気は何か病原体が起こすものと考えられていて、まさか食物のある成分が不足して起こるとは考えられていませんでした。

まず1882年に、日本海軍の軍医であった高木兼寛が、**脚気**は感染症でなく、**栄養障害**であることを見つけました。脚気というのは、心機能が低下したり末梢神経が障害されたりする病気で、当時、精米を主食とする東洋で流行していました。原因は長い間不明で、船に長い間乗っていると発症することから、感染症だとする説が有力でした。当時は軍艦の乗務員の中に脚気が蔓延していて、たとえば日清戦争では、陸軍の兵士約23万人中、脚気にかかった兵士は約4万人で、このうち約4,000人が亡くなっています。戦死者は453人と記録されていますから、戦争で亡くなる人より、脚気で亡くなる人のほうがずっと多かったわけです。このためかどうか、軍艦の乗務員は優遇されており、精米が支給されていました。皮肉なことに、これがさらに脚気の蔓延に拍車をかけていたわけです。

このとき高木は、和食から牛肉や乳製品を多く取り入れた洋食に切りかえることによって、脚気の発生を防止できることを発見しました。そしてこの事実から、「脚気は栄養障害によって起こる」という説を発表したのです。しかし高木は、ビタミンの存在にまでは気づかず、単にタンパク質が増えたからだと考えていました。

1897年、ジャカルタに派遣されていたオランダの医師エイクマン（Christian Eijkman）は、精米でニワトリを飼育すると、脚気のような症状が出ることを発見しました。そしてこの症状は、米ぬかを与えると治癒することも見つけました。続いて1911年にアメリカの生化学者フンク（Casimir Funk）は、米ぬかからこの因子を単離して、この物質がアミン※の性質をもっていることを確かめました。彼はこの物質を

「生命に必要なアミン（Vital Amine）」という意味から、**ビタミン**（Vitamine）と名づけました。さらに1912年には、鈴木梅太郎が有効成分をさらに精製し、単離して取り出すことに成功しました。そしてこれを米（稲）の学名であるOryza sativaに因んで、**オリザニン**と名づけました。

下級の兵卒がかかる「壊血病」―ビタミンの発見②

当時の軍隊では、組織が脆（もろ）くなり出血する**壊血病**（かいけつびょう）という病気も流行っていました。1734年にイギリス人のクラマーは、壊血病にかかるのはほとんど下級の兵卒であり、士官らはかからないことに気がつきました。調べてみると、士官らは果物や野菜を食べていたけれど、下級の兵士は食べていませんでした。このことから彼は、壊血病は野菜や果物を摂らないことが原因だと考えました。果物などに含まれるこの抗壊血病物質は、ずっと後の1920年になって、**アスコルビン酸**（**ビタミンC**）であることがわかりました。

その後、ビタミンは、油に溶けるものは**ビタミンA**、水に溶けるものは**ビタミンB**、壊血病を予防する成分は**ビタミンC**と名づけられました。こうして、ビタミンは次々と発見されていき、D、E、F……と順にアルファベットが振られていきました（ビタミンKを除く）。ただし後になって、一部のビタミンが間違っていた※ことや、ビタミンBについては多くの成分が含まれている※ことなどもわかりました。

Column　ビタミンの英語の綴り

ビタミンは最初の報告では、vitamineと最後にeが付いていました。1920年に壊血病を予防する成分（アスコルビン酸）が見つかり、発見者のドラモンドは、A、Bの次に見つかった化合物であることから、この物質を「ビタミンC」と呼ぶことにしました。

ところが、ここに問題が出てきました。新発見した成分はアミン（amine）の化合物ではなかったからです。そこでドラモンドは、ビタミンの発音はそのままで末尾のeを取り、少しだけスペルを変更してvitaminとすることを提案しました。そして、発見した壊血病を予防する成分を「Vitamin C」と命名しました。このとき同時に、「脂溶性A」「水溶性B」も、それぞれ「Vitamin A」「Vitamin B」と命名されることとなりました。以降、vitaminの綴りが定着していくことになりました。

※**アミン（amine）**　アンモニアの水素原子を炭化水素基で1つ以上置換した化合物の総称。
※……**間違っていた**　ビタミンFは間違いであることやビタミンHはB群であることなどが判明しこれらは消滅した。
※……**含まれている**　ビタミンB群として、B_1、B_2、B_3……と順に名づけられた。

ビタミンの定義と役割

ビタミンの定義を表に示します（図4-1）。**ビタミンD**はごく少量を体内で合成できますが、十分ではないためビタミンに含まれています。また、体に不可欠な微量成分には**ミネラル**もありますが、ミネラルは有機物であるビタミンとは別に扱われています。

ビタミンの多くは、生体内で**補酵素**として働きます。補酵素とは、酵素が活性を発揮するための補助剤のことです。このためビタミンはよく潤滑剤に例えられます。

ビタミンが欠乏すると、それを必要とする酵素が欠乏して、体に異常が現れます。普通の食事をしていれば必要量が摂取できるようになっていますが、偏食を続けたり、同じものばかりを食べたりすると、ビタミン不足による障害が発生します。

ビタミンの定義（4-1）

- 栄養素である
- 必要量が少ない
- 有機物である
- 体内で合成できない

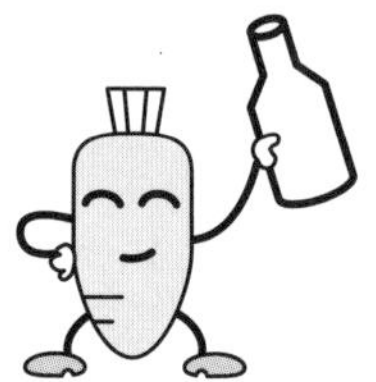

ビタミンの種類

図4-2にビタミンの種類とその主な機能を示します。ビタミンの呼び方には「ビタミンA」などとビタミンにアルファベットを付ける呼び方と、「パントテン酸」「ビオチン」「葉酸」などとその化学名を呼ぶ方法があります。ビタミンB_5、B_7、B_9などは、化学名の方がよく用いられています。

ビタミンは大きく**脂溶性**のものと**水溶性**のものに分類されます。脂溶性ビタミンには、ビタミンA、D、E、Kがあります。脂溶性のビタミンは、必要量以上に摂りすぎると、肝臓に貯蔵されて**過剰症**を引き起こすことがあります。水溶性ビタミンには、ビタミンB群とCがあります。水溶性ビタミンは、尿中に排泄されるので、通常、過剰症は起こりません。

人はなぜビタミンを作れなくなったのか？

生物は、生存や生育のための代謝経路において、ビタミンなどの化合物がどうしても必要です。そのため、不足すると致命的な問題を引き起こす化合物については、体内で

ビタミンの種類（4-2）

化学名			主な機能
水溶性ビタミン	ビタミンB_1	チアミン	糖質代謝
	ビタミンB_2	リボフラビン	酸化還元
	ビタミンB_3	ナイアシン	脱水素反応
	ビタミンB_5	パントテン酸	脂質代謝CoA(コエンザイムA)の構造成分
	ビタミンB_6	ピリドキサール	アミノ酸代謝
		ピリドキサミン	
		ピリドキシン	
	ビタミンB_7	ビオチン	脂肪酸合成
	ビタミンB_9	葉酸	DNA合成
	ビタミンB_{12}	シアノコバラミン	メチオニン合成
		ヒドロキソコバラミン	
	ビタミンC	アスコルビン酸	コラーゲン、カテコールアミンの合成
脂溶性ビタミン	ビタミンA	アクセルフロール	視覚、成長促進
		βカロチンなどのカロチノイドの一部	
	ビタミンD	エルゴカルシフェロール	骨代謝(Ca、P)
		コレカルシフェロール	
	ビタミンE	トコフェロール	抗酸化作用
		トコトリエノール	
	ビタミンK	フィロキノン	血液凝固に関与
		メナキノンの2つのナフトキノン誘導体	

生成できるように進化してきました。しかし、短期間なら不足してもあまり問題のないものや、食物から簡単に摂取できるものならば、体内で生成しなくても、不足によって病気や死に至る危険性は少ないといえます。そこで、このような化合物については、エネルギーを節約するために、次第に体外から食物として摂取するようになりました。こうして、合成に必要な代謝経路を失ったり、あるいは代謝経路を進化させたりしなかったのでしょう。このような化合物が**ビタミン**になったと考えられます。

たとえばビタミンCは、体内でコラーゲンを合成する代謝経路に欠かせない物質なので、ほとんどの哺乳類（ほにゅうるい）は体内でこれを合成してまかなっています。しかしヒトを含む霊長類は、ビタミンCを合成する代謝経路を失っており、体外から食物として摂取しなければなりません。つまりビタミンCは、多くの哺乳類にとっては体内で自給されている生理活性物質の一つに過ぎませんが、霊長類にとっては食物から摂らなければならない必須栄養素（ビタミン）なのです。

4-2 ビタミンA ―感染症の予防に役立つ

ビタミンAは、アルファベットの最初の文字が付いていることからわかるように、成長に必要な成分を検討したときに、最初に発見されたビタミンの一つです。このとき、脂溶性のものは「ビタミンA」、水溶性のものは「ビタミンB」と命名されました。

ビタミンAの構造

ビタミンAは、一つの化学物質を指すのではなく、**レチノール**、**レチナール**、**レチノイン酸**、およびこれらの**3-デヒドロ型**、さらにこれらの物質から作られた化合物（**誘導体**）の総称です。これらの物質は**脂溶性**で水に溶けないため、血液中では種々のタンパク質に結合して存在しています。

ビタミンAの作用

ビタミンAの機能は、徐々に明らかになってきましたが、まだ不明な点も多いようです。現在明らかになっている作用は、図4-4に示すように大きく3つあります。

❶ 核内受容体に作用し、タンパク質の発現を調節する作用

通常、**受容体**は細胞表面にあるというイメージですが、実は核内にも存在しています。ビタミンAの受容体は、ステロイドホルモンやビタミンDなどと同様に核内にあり

ビタミンAの構造（4-3）

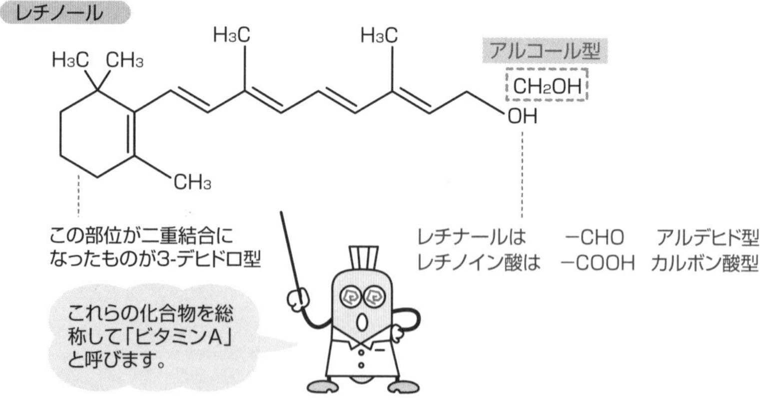

ビタミンAの作用（4-4）

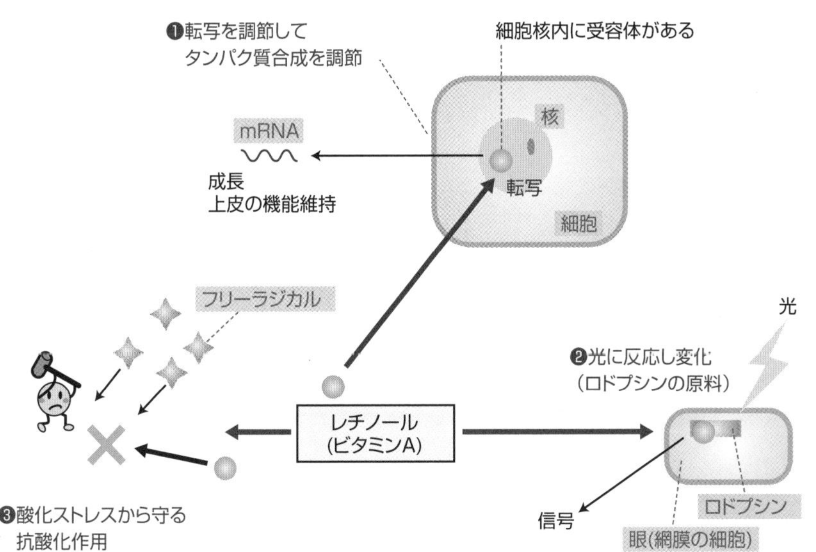

ます。ビタミンAは細胞質から核内に入り、受容体に結合して、遺伝子の発現を調節します（図4-5）。こうして多くのタンパク質の合成を調節するので、ビタミンAの作用は全身に及びます。

ビタミンAの核内受容体としては、**レチノイン酸受容体**（RAR）と**レチノイドX受容体**（RXR）が見つかっています。これらはビタミンD、ステロイドホルモン、甲状腺ホルモンなどの受容体とよく似た構造をしていて、同じように遺伝子の発現を調節しています。

核内受容体を介したビタミンAの作用は、主に皮膚や粘膜などの**上皮組織**を健康な状態に保つことです。皮膚は常に新しく生まれ変わっていますが、ビタミンAが不足すると、新しいものが作られなくなってカサカサになってしまいます。皮膚が弱ると、肌荒れやシワの原因となるだけでなく、細菌やウィルスが入りやすくなって**感染症**が起こります。そのため以前は、ビタミンAを多く含む肝油（かんゆ）が、学校給食などの栄養補助に使われていました。

また、ビタミンAは成長や胎生期の臓器の**分化**にも深く関わっています。ビタミンAが欠乏すると、成長障害が起こることが知られています。そのほか、ビタミンAは**未分化**の細胞を成熟させるため、ガンの抑制作用があることも知られています。

ビタミンAと核内受容体（4-5）

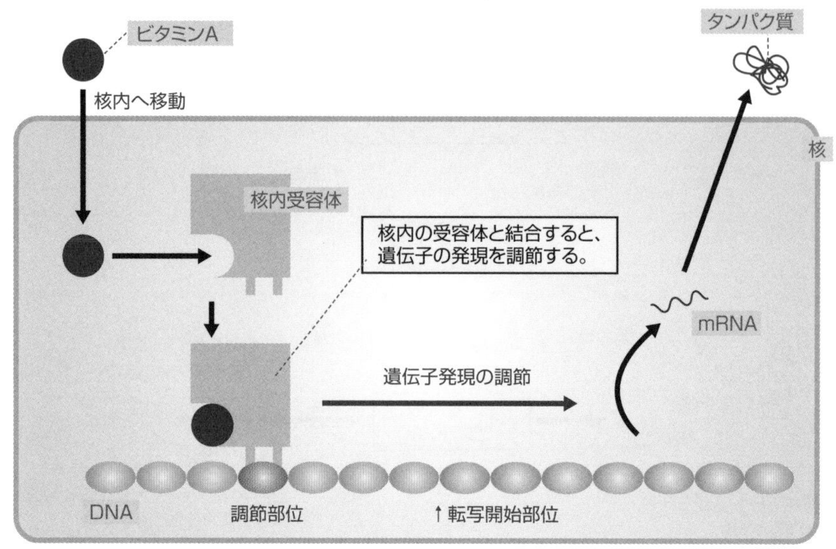

ビタミンD、ステロイド、甲状腺ホルモンも、同じような作用機序によって遺伝子発現を調節しています。

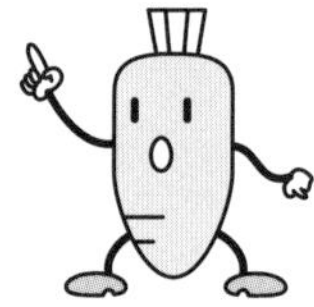

❷ 眼の機能に関わる作用

ビタミンAには、核内受容体とは全く関係のない作用もあります。ビタミンAは、網膜の色に反応する成分である**ロドプシン**の原料となります。そのため、ビタミンAが不足すると目が見えにくくなり、ときには失明してしまうこともあります。ビタミンAの欠乏症は、とくに夜に暗いところで見えにくくなるため**夜盲症**（やもうしょう）と呼ばれます。また、角膜潰瘍を引き起こし、失明の原因となります。栄養状態の悪いところでは、失明する患者が多くみられます。

❸ 酸化ストレスに対する防御作用

ビタミンAの元になる***β*-カロテン**は**抗酸化作用**を持っており、動脈硬化、老化、ガンの発生を予防する作用があります。

ビタミンAを摂りすぎると過剰症を発症する。

ビタミンAは体に蓄積されやすいため、摂りすぎると過剰症を起こすことがあります。過剰症では、脳圧が亢進し、頭痛や吐き気などの症状が起こります。食事ではよほど長期間、大量に摂るなどしなければ起こりませんが、サプリメントを過度に使用した場合に起こることが多いようです。サプリメントも摂りすぎると危ないことを理解しておくべきです。

とくに過剰症が大きな問題となるのは**妊婦**です。妊婦がビタミンAを摂りすぎると、胎児の発育に影響を及ぼし、奇形を生じることがあります。

ビタミンAの必要量、欠乏症、過剰症（4-6）

1日基準量 (レチノールに換算して)	成人男性　700−750μg 成人女性　600μg
上限	3000μg
欠乏症	夜盲症、成長障害、上皮機能の障害
過剰症	脳圧亢進(嘔気、頭痛)、胎児奇形

ビタミンAを多く含む食品

ビタミンAは、動物性食品に多く含まれています。肝臓に蓄積されることから、食品としては牛、豚、鳥などのレバーに多く含まれています。その他、ウナギや鶏卵などにも多く含まれます。また、ビタミンAは動物性食品以外からも摂ることができます。ビタミンAの前駆物質である**カロテノイド**が、野菜や果物に多く含まれています。野菜が黄色や赤色を示すのは、このカロテノイドのためです。

カロテノイドには**カロテン**、**リコペン**、**ルチン**など、いくつかの種類があります。**α-、β-、γ-カロテン**は、植物に存在する代表的なビタミンAの前駆物質です。β-カロテンは2個のビタミンAが結合したもので、体内で代謝を受けてビタミンAになります。リコペンは抗酸化作用や抗ガン作用があることが知られていますが、欠乏症がないことからビタミンには含まれません。

動物性食品からのビタミンAは摂りすぎると過剰症が起こりますが、**β-カロテン**は必要な分だけが体内でビタミンAに変換されるため、皮膚に黄色い色が沈着する以外に、過剰症による副作用の心配はないとされています。若々しい肌を維持するためには、野菜をたくさん摂る必要があるかもしれません。

β - カロテンの構造式（4-7）

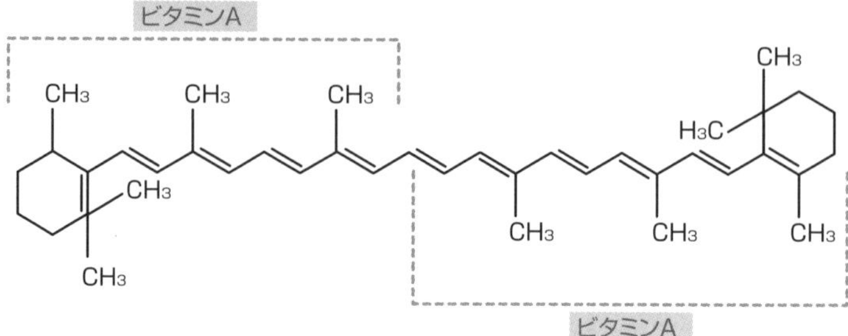

β-カロテンは、2個のビタミンAが結合してできています。

ビタミン A の含まれている食品（4-8）

レチノール
動物性の食品(レバー、卵など)
レバー
卵
カロテノイド
青い色の野菜や果物

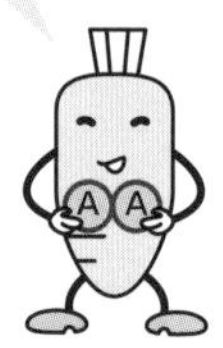

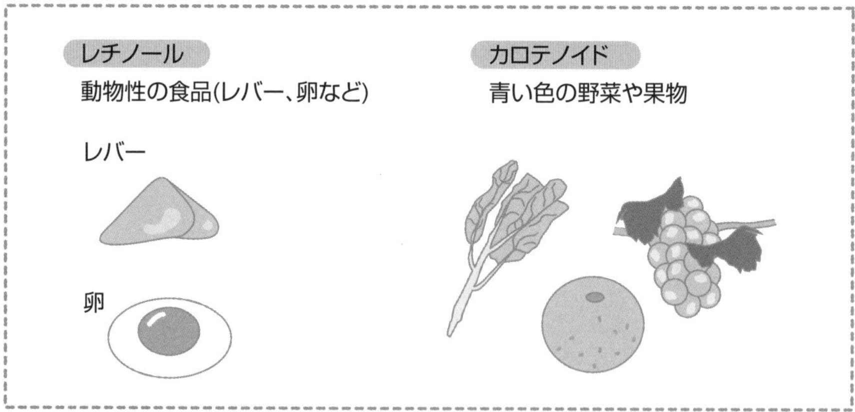

4-3 ビタミンD —骨を丈夫にするために

ビタミンDも核内受容体に作用して、ビタミンAやステロイドホルモンと同じように働きます。とくにカルシウム代謝に関係が深いため、カルシウムを調節するホルモンと考えることもできます。

ビタミンDの構造

ビタミンDには、植物起源の**ビタミンD_2**（エルゴカルシフェロール）と、動物起源の**ビタミンD_3**（コレカルシフェロール）があります。

ビタミンとは体内で合成できない必須の栄養素といいましたが、ビタミンD_3については、紫外線に当たると皮膚で**コレステロール**（7－デヒドロコレステロール）を原料にして少量が作られます。そのため通常、適度に日光に当たっていれば、欠乏症を起こすことはありません。この点で、他のビタミンとは少し異なっています。

ビタミンDの主な作用はカルシウム代謝

ビタミンDも、ステロイドホルモンやビタミンAと同様に、細胞膜および核内の受容

ビタミンDの構造（4-9）

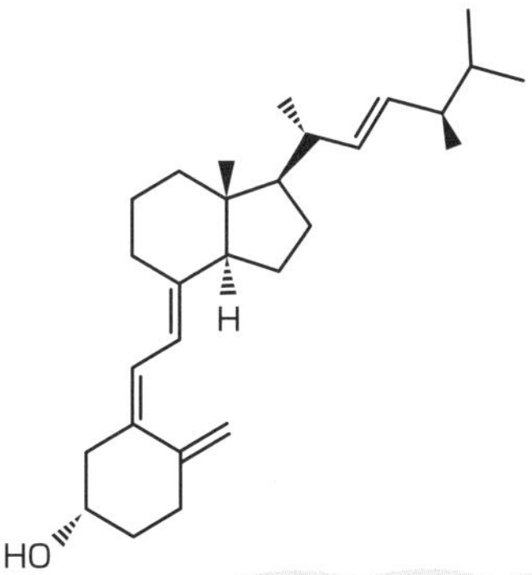

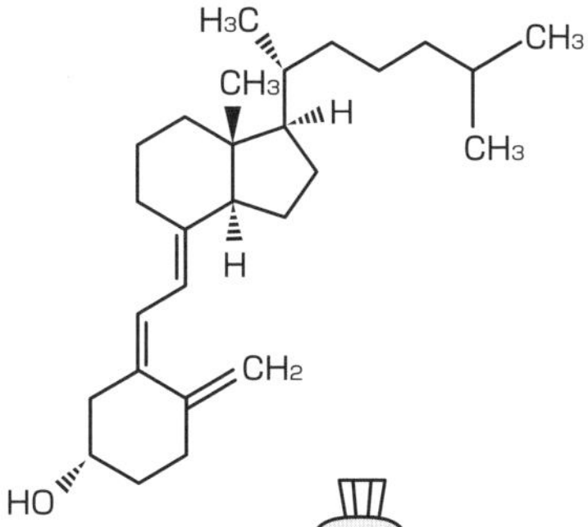

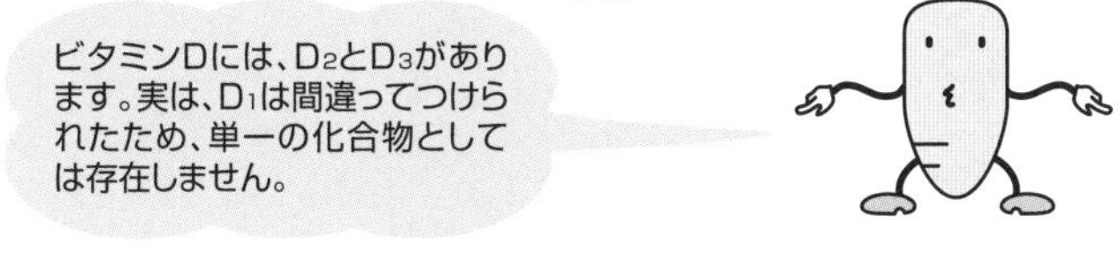

体に結合してさまざまな遺伝子に作用し、タンパク質の合成を調節します。ビタミンDは現在のところ、50以上のタンパク質の合成に関与していることがわかっています。

ビタミンDの機能としてもっともよくわかっているのは**カルシウム**と**リン**の代謝です（図4-10B）。ビタミンDが発現調節するタンパク質との関係はまだよくわかっていませんが、ビタミンDは何らかの遺伝子発現を変化させることで、①小腸におけるカルシウムとリンの吸収を高める、②尿細管におけるカルシウムの再吸収を促す、③カルシウムを骨から血液中に溶かし出すことによって、血液中のカルシウム濃度を高くする作用を示すと考えられています。

ビタミンDの作用（4-10）

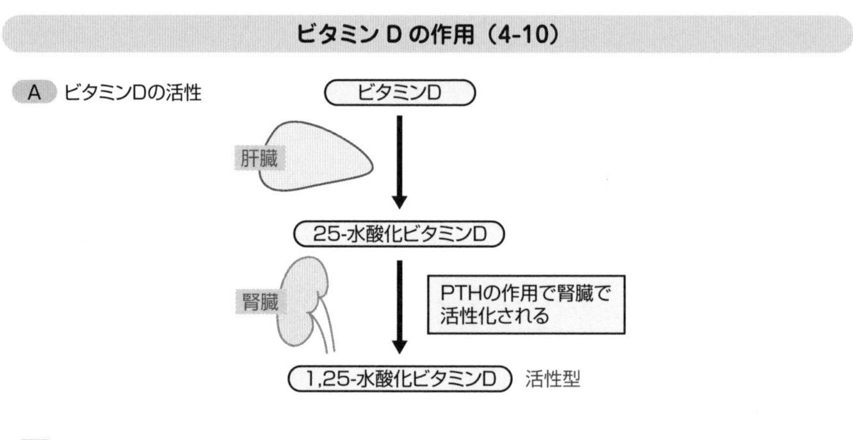

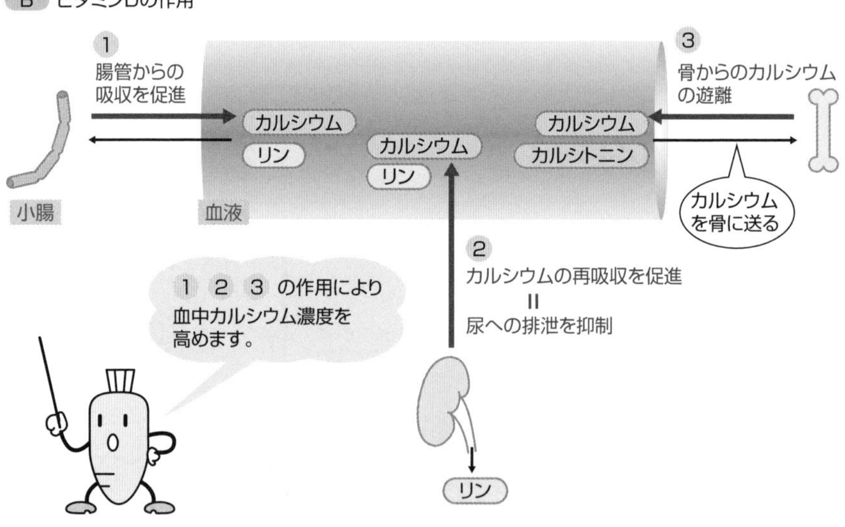

血液中のカルシウム濃度は、低下すると**テタニー**というけいれん発作が起こり、高くなると腎障害や吐き気などの消化管の症状が起こります。そのため、血液中のカルシウム濃度は、リンの濃度とともに複雑な機構によって厳密に調節されています。この機構には、ビタミンD以外にも**副甲状腺ホルモン**（**PTH**）や**カルシトニン**というホルモンが関わっています（図4-11）。

カルシウム濃度が低下すると、副甲状腺からPTHが分泌されます。PTHは尿からのカルシウムの排泄を減らし(カルシウムの再吸収を促進)、骨からカルシウムを溶かして血液中へ放出させ、カルシウム濃度を元に戻そうとします。また、ビタミンDを活性化して、腸からのカルシウムの吸収を高めます。逆に、血液中のカルシウム濃度が高くなると、カルシトニンが骨へカルシウムを送り、血中カルシウム濃度を下げるようにします。同時にPTHの分泌も抑制し、カルシウム濃度を下げます。このようにして、できるだけ狭い範囲でカルシウムを維持しようとします。

血中カルシウム濃度の調節（4-11）

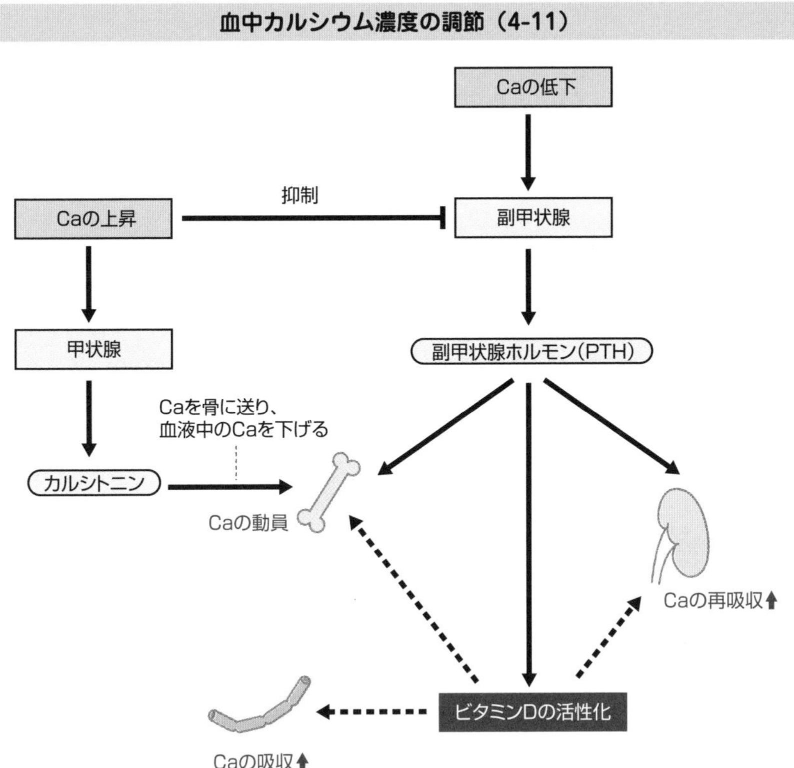

ビタミンDのその他の作用

くる病などのように点滴が必要なほど重度な欠乏でなくても、ビタミンDの不足により疾患リスクが増加することが近年注目されています。ビタミンDは、カルシウム代謝を調節するほかに、全身に多くの作用を発揮することが明らかになっており、中でも注目されているのが、筋肉における作用です。

ビタミンDにより筋力の増強が期待され、ADL（日常生活動作）の改善－転倒リスクの軽減などが報告されています。わが国ではビタミンDが不足している人が多く、そうした人への補充は有効だと考えられています。そのため、フレイル※やサルコペニア※を予防するためのサプリメントには、ビタミンDが含まれていることが多いようです。

ビタミンDの欠乏症

ビタミンDは日に当たると、紫外線の作用によって体内でも少量が作られます。そのため、適度に日光に当たっていれば欠乏症を起こすことはありません。しかし以前は、日照時間の少ない地域で、欠乏症である**くる病**が多く見られました。くる病とは、ビタミンD欠乏により起こる乳幼児の骨格異常で、主な症状として、低身長、脊椎や四肢骨の湾曲や変形が起こります。ビタミンDが不足すると、骨のカルシウムが減って**骨粗しょう症**になったり、小さい子どもではくる病になったりします。くる病になると、骨がうまく成長せず、背骨が曲がり、身長も低くなります。このほか、ビタミンDが不足すると転倒しやすくなることも報告されています。

食事から摂取したビタミンDは、そのままの形ではなく、肝臓と腎臓で**活性型ビタミンD_3**（1,25-ジヒドロキシビタミンD）に変化して作用を発揮します。活性型ビタミンD_3は、骨の石灰化を促進し、筋肉増強作用もあることがわかっています。そのため現在、薬として骨粗しょう症の治療目的で投与されています。

ビタミンDの必要量、欠乏症、過剰症（4-12）

1日基準量	成人　5μg
上限	50μg
欠乏症	骨粗しょう症、くる病
過剰症	食欲不振、嘔気、腎障害

※フレイル：加齢に伴い身体の予備能力が低下し、健康障害を起こしやすくなった状態。いわゆる虚弱。8-12節参照。
※サルコペニア：筋肉量が減少し、筋力や身体機能が低下している状態。8-12節参照。

Column ビタミンDは骨のカルシウムを溶かす！？

「ビタミンDは骨のカルシウムを溶かして、血液のカルシウム濃度を高める」といいましたが、不思議な気がする人もいるかもしれません。ビタミンDの作用はすべて、血液中のカルシウムの濃度を上昇させる方向に働きます。

血液中のカルシウムの濃度が上がると、カルシトニンの作用により骨へのカルシウムの移動が多くなり、PTHの分泌は低下します。その結果、PTHによる骨からのカルシウムの流出が抑えられるのです。つまり、ビタミンDそのものは骨からカルシウムを遊離させますが、それ以上に血中のカルシウムを上昇したことによる作用が大きく、結果的に骨にカルシウムを送る作用のほうが大きくなって、骨を硬くする方向に向かうというわけです。

ビタミンDを多く含む食品

ビタミンDは、サケ、マス、サンマ、カツオ、シラスなどの魚類に多く含まれています。また、シイタケなどのキノコ類にも多く含まれています。

ビタミンDを摂りすぎると、**高カルシウム血症**、**腎障害**、組織の**石灰化**が起こります。サプリメントを摂るときは注意しましょう。

ビタミンDを多く含む食品（4-13）

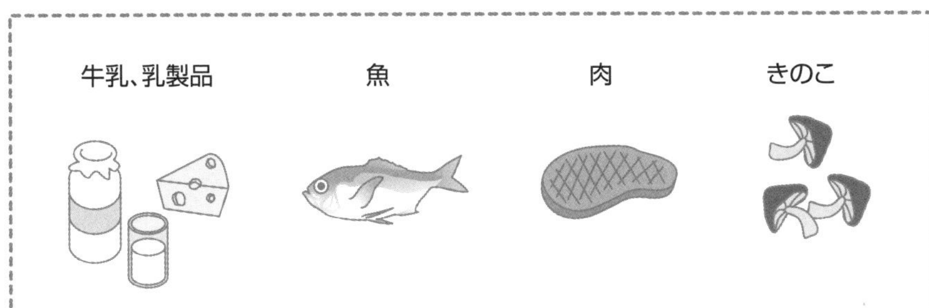

ビタミンD過剰症

食事でビタミンDの多い食品をとっても、ビタミンDの過剰症になることはありません。ビタミンD過剰症は、ビタミンDのサプリメントを大量に摂取したり、骨粗鬆症に対してビタミンD製剤を摂取したときに発症します。

ビタミンDは脂溶性のため、過剰摂取すると中毒症を発症します。高カルシウム血症が起こり、腎機能障害や食欲不振、嘔吐、不整脈、意識障害などの症状が起こります。特に長期間高カルシウム血症が続くと、尿細管にカルシウムが沈着し、腎不全を発症します。

Column ダイエット―カルシウム、ビタミンDの摂取不足

近ごろの若い女性には、ダイエットによるビタミンDの欠乏が心配されます。また、運動もせず、日にも当たらないので、十分なカルシウムやビタミンが摂れていないおそれもあります。このような細い女性では、閉経後に骨粗しょう症を発症する可能性が高くなります。

骨粗しょう症になると骨がスカスカになり、もろくなってしまいます。そうすると、布団の上でしりもちをつくような、あまり強くない衝撃であっても、簡単に骨が折れることがあります。あるいは衝撃がなくても、自分の体重が加わるだけで、ゆっくりと圧迫され潰れていきます（圧迫骨折）。

背骨が湾曲して、ひどくなると肺の拡張を抑制して呼吸困難が出たり、逆流性食道炎が起こりやすくなります。さらに、骨折によって寝たきりになってしまうのではないかと心配されます。

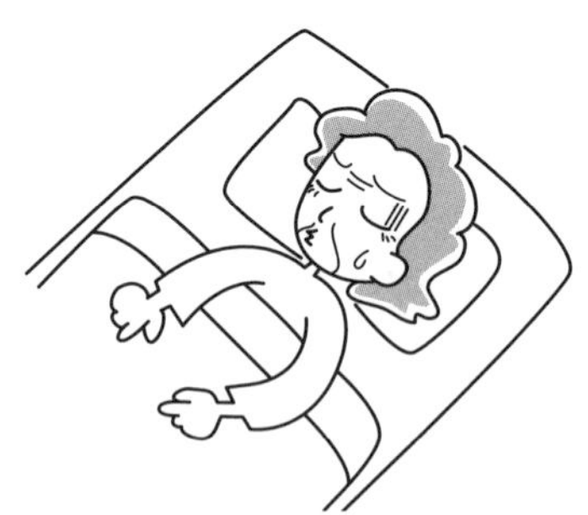

4-4 ビタミンE —抗酸化作用をもっている

ビタミンEは抗酸化作用を示すビタミンで、8種類があります。他の脂溶性ビタミンと異なり、過剰症はあまり報告されてはいません。

ビタミンEの構造

ビタミンEには8種類の同族体があります（α-、β-、γ-、δ-トコフェロールと、α-、β-、γ-、δ-トコトリエノール）。このうち**α-トコフェロール**が生体内に最も多く、また最も活性が高いとされています。

ビタミンEの構造（4-14）

α-トコフェロール

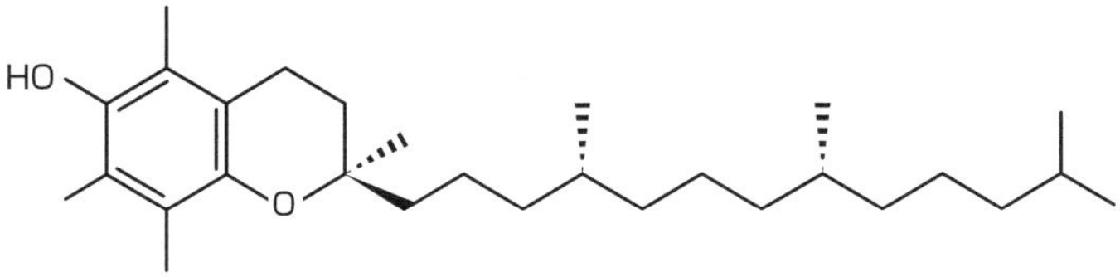

HO

O

ビタミンEの作用は「抗酸化作用」

ビタミンEは細胞にとって脂溶性の**抗酸化物質**として最も重要です。とくに細胞膜の脂質中に存在して、膜を構成する脂質（不飽和リン脂質など）を活性酸素などの**フリーラジカル**から守る役割を果たしています（図4-15）。

鉄が**酸素**によって錆（さ）びるように、細胞も酸化によって痛んできます。酸素は体内のエネルギー産生に欠かせないものですが、同時に細胞などを傷めるフリーラジカルを産生します。老化、関節炎、ガン、白内障、糖尿病、アルツハイマー病などには、このような**酸化ストレス**が関係しているといわれています。これを食い止めるのが、ビタミンEなどの抗酸化物質なのです。

また、ビタミンEは細胞膜のほか、血中でコレステロールや中性脂肪を運ぶ**リポタンパク**の中にも存在して、動脈硬化の原因と考えられる脂肪の酸化を防ぎます。この抗酸化作用は、ビタミンCなどと関連して起こるので、他のビタミンと一緒に摂ることが必要です。

紫外線によっても酸化ストレスを生じ、皮膚の老化を起こします。これは、肌のいつ

ビタミンEのフリーラジカルの消去機構（4-15）

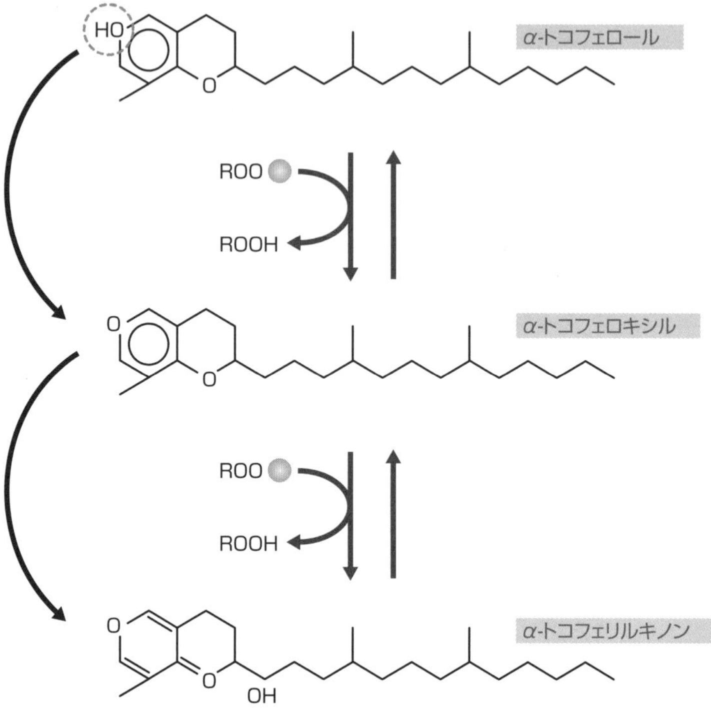

HO
O
α-トコフェロール
ROO
ROOH
O
O
α-トコフェロキシル
ROO
ROOH
O
O
OH
α-トコフェリルキノン

トコフェロールのOH基がフリーラジカル(ROO)と反応して、ラジカルを消去します。

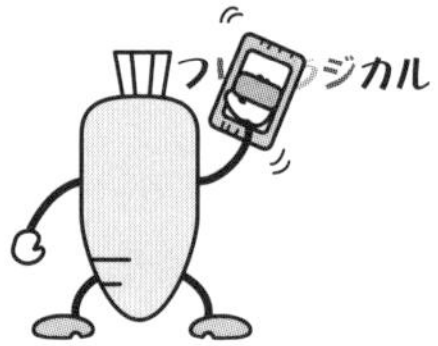

フリーラジカル

も日に当たっているところと、衣服に隠れているところを比べてみるとよくわかります。日に当たっているところは、肌が荒れていてシミも増えています。そこで、化粧品にはビタミンEが配合されています。ビタミンEは皮膚から浸透することもできるので、直接皮膚に作用して、シミが起こらないようにします。

欠乏症と過剰症

ビタミンEの欠乏症はほとんど報告がありませんが、**溶血性貧血**（血液が壊れるために起こる貧血）やしびれ、知覚異常などの神経症状があります。過剰症もほとんど報告されておらず、肝障害が起こる例がある程度です。

ビタミンEの必要量、欠乏症、過剰症（4-16）

1日基準量	成人　8mg(目安量)
上限	不明であるが1000mg
欠乏症	貧血、神経障害、動脈硬化、白内障、糖尿病、アルツハイマー病
過剰症	肝障害、他のビタミン使用不全(例えばビタミンKの作用の抑制による血液凝固不全)

ビタミンEを多く含む食品

ビタミンEは、酸化されやすい**不飽和脂肪酸**が酸化されないようにする役割もあり、料理に用いる植物油に多く含まれています。ただし、加熱や劣化で減ってしまうので、古い油よりも新しい油を使うことが大事です。また、アーモンドなどのナッツ類やマーガリンにも含まれています。

ビタミンEの多く含まれている食品（4-17）

動物性食品

うなぎ、たら

卵

植物性食品

アーモンド、落花生

植物油

4-5 ビタミンK —血液凝固に関係している

ビタミンKは血液凝固に関係しています。不足すると出血を起こしやすくなります。また最近、ビタミンKは他の作用を持つこともわかってきました。

ビタミンKの構造

ビタミンKには、**ビタミンK_1**（フィロキノン）と**ビタミンK_2**（メナキノン）の2種類があります。ビタミンK_1は植物の**葉緑体**で作られるので、緑葉野菜に多く含まれています。ビタミンK_2は**微生物**により作られ、納豆などの発酵食品のほか、乳製品、肉、卵、果物、野菜類にも含まれていますが、食品中には比較的少ししか含まれていません。

また、ビタミンKは**腸内細菌**によっても作られるため、糞便にも多く含まれています。

ビタミンKの作用

ビタミンKは特定のタンパク質の合成に関わることで、**血液凝固**と**骨の代謝**に関係しています。ビタミンKは、特定のタンパク質（Gla蛋白）に含まれるグルタミン酸残基をカルボキシル化して、**カルボキシルグルタミン酸残基**に変換します。カルボキシル

ビタミンKの構造（4-18）

ビタミンK_1

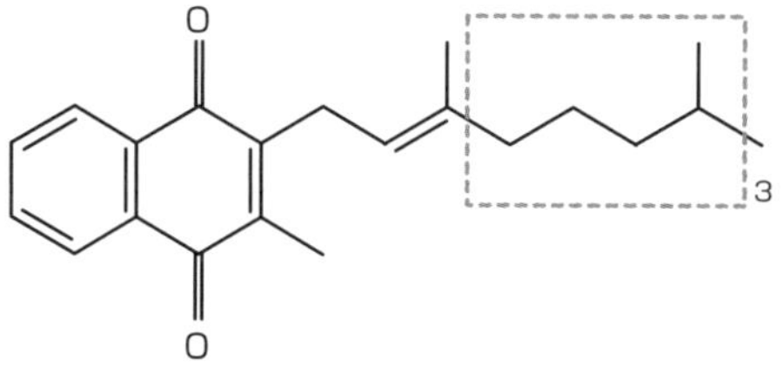

O
O
3

ビタミンK_2

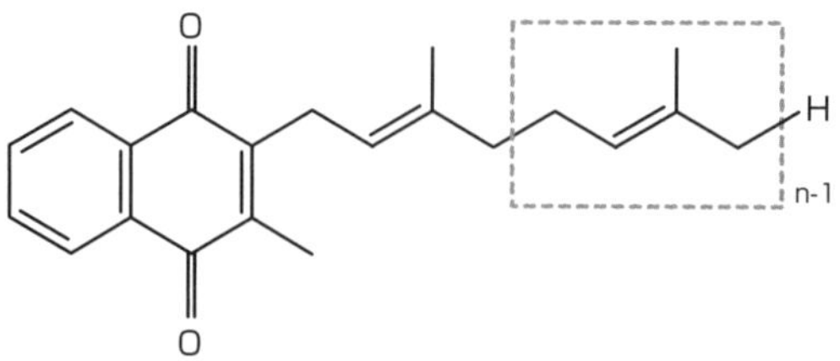

O
O
H
n-1

グルタミン酸残基は、カルシウムと結合する作用を持ちます。

グルタミン酸残基をカルボキシル化するのは、**活性型**のビタミンKです。ビタミンKは還元されて活性型になり、グルタミン酸残基をカルボキシル化して、**不活性型**（酸化型）に戻ります。不活性型のビタミンKは再び還元され、活性型になってグルタミン残基をカルボキシル化します。このように、ビタミンKは繰り返して用いられています（**ビタミンKサイクル**）（図4-19）。

❶ 血液凝固

ビタミンKが作用するタンパク質（Gla蛋白）はいくつか報告されており、中でも**血液凝固**に関するタンパク質はその代表です。血液が凝固する際には13の**凝固因子**が働きますが、ビタミンKはこのうち4つを作るために必要です。このため、ビタミンKが不足すると、出血したときに血が固まらなくなります。

図4-20に、ビタミンKによる凝固のしくみを示します。ビタミンKは凝固の最初の過程に必要な**プロトロンビン**を作るために必要です。プロトロンビンの前駆物質にカルボキシル基を付け、カルシウムが結合できるプロトロンビンを作るのです。プロトロンビンはトロンビンとなり、血液凝固が進んでいきます。

ビタミンKサイクル（4-19）

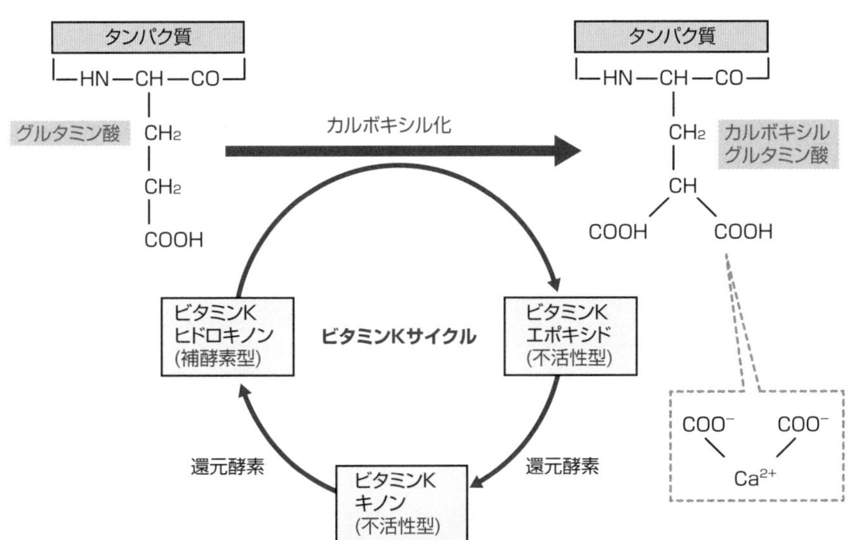

血液凝固のしくみ（4-20）

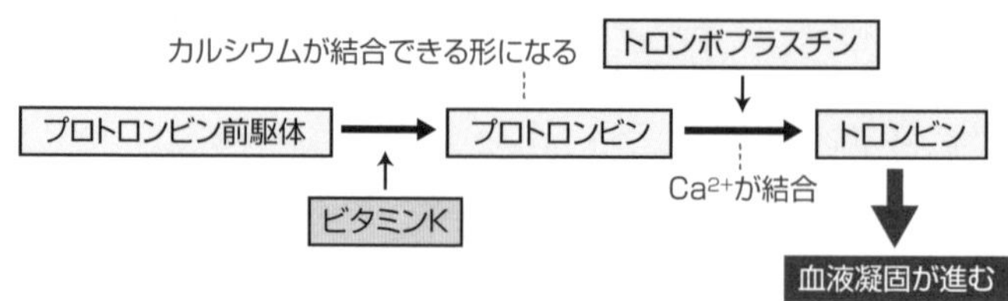

❷ 骨の代謝

ビタミンKは初め、血液凝固に関係する働きしか知られていませんでした。しかし研究が進むうちに多くのGla蛋白が発見され、**オステオカルシン**というタンパク質にも関係していることがわかってきました。オステオカルシンは骨の石灰化や、骨にカルシウムを貯める際に必要なタンパク質です。オステオカルシンがカルシウムと結合するためには、ビタミンK依存性γカルボキシル化反応が必要です。ビタミンKは骨からカルシウムが溶け出すことも抑制しているので、ビタミンKが欠乏すると、骨粗しょう症が起こります。

日本では、東日本の方が西日本より骨粗鬆症が少ないのですが、その理由として、ビタミンKを含む納豆を多く食べることが考えられています。西日本の方が強い日差しのため活性型のビタミンDが産生されやすく骨が強くなりそうですが、そうで

Column **ワーファリンと納豆**

長嶋茂雄さんが脳卒中を起こしてリハビリを行っていたことは記憶に新しいと思います。心房細動（しんぼうさいどう）という不整脈が元になって心臓に血栓ができ、この血栓が脳に流れて行って脳の血管が詰まったものです。こうした脳卒中を予防するために、**ワーファリン**というビタミンKの拮抗薬（きっこうやく）が使われています。ワーファリンはビタミンKが凝固因子を作るのを抑制し、血の固まりを悪くして、血栓の形成を抑えます。

納豆にはビタミンKが含まれているので、納豆を食べるとワーファリンの作用は低下します。とはいえ、納豆に含まれるビタミンKは、実際にはそれほど多くありません。しかし、ワーファリンを使っているときは、納豆はやはりいちばん避けるべき食品なのです。どういうことかというと、納豆に含まれる**バチラス・ナットウ**という納豆菌が腸内でビタミンKを作り、これが吸収されてワーファリンの作用を抑制するからなのです。この作用は、納豆100gを食べるだけで、1日後にはワーファリンの効果がほとんど無くなるくらい強力です。しかも、その作用は数日間も続きます。

ないことを見ると、骨に対するビタミンKの作用も馬鹿にならないことになります。

❸ 血管の石灰化

Gla蛋白を欠損したマウスは、全身の血管にカルシウムが蓄積して死亡することが報告されました。つまりビタミンKには、血管の石灰化を防ぐ作用があることが明らかになりました。また、ビタミンKの摂取が多い人は、動脈硬化による死亡率が低いことも報告されました。ビタミンKの動脈硬化、心臓病予防効果が注目されています。

ビタミンKは古くから知られているビタミンですが、現在も新しい発見が続いています。微量で効果を発揮することもわかり、骨粗しょう症や動脈硬化、心臓病の予防効果が期待されています。最近では、認知症に効果があるのでないかとも考えられ、研究が進んでいます。

過剰症と欠乏症

新生児は腸内細菌が少ないため、ビタミンKを体内で十分に作り出すことができません。ビタミンKが欠乏すると、発症頻度はあまり多くはありませんが、頭蓋(ずがい)内出血が起こることがあります。頭蓋内出血を起こすと、死亡率は非常に高くなります。これを予防するために、生まれてすぐにビタミンKを投与する方法がとられています。

大人でも長期間**抗生物質**を飲んでいる人は、腸内細菌が減ってビタミンKの産生が低下しています。こうした人で「出血しやすい」「骨や歯が痛い」というときには注意が必要です。

ビタミンKの必要量、欠乏症、過剰症（4-21）

1日基準量	成人男性　75μg 成人女性　60～65μg
上限	明らかにされていない
欠乏症	出血、新生児では頭蓋内出血
過剰症	過剰症は報告されていない

ビタミンKを多く含む食品

ビタミンKは緑黄色野菜のほか、納豆、海藻類に多く含まれています。これらは健康に良いとされる食物ですが、心臓の悪い人でワルファリンを飲んでいる人は、食べる量を調節する必要があります。

そこで、ワルファリンでなく、DOAC（直接経口抗凝固薬）が用いられることが多くなりました。また前述のように、ビタミンKは心血管系にも良い効果をもたらすことが知られており、ワルファリン以外の治療法が使われることが多くなっています。どうしてもワルファリンでなければいけない人でも、食物の摂取量は減らさずに、ワルファリンの投与量を増やすなどの工夫をするようにしています。

ビタミンKを多く含む食品（4-22）

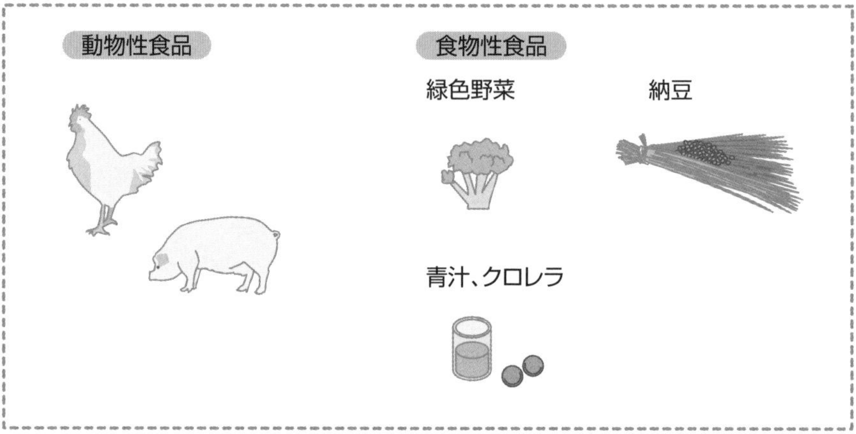

動物性食品

食物性食品

緑色野菜

納豆

青汁、クロレラ

4-6 水溶性ビタミンとは —過剰症はないけれど……

前節までは脂溶性ビタミンについて説明しましたが、本節以降は水溶性ビタミンについてお話しします。水溶性ビタミンの大部分は、代謝経路で酵素を助ける補酵素として働いています。

水溶性ビタミンの作用

図4-23に、エネルギー代謝における**水溶性ビタミン**の作用部位を示します。実に多くの代謝の過程で、**補酵素**として作用していることがわかります。

エネルギー代謝における水溶性ビタミンの作用（4-23）

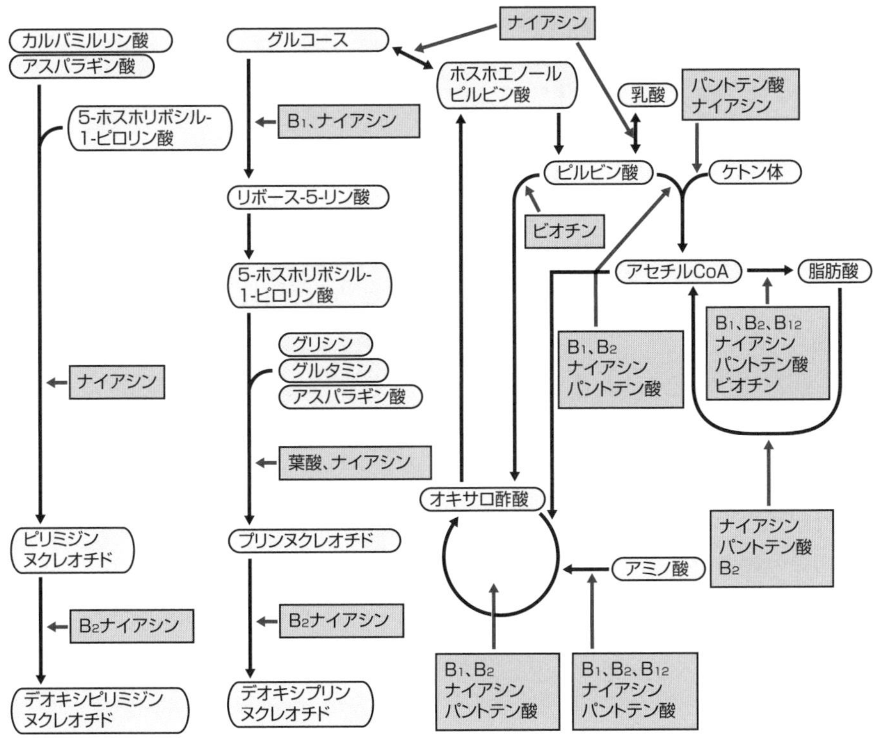

4-7 ビタミンB_1（チアミン）—欠乏では心不全、神経疾患

ビタミンB_1は主に、糖からエネルギーを得る過程で働いています。そのため不足すると、エネルギー代謝に関わるさまざまな症状が現れます。精製米を食べるわが国では、明治時代までビタミンB_1の欠乏症である脚気（かっけ）が国民病として蔓延していました。

ビタミンB_1の構造

ビタミンB_1はピリミジン環とチアゾール環がメチレン基を介して結合したものです。成体内ではリン酸が結合してチアミン二リン酸、さらにはチアミン三リン酸に変換されます。

ビタミン B_1 の構造（4-24）

ビタミンB_1の作用

ビタミンB_1は小腸で吸収された後、リン酸化されてその活性型である**チアミンピロリン酸**（**TPP**）になって、肝臓などの各臓器へ運ばれます。TPPはその後、細胞内に入り、さらに代謝の中心の器官である**ミトコンドリア**内に入って、糖（グルコース）やタンパク質（アミノ酸）の代謝に関係する酵素の補酵素として働きます。

TPPはとくに**グルコース**の代謝において重要です（図4-25）。グルコースは**ピルビン酸**を経て**アセチルCoA**に変換され、**TCAサイクル**に入ります。TCAサイクルでは有酸素で代謝が行われて、多くの**ATP**が産生されます。

このとき、ビタミンB_1が無いと、グルコースはピルビン酸までしか変換されず、TCAサイクルに入ることができません。そのため、ビタミンB_1が不足すると二つの大きな障害が起こります。一つは、ATPが産生されないため、ATPをたくさん使う臓器に障害を生じることです。もう一つは、代謝されなかったピルビン酸が**乳酸**に変換されて、それが蓄積することです。乳酸は運動時の疲労物質として知られていますが、筋肉の疲労

糖代謝とビタミン B_1（4-25）

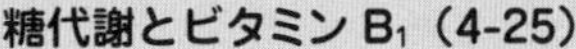

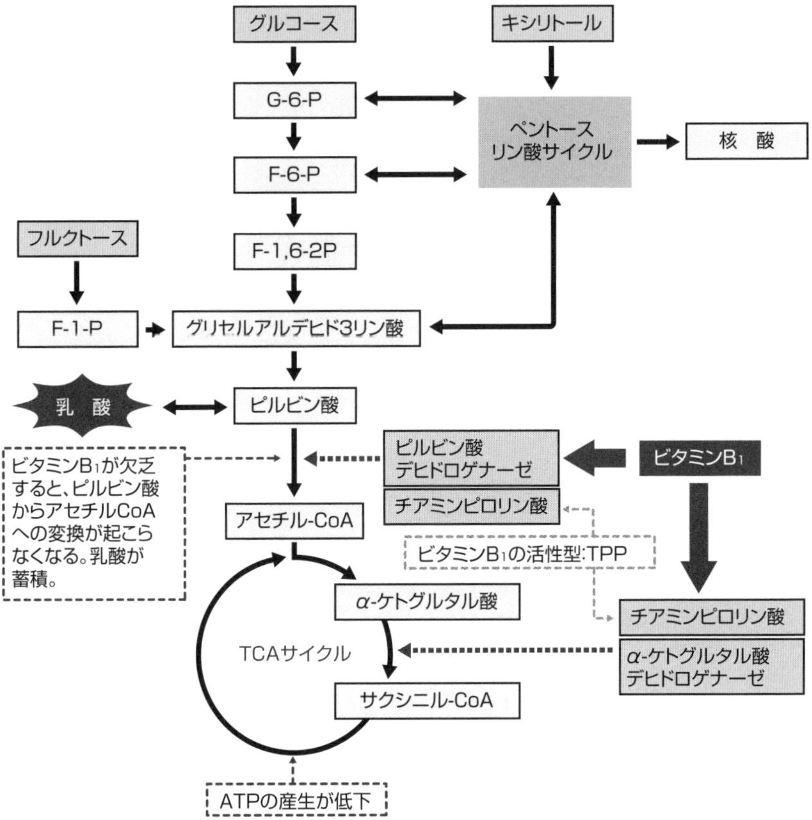

だけでなく種々の代謝にも影響を及ぼします。

また、TPPは糖代謝だけでなく、メチオニン、ロイシン、イソロイシン、バリンなどの**アミノ酸**の変換にも必要で、アミノ酸代謝にも大きく関わっています。

ビタミンB_1が不足すると脚気になる

ビタミンB_1が不足すると、糖からエネルギーを得ることができなくなり、エネルギー代謝に関わるさまざまな症状が現れます。精製米を食べるわが国では、明治時代まで、ビタミンB_1の欠乏症である**脚気**（かっけ）が国民病として蔓延していました。最近では脚気は少なくなったので、脚気がどのような病気であるのかはあまり知られていません。

昔の人は、ビタミンB_1の欠乏による心臓と神経の病気を指して脚気と呼んでいまし

脚気の症状（4-26）

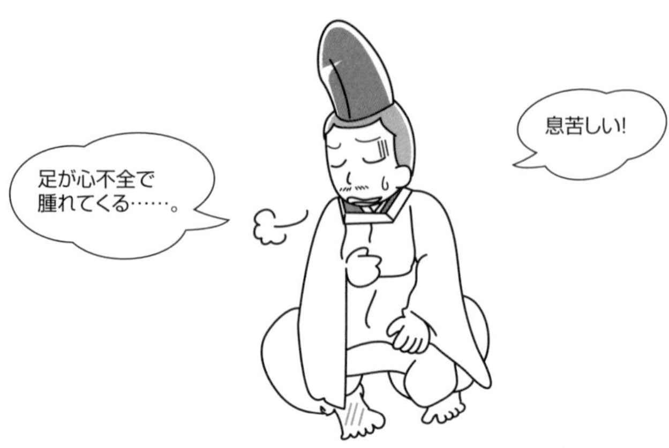

た。つまり、脚気とはビタミン B_1 欠乏症の一部の症状ということになります。ビタミン B_1 欠乏症のうち、急性に起こる重症例は**乳酸アシドーシス**と呼ばれ、脚気の症状がもっと強くなり、心臓や神経の症状が極端に悪化して死に至ります。アシドーシスとは、体が酸性に傾くことによって生じる呼吸障害、意識障害などの重篤な症状をいいます。現在でもこの病気による死亡例があります。

❶ ビタミン B_1 欠乏症における神経症状と心不全

ビタミン B_1 の慢性的な不足が続くと、**神経症状**と筋肉、とくに心筋の異常（**心不全**）による症状が現れてきます。これらの症状をさして、脚気といいます。脚気は**湿性脚気**と**乾性脚気**に分類されます。前者は心不全とそれによる浮腫（むくみ）があるもの、後者は心不全や浮腫を伴わず神経症状だけのものをいいますが、分類はそれほど厳格なものではありません。

神経細胞は、エネルギー源として糖（グルコース）しか使えません。そのため、ビタミン B_1 の欠乏によって糖代謝に障害が起こると、すぐに機能異常が現れてきます。ビタミン B_1 欠乏による神経症状は**ウェルニッケ・コルサコフ症候群**と呼ばれ、特徴のある症状を示します。軽い錯乱状態から、昏睡に至るまでの症状があります。

心臓や筋肉は ATP を大量に必要とする臓器です。ビタミン B_1 欠乏による ATP 欠乏症状は多くの臓器で起こりますが、心臓はとくに強い症状が現れます。心臓が悪くなると、動悸（どうき）や下腿（かたい）の浮腫に続いて、呼吸困難などの心不全の症状が出てきます。死亡例もまれではありません。

❷ 乳酸アシドーシス

急性のビタミン B_1 欠乏症では、脚気の症状が強くなり、心不全や脳症で死に至ることもあります。平成６年にわが国で、ビタミン B_1 に関する大きな医療事故が起こりました。高カロリー輸液を行った際に、ビタミン B_1 等のビタミン類が投与されていなかったために、多くの患者が亡くなったのです。平成７年にこの事故についての報告が出され、高カロリー輸液におけるビタミン剤の適正使用情報も配布されました。しかし、平成７年以降も、高カロリー輸液療法中にビタミン B_1 の欠乏によると考えられる重篤なアシドーシスが 15 例（死亡７例）も報告されています。

ブドウ糖の多い高カロリー輸液でビタミン B_1 の補給を怠ると、代謝されなかったピルビン酸が**乳酸**となって体内にたまり、重症のアシドーシスが起こって、脳症や心臓病を悪化させてしまうのです。これが死亡の原因となりました。

欠乏症と過剰症

わが国では、精製した米だけを主に食べて副食が少ない食事をしている人に、ビタミンB_1欠乏症が多く発症していました。偏食をせず、普通に食事をしている人には、ビタミンB_1の欠乏症は起こりません。しかし現在でも、アルコールと少しのおつまみだけで野菜を食べないアルコール中毒患者や、インスタントラーメンだけで生活している人など、栄養摂取の偏っている人には報告されています。

昔、インスタントラーメンで生活していた大学の運動選手に、脚気が多発しました。現在では、各社がインスタントラーメンにビタミンB_1を加えています。それだけでなく、ビタミンB_2やカルシウムなど、日本人に慢性的に欠乏している栄養素も加えるようになっています。

ビタミンB_1は水溶性なので、毎日尿から排泄されます。そのため、毎日十分に摂る必要があります。夏は暑くて食欲がなくなる上、汗をいっぱいかくので、ビタミンB_1の喪

ビタミン B_1 の必要量、欠乏症（4-27）

1日基準量	成人男性　1.3～1.4mg
	成人女性　1.0～1.1mg
欠乏症	－
初期	食欲低下、倦怠感、足のだるさ、知覚麻痺、動悸
湿性脚気	浮腫、筋肉の軟化、頻脈、高血圧、尿量の減少
乾性脚気	多発性神経炎、歩行困難、 ウェルニッケ-コルサコフ症候群 （短期間の記憶の障害／失見当識／眼球振盪／運動失調）

失も多くなります。夏バテ対策には、ビタミンB_1も忘れないようにしてください。

一方、ビタミンB_1は水溶性で毎日尿から排泄されるので、食事から摂る場合には過剰症は見られません。ただし、静脈注射で推奨量の100倍以上を投与したときに、頭痛、けいれん、筋衰弱、不整脈などが生じることが報告されています。

ビタミンB_1を多く含む食品

ビタミンB_1は様々な食品中に広く含まれていますが、その量はわずかです。ビタミンB_1が多く含まれるものとしては、玄米などの精製していない穀物や大豆などがあります。その他、レバーや鶏卵や豚肉などにも多く含まれています。

ビタミン B_1 を多く含む食品（4-28）

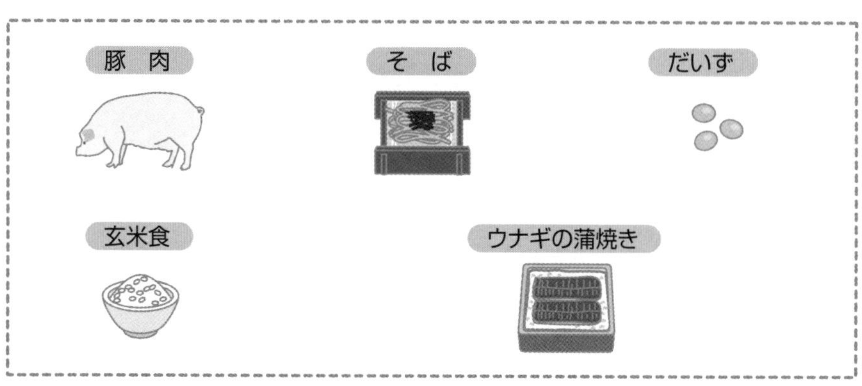

Column 森鴎外とビタミン B_1

森鴎外（おうがい）は「病気には必ず原因菌がある」と考えていました。特定の栄養素が不足して病気が起こることなど、考えには無かったようです。そのため、脚気は細菌によって起こるという説を支持していました。これに対して、海軍の医師である高木兼寛（たかきかねひろ）は、脚気は食事が原因として、西洋食や麦飯が有効とする説を唱えました。鴎外はこの説に対抗するように、ますます細菌説に固執しました。

当時の陸軍の兵食は白米中心であり、副食は乏しく、脚気を発症しやすい食生活でした。その結果、日清戦争では4,000人以上、日露戦争では2万7,000人以上の陸軍兵士が脚気により死亡しました。なんと、戦争で死ぬより、脚気で死ぬ方が多かったことになります。一方、海軍兵士の脚気による死亡は、日清戦争でゼロ、日露戦争ではわずか3人でした。

このような事実があるにも関わらず、鴎外は死ぬまで陸軍の米食を変えずにいました。

4-8 ビタミンB_2(リボフラビン)—脂質代謝に重要な補酵素

ビタミンB_2は牛乳から発見されました。代謝に関係が深く、抗酸化を助ける作用もあります。代謝において基本機能を果たすので、欠乏すると最初に徴候が現れるのは、皮膚や上皮組織です。

ビタミンB_2の構造と作用

ビタミンB_2（リボフラビン）も栄養素の代謝に関係が深く、とくに**脂質**の代謝にとって非常に重要です。また、**抗酸化作用**を助ける作用もあります。

ほとんどの食品は、ビタミンB_2を、その**補酵素型**（タンパク質と結合した形）である**FMN**※あるいは**FAD**※の形で含んでいます。そのためビタミンB_2は、消化されてタンパク質から分離されなければ、小腸から吸収されません。

吸収されたビタミンB_2は、輸送タンパクにより血液中を運ばれて細胞内に入り、ATPによってリン酸化されて、再びFMNとFADの形に変換されます。FMNとFADは、還元されて（水素を受け取って）**$FMNH_2$**と**$FADH_2$**になることにより、酸化還元反応を行う多くの酵素の補酵素として働きます。

欠乏症

ビタミンB_2は、体内にタンパク質と結合した形で存在するため、急激に外へ出てしまうことはありません。そのため欠乏症の発現は、ビタミンB_1に比べるとゆっくりしています。

ビタミンB_2は種々の栄養素の代謝における基本機能を果たすので、欠乏すると最初に徴候が現れるのは、皮膚や上皮組織のような細胞回転が早い（細胞が早く成長し、脱落して、次々と生まれ変わる）組織です。症状としては、口唇炎（こうしんえん）、舌炎（ぜつえん）、口角炎（こうかくえん）のほか、鼻の周りや陰部の脂漏性皮膚炎（しろうせいひふえん）などです。また、「まぶしい」「涙が出る」「眼の灼熱感」「視力低下」など、眼の症状も起こります。白内障の発症にも関係があります。

ただしこれらの症状は、ビタミンB_2のみの欠乏で起こることは少なく、たいていは他の栄養素の欠乏と同時に現れます。

※ **FMN**　フラビンモノヌクレオチド
※ **FAD**　フラビンアデニンジヌクレオチド

ビタミン B_2 の構造と作用（4-29）

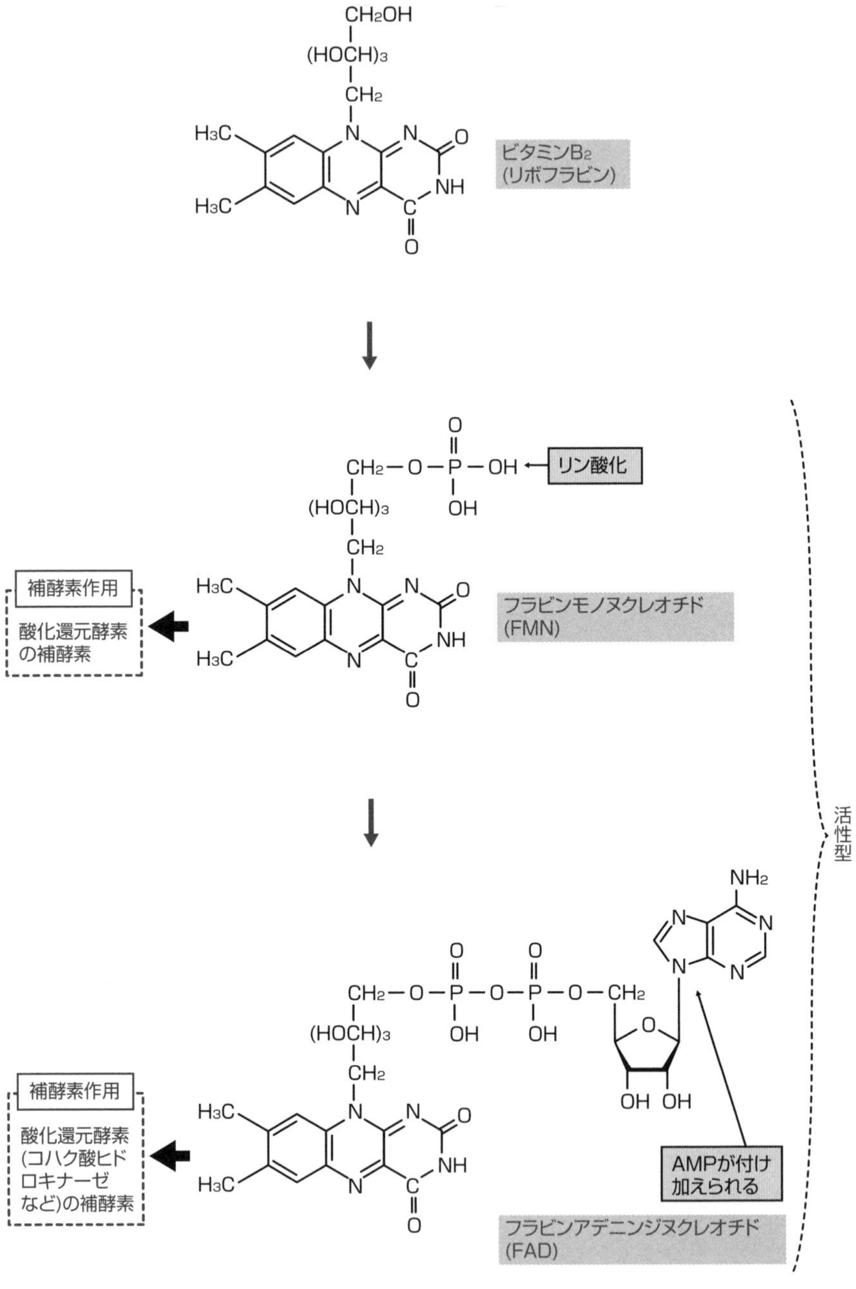

ビタミン B_2 の必要量、欠乏症（4-30）

1日基準量	成人男性　1.4～1.6mg 成人女性　1.2mg
欠乏症	口唇炎、舌炎、口角炎 眼の灼熱感、視力低下、白内障

ビタミンB_2を多く含む食品

急激には減らないといっても、過剰なビタミンB_2はすぐに尿中に排泄されてしまうので、食事によって定期的に補給する必要があります。

ビタミンB_2は乳製品に多いので、牛乳やチーズをそのまま食べるとよいでしょう。牛、豚、鳥などのレバー、魚、卵などにも多く含まれています。また、緑黄野菜にも多く含まれています。

ビタミンB_2は料理の加熱に対しては安定していますが、**アルカリ**と**紫外線**で容易に壊れます。そのため、ベーキングパウダー（強アルカリ）をパンなどで使用すると、ビタミンB_2の多くは壊れてしまいます。

ビタミン B_2 を多く含む食品（4-31）

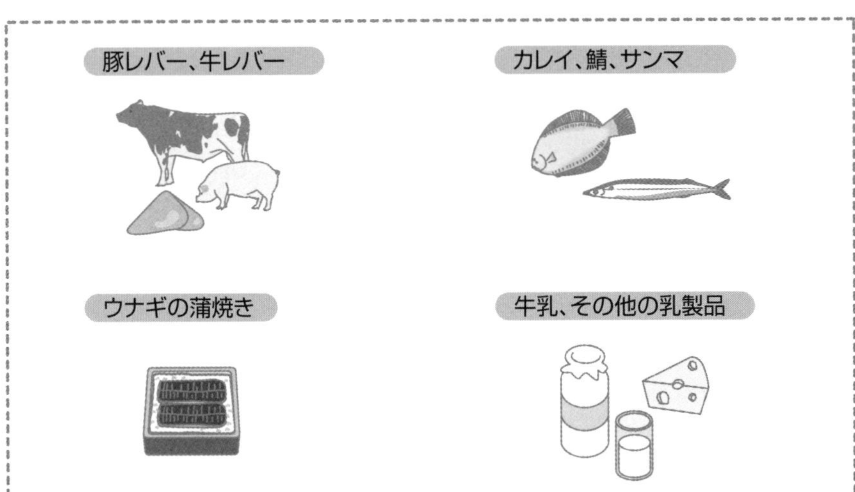

4-9 ビタミンB_6 ―酸化還元反応などの補酵素

ビタミンB_6はアミノ酸代謝、ヘムの合成、神経伝達などに関係していて、不足すると種々の代謝異常、貧血、知性障害などが生じます。腸内の細菌が合成するので不足することは少ないといわれますが、抗生物質の使用などによって不足することもあります。

ビタミンB_6の構造

ビタミンB_6は、一般に**ピリドキシン**の誘導体の総称ですが、そのほかに**ピリドキサール**と**ピリドキサミン**も含まれます。

ビタミンB_6は生体内でリン酸化され、活性のある補酵素型の**PNP**（ピリドキシンリン酸）、**PLP**（ピリドキサールリン酸）、**PMP**（ピリドキサミンリン酸）に変換されます。これらは、リン酸化、脱リン酸化、酸化還元反応などに補酵素として働き、とくに**アミノ酸**の代謝に大きく関係します。

ピリドキシンの構造（4-32）

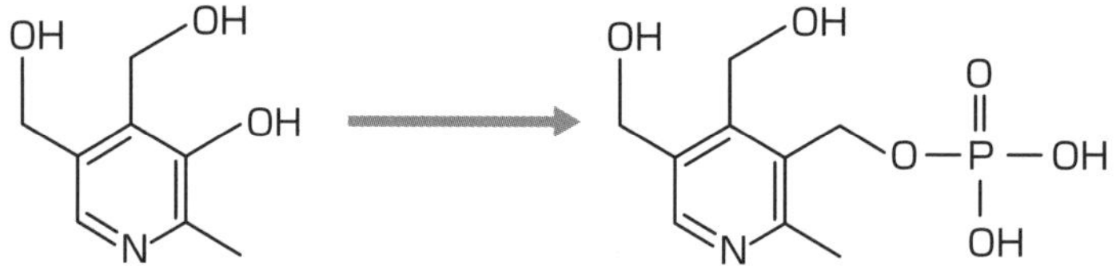

ピリドキシン

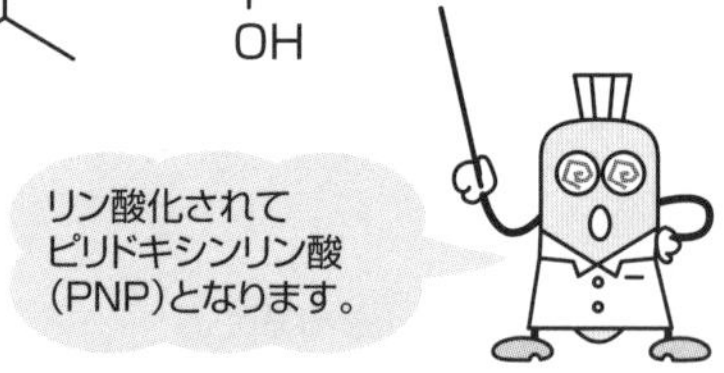

リン酸化されて
ピリドキシンリン酸
(PNP)となります。

ビタミンB_6の作用

補酵素型ビタミンB_6の代表は**PLP**です。PLPはほぼ全てのアミノ酸の代謝と、神経伝達物質、グリコーゲン、ヘム、ステロイドなどの代謝に関与しています。

とくにアミノ酸の代謝に重要な**アミノ基転移酵素**（アミノ酸のアミノ基を他の化合物に受け渡す）、**脱炭酸酵素**（カルボキシル酵素：カルボキシル基を取り除く）などにとっては不可欠な補酵素です（図4-33）。

活性型のビタミン B_6（PLP）の作用（4-33）

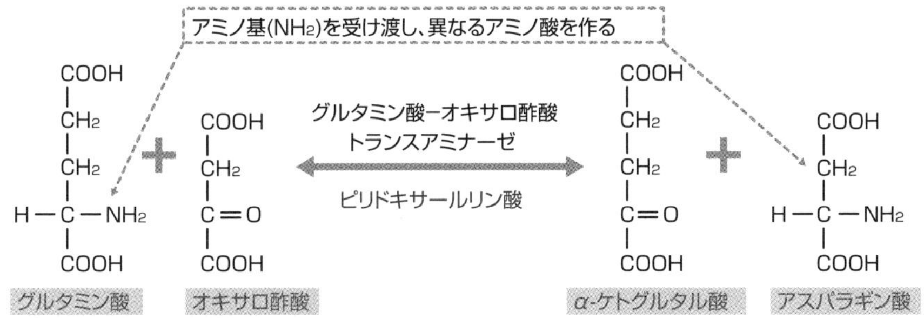

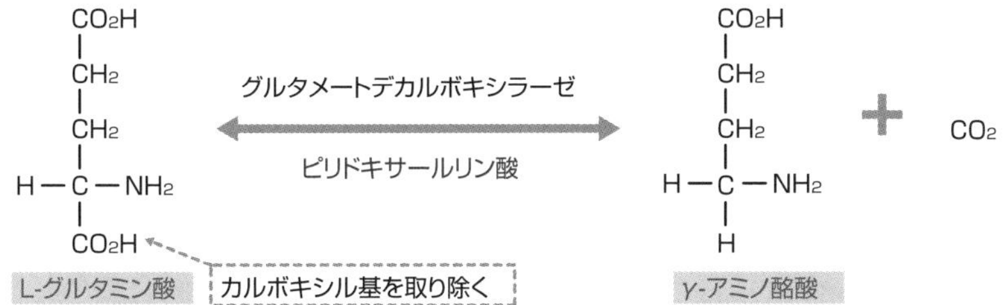

欠乏症

B_6は**腸内細菌**によっても生成されるため、欠乏症は比較的まれです。しかし、ビタミン代謝を阻害するイソニアジドという抗結核薬などによって、欠乏症が見られることがあります。また、調製乳の加工中にB_6が破壊されることがあり、そうした調製乳を与えられた乳児が成長障害、体重の減少、てんかん様けいれんなどを起こしたことがありました。

ビタミンB_6が欠乏するとPLPの産生が低下し、種々の代謝異常が起こります。臨床症状としては、皮膚と神経に変化が見られます。舌炎（ぜつえん）、口内炎（こうないえん）、口角炎（こうかくえん）、末梢神経障害、眠気、倦怠感（けんたいかん）などです。また、皮膚の日光の当たる部分に、発赤（ほっせき）、水泡、色素沈着などが生ずる**ペラグラ様皮膚炎**と呼ばれる皮膚炎が起こります。

また、ビタミンB_6は鉄を輸送するタンパク質である**ヘム**の合成過程にも必要なので、欠乏すると鉄欠乏症と同じような小球性（赤血球が小さな）貧血が起こります。このほか、**セロトニン**や**γ-アミノ酪酸**（GABA（ギャバ））などの神経伝達物質は、ビタミンB_6依存性

ビタミン B_6 の必要量、欠乏症（4-34）

1日基準量	成人男性　1.4mg 成人女性　1.2mg
欠乏症	ペラグラ様皮膚炎 口唇炎、舌炎、口角炎 末梢神経障害、眠気、倦怠感

ビタミン B_6 を多く含む食品（4-35）

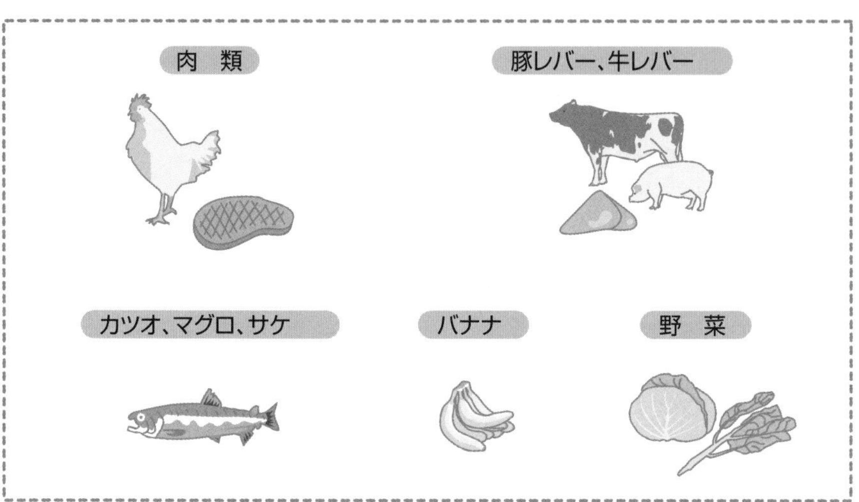

の酵素により合成されるので、ビタミンB_6が欠乏すると知性の発達の遅れや、あるいはアルツハイマー病の原因となります。

ビタミンB_6を多く含む食品

ビタミンB_6は食品中に広く分布しています。とくによく含まれるものは、肉、穀物（全粒）、野菜、ナッツです。多くの食品中のビタミンB_6は、タンパク質と結合した状態にあって、消化性が良くないので、あまり吸収されません。また、動物性食品の中のビタミンB_6の方が、植物性食品のものよりも生体の利用効率が高い傾向があります。

4-10 ビタミンB_{12}(コバラミン)—胃の異常で欠乏症が生じる

ビタミンB_{12}はビタミンB群の一つですが、「12」は見つかった順番を表す数字ではありません。相継いで発見されたB群ビタミンと重複しないように、大きめの数字が付けられたようです。核酸の合成やタンパク質の合成に関与しています。

ビタミンB_{12}の吸収

ビタミンB_{12}の吸収は非常に複雑です。他のほとんどのビタミンは、小腸の上部、とくに空腸で吸収されます。しかし、ビタミンB_{12}は全く異なり、特別の経路で吸収されます（図4-36）。

ビタミンB_{12}は食品中のタンパク質と結合しており、胃内で**ペプシン**によって切り離されます。切り離されたビタミンB_{12}は、胃の細胞から分泌される**内因子**と結合します。この複合体は、**回腸の末端部**で内因子に対する受容体に結合し、そこで初めてビタミンB_{12}が腸の細胞に取り込まれます。

したがって、胃を摘出した人や、胃酸の低下する萎縮性胃炎の人では、内因子が無くなるため、複合体を作ることができません。また、回腸の末端部の摘出手術を受けた人などは、ビタミンB_{12}を吸収する場所が無いことになります。これらの人では、ビタミンB_{12}の欠乏症が生じます。ビタミンB_{12}は肝臓に数年間分が貯蔵されているので、手術をしてから数年経つと補充が必要になります。

ビタミンB_{12}の構造

ビタミンB_{12}は分子内にコバルトを含む特殊な化合物で、**コバラミン**と呼ばれています。ビタミンB_{12}の作用を示すコバラミン化合物のうち、最も活性が高いのは**シアノコバラミン**と**ヒドロキシコバラミン**です。ビタミンB_{12}（ヒドロキシコバラミンなど）は、生体内で代謝され、**アデノシルコバラミン**と**メチルコバラミン**という2種類の補酵素型に変換されて機能します（図4-37）。

ビタミンB_{12}の作用

ビタミンB_{12}は、タンパク質の合成と核酸の合成に必要です。

ビタミン B_{12} の吸収（4-36）

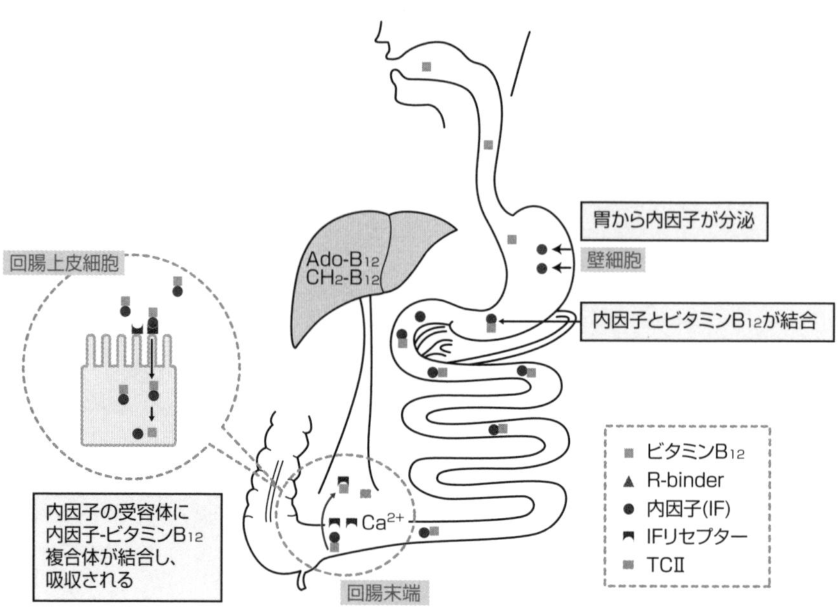

ビタミン B_{12} の構造と補酵素型への変換（4-37）

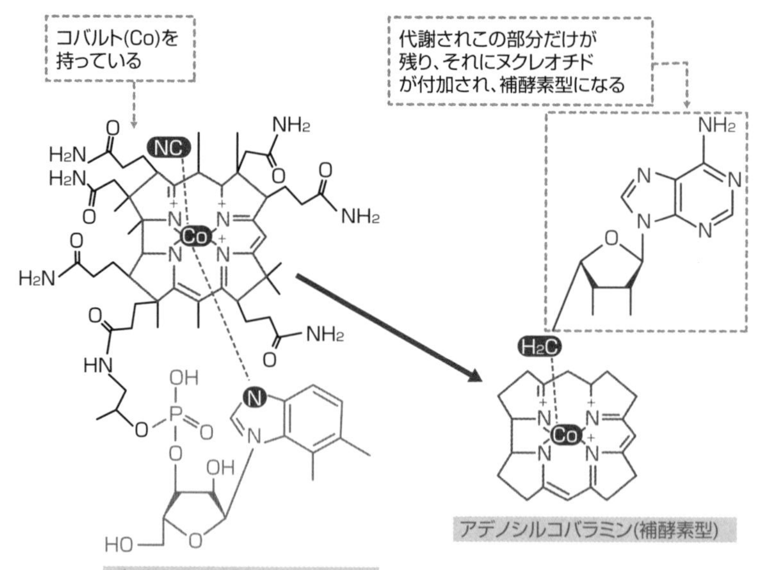

❶ アミノ酸代謝に必要な補酵素としての作用

アデノシルコバラミンとメチルコバラミンは、アミノ酸代謝に重要です。そのため、すべての細胞に必要ですが、とくに胃腸管、骨髄、神経組織の細胞に不可欠で、欠乏すると胃、神経系、血液などに障害が現れます。

また、ビタミン B_{12} は、葉酸と共にアミノ酸の**ホモシステイン**からメチオニンへの変換に必要です。したがって、ビタミン B_{12} 欠乏症では、ホモシステインの濃度が上昇します。ホモシステインは動脈硬化の原因として最近注目されています。

❷ DNA 合成に必要な補酵素としての作用

図 4-38 で示すビタミン B_{12} と葉酸の経路は、**DNA** の合成経路となります。したがって、ビタミン B_{12} が欠乏すると、DNA 合成が阻害されます。

ビタミン B_{12} が欠乏すると、細胞が分裂できなくなり、とくに急速に分裂している骨髄（こつずい）や腸粘膜細胞に異常が見られます。この経路は葉酸と非常に関連が深いため、次の葉酸の節で詳しく述べます（4-11 参照）。

欠乏症

ビタミンB_{12}は神経系細胞におけるアミノ酸の代謝に重要で、脳や神経の機能を正常に働かせるのに必要です。欠乏症では、物忘れをしやすくなったり、末梢神経のしびれ、痛みなどを訴えたりします。このためビタミンB_{12}は、糖尿病によるしびれ（末梢神経炎）などの治療薬として使われています。

メチオニンの合成（葉酸とビタミン B_{12}）（4-38）

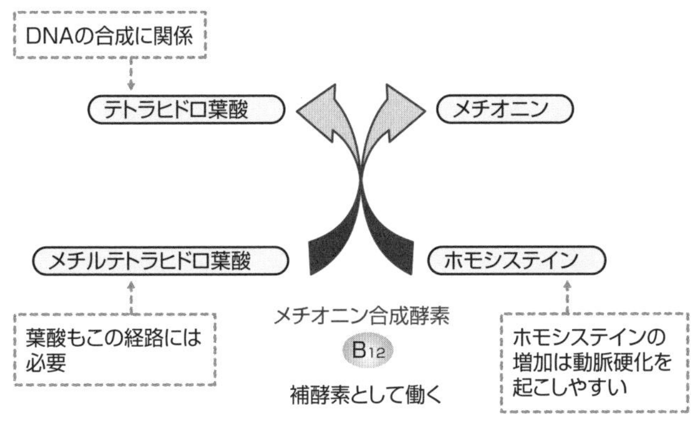

ビタミンB_{12}が欠乏すると、DNA合成が阻害され、**巨赤芽球性貧血**が起こります。巨赤芽球性貧血は、昔は「悪性貧血」と呼ばれ、治療困難とされていました。細胞は分裂ができないと大きくなって死んでしまうので、分裂がさかんな血液細胞では、非常に成熟した大きな白血球や赤血球が見られます。ビタミンB_{12}欠乏による貧血では、肥大した赤い舌も特徴です。

ビタミンB_{12}を多く含む食品

ビタミンB_{12}は、動物性食品に多く含まれています。とくにレバーと腎臓、牛乳、卵、魚、赤身肉です。また、カキやアサリなどにも多く含まれています。

ビタミンB_{12}は、水には溶けやすく、簡単に体外に出て行ってしまいますが、熱に対しては強いので、これらの食品のスープの汁には多く含まれます。植物由来の食品にはあまり含まれていないので、菜食主義者はサプリメントなどで投与する必要があります。

ビタミンB_{12}の必要量、欠乏症（4-39）

1日基準量	成人　2.4mg
欠乏症	巨赤芽球性貧血 多発性神経炎、物忘れ

ビタミンB_{12}を多く含む食品（4-40）

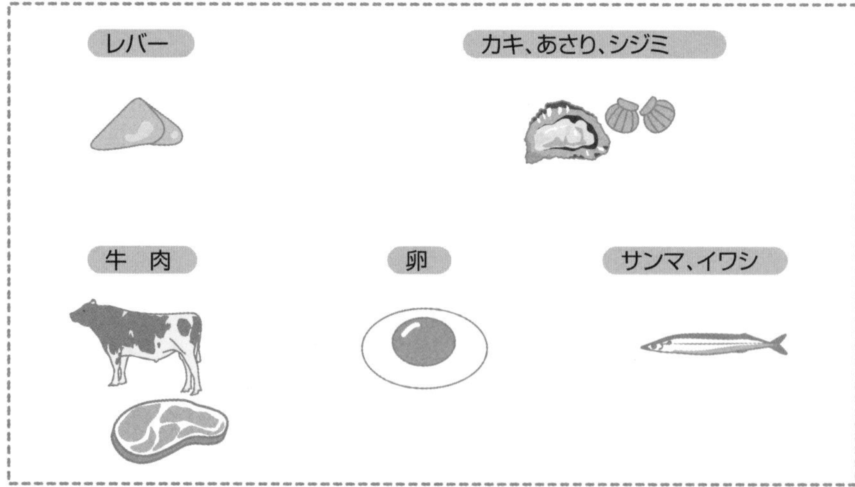

4-11 葉酸 ―核酸合成には欠かせない

葉酸はビタミンB_9ですが、ビタミンB_9と呼ばれることはほとんどありません。ホウレンソウなどの緑色野菜に多く含まれており、ラテン語のホウレンソウ（folium）から葉酸（folic acid）と名づけられました。核酸合成やアミノ酸代謝などに関与しています。

葉酸の構造

図4-41に葉酸の構造式を示します。中央に安息香酸があり、右側にはグルタミン酸があります。葉酸は還元を受けて（図のR1とR2の部分に水素基が結合する）、テトラヒドロ葉酸などの化合物になって作用します。

葉酸の作用

ビタミンB_{12}と葉酸（その化合物であるテトラヒドロ葉酸など）は、**DNA**の合成に重要な役割を果たしています（図4-42）。DNAの合成の過程では、ホルミル基（－CHO）、ホルムイムノ基（－CHNH）、メチレン基（$-CH_2$）、メチル基（$-CH_3$）などの炭素原子を1つ含む基の受け渡しが行われます。葉酸はこれらの基を他の分子から受け取り、アミノ酸（**メチオニン**）や核酸合成の中間体（**dTTP**）へ渡す役割を担っています。

また、最近では葉酸の抗ガン剤への応用が注目されています。「白血病患者に葉酸を投与すると、白血病細胞が増える」という示唆がきっかけとなり、**葉酸拮抗薬**が抗ガン

葉酸の構造（4-41）

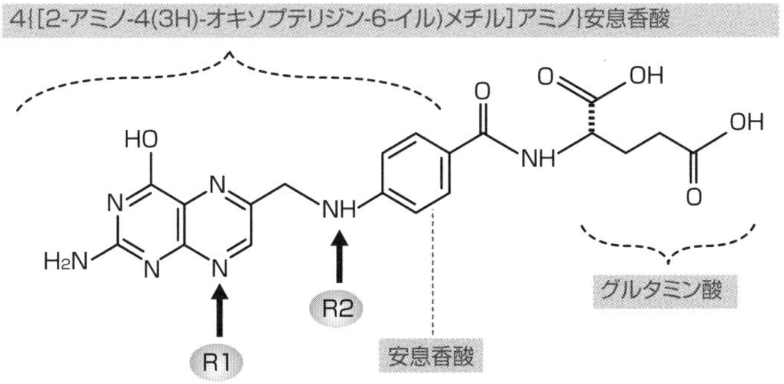

4{[2-アミノ-4(3H)-オキソプテリジン-6-イル)メチル]アミノ}安息香酸
HO
N
N
H2N
N
N
NH
O
NH
O
OH
OH
O
R1
R2
安息香酸
グルタミン酸

作用を持つのではないかと考えられるようになりました。こうして葉酸拮抗薬が合成されて、現在、ガンの化学療法として多く使用されています。

葉酸の欠乏症

葉酸の欠乏症はビタミンB_{12}のそれとよく似ているため、治療の際は適切な選択が大切です。もう一度、図4-42を見てください。図の中央に示されるように、ホモシステインはメチルテトラヒドロ葉酸からメチル基を受け取ってメチオニンになりますが、この反応にはビタミンB_{12}が必要です。つまり、ビタミンB_{12}あるいは葉酸が欠乏すると、いずれも核酸合成とメチオニン合成が低下するわけで、両者の欠乏症は多くの点でよく似た症状を呈することがわかります。たとえば、**巨赤芽球性貧血**と呼ばれる貧血は、どちらの欠乏症でも見られます。

しかし、本来ビタミンB_{12}欠乏である患者へ葉酸を投与した場合、貧血は改善しても、もう一つのビタミンB_{12}欠乏症状である**神経障害**が悪化するということが起こります。不適切に葉酸を選択したことにより、不可逆性の神経障害が起こったという例は多く報告されています。

葉酸の代謝経路（4-42）

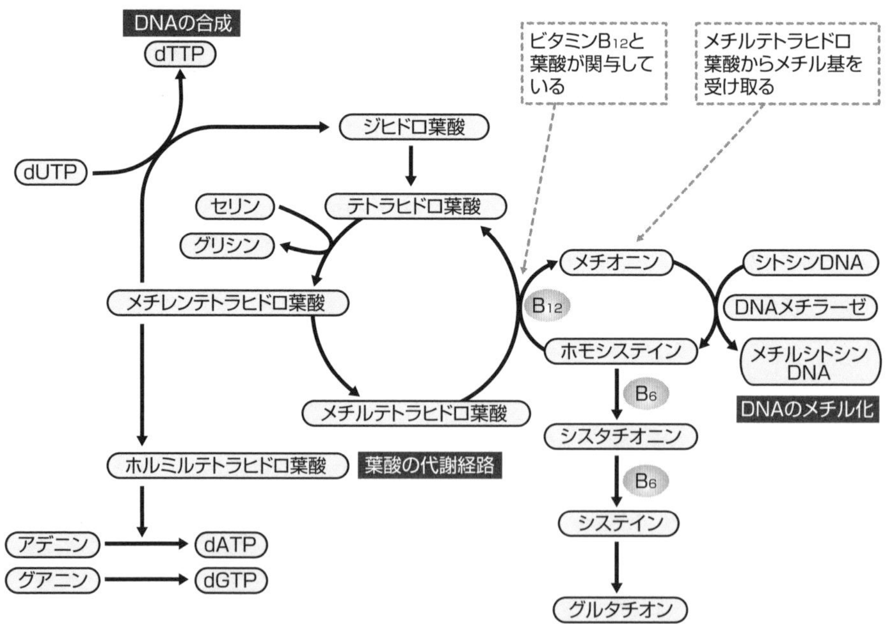

❶ 巨赤芽球性貧血

葉酸が欠乏すると、核酸の合成ができなくなるため、核が分裂して新しい細胞に増殖することができなくなります。分裂できない細胞は、成熟が進んで大きくなり、ついには死んでしまいます（図 4-43）。

葉酸が欠乏すると、「一つ一つの赤血球細胞のサイズは大きくなるが、全体の赤血球数は減る」という貧血（**大球性貧血**）が起こります。赤血球の前駆細胞である赤芽球も大きくなります。巨大な赤芽球が出現することから、これは**巨赤芽球性貧血**と呼ばれます。赤血球が大きくなるのが特徴ですが、赤血球以外の細胞も大きくなります。白血球も成熟が進み、高度に成熟します。好中球と呼ばれる白血球では、サイズが大きく、核がいくつもに分葉した多核白血球（たとえば、核が 5 つ以上に分かれた好中球）が見られます。

❷ 神経症状

葉酸が欠乏すると、貧血以外に神経の症状も出てきます。とくに胎児においては、**神経管閉鎖障害**や、その結果として**無脳症**（むのうしょう）や**二分脊椎**（にぶんせきつい）という重症の病気が発症します。そのため妊娠の可能性のある女性には、葉酸のサプリメントを投与することが勧められています。

❸ 動脈硬化症や認知症

最近になって、葉酸と**ホモシステイン**との関連が注目されてきています。葉酸の摂

葉酸欠乏症における血球の変化（4-43）

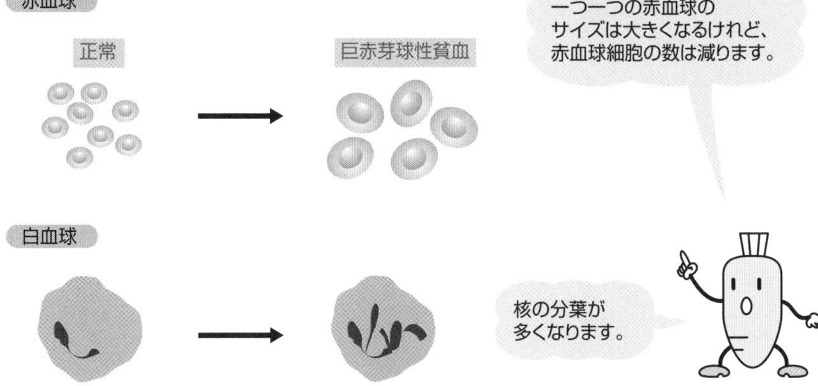

取量が減ると、ホモシステインがメチオニンに変換されなくなり、体内にホモシステインが蓄積します。

ホモシステインは血管内皮細胞の機能や血液凝固に影響すると考えられており、実際に**高ホモシステイン血症**が血栓形成を促進し、またフリーラジカルを介して血管を障害して、**動脈硬化症**や**認知症**の原因となることが知られています。

葉酸の欠乏症は現在ではまれですが、動脈硬化になりやすいという個人的な素因に、軽度の葉酸不足が組み合わさると、様々な慢性病のリスクとなりうる可能性があります。

葉酸を多く含む食品

葉酸は葉菜野菜にちなんで名づけられましたが、乳製品、家鶏、食肉（とくに肝臓や腎臓）、魚介類、果物、フルーツジュース、ナッツ、穀物、穀物製品、そして野菜など、ほとんどすべての食物中に存在します。

葉酸の必要量、欠乏症（4-44）

1日基準量	成人　240μg
欠乏症	巨赤芽球性貧血 口内炎、皮膚炎

葉酸を多く含む食品（4-45）

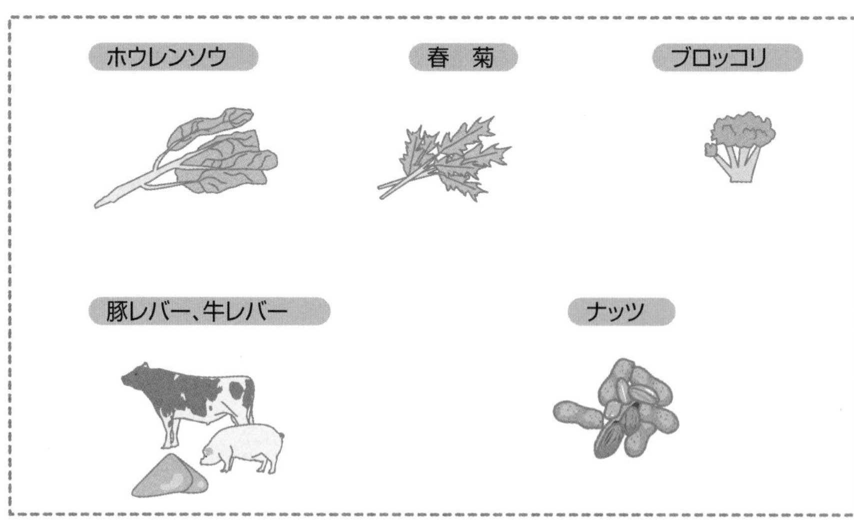

4-12 ナイアシン —エネルギー産生に関わる

ナイアシンはアミノ酸、炭水化物、脂肪の代謝に不可欠で、欠乏すると皮膚炎、口内炎、神経炎や下痢などの症状を生じます。B群に属するビタミン（ビタミンB_3）ですが、ビタミンB_3と呼ばれることはほとんどありません。

ナイアシンの構造

ナイアシン（ビタミンB_3）は、**ニコチンアミド**と**ニコチン酸**の総称です。ニコチン酸はタバコのニコチンとは全く別物で、混同を避けるために「ナイアシン」という呼び方をするのが一般的です。

ナイアシンは、アミノ酸、炭水化物、脂肪の200以上の代謝において、細胞電子キャリアとして働く重要な補酵素、**NAD**と**NADP**※の構成成分となります。

ニコチン酸とNADの構造（4-46）

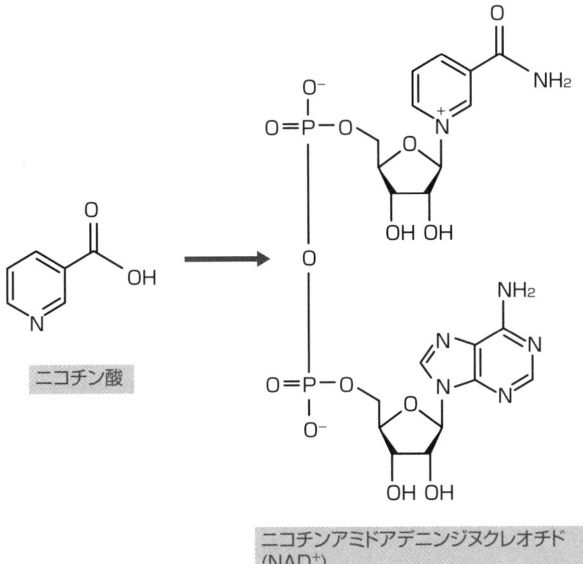

ニコチン酸

ニコチンアミドアデニンジヌクレオチド（NAD^+）

※ **NADとNADP**　NAD（ニコチンアミドアデニンジヌクレオチド）、NADP（ニコチンアミドアデニンジヌクレオチドリン酸）。2つは「ピリミジンヌクレオチド補酵素」とも呼ばれる。

ナイアシンの作用

NADHと**NADPH**はNADとNADPの還元型で、互いを行き来して**酸化還元反応**を行います。NADHとNADPHは水素イオンを持っており、それぞれNADとNADPに酸化される際に2つの電子が移行し、結果として2つの水素イオンを移動させます（**転移**）。NADは細胞内呼吸（β酸化、TCAサイクル、電子伝達系）で、NADPは脂肪酸やステロールの生合成経路で働いています。

例として、図4-47にピルビン酸から乳酸への変換過程を示します。NADがピルビン酸に水素イオンを2つ付け加えて乳酸にしています。

また、図4-48にグルコースによるATP産生の経路を示します。グルコースの水素が切り取られて、NADからNADHが12分子作られています。NADHはミトコンドリアの電子伝達系に電子（H^+）を伝達し、そのエネルギーによってATPが産生されます。このようにして、グルコース1分子から、合計36分子のATPが産生されます。

この他、ナイアシンは核内でDNAの転写などの調節にも関わり、遺伝子発現の調節を行っています。

ナイアシンの欠乏症

ナイアシンの欠乏症は、初期症状では食欲不振、筋力の低下、皮膚の発疹などが見られ、重症では**ペラグラ**（イタリア語で「粗い皮膚」という意味）が見られます。ペラグラでは、日光の当たるところに発赤や水疱などの皮膚炎（dermatitis）、消化管出血を伴う下痢（diarrhea）、精神神経障害（認知症：dementia）が生じます（頭文字を取って「3D」と呼ばれる）。小児に欠乏症が起こると、成長障害が生じます。

NADの作用（H^+の転移）（4-47）

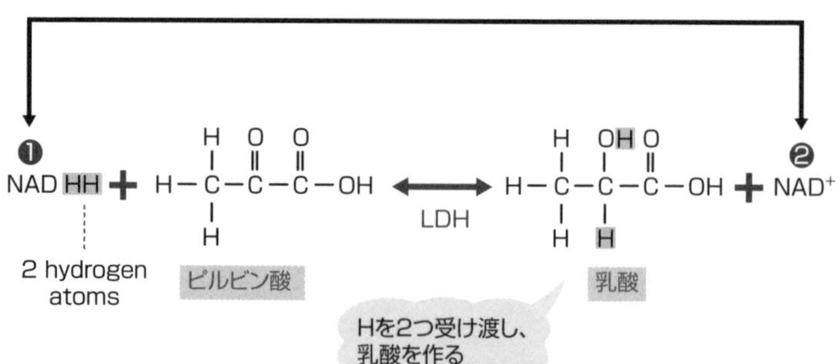

糖代謝における NADH の産生（4-48）

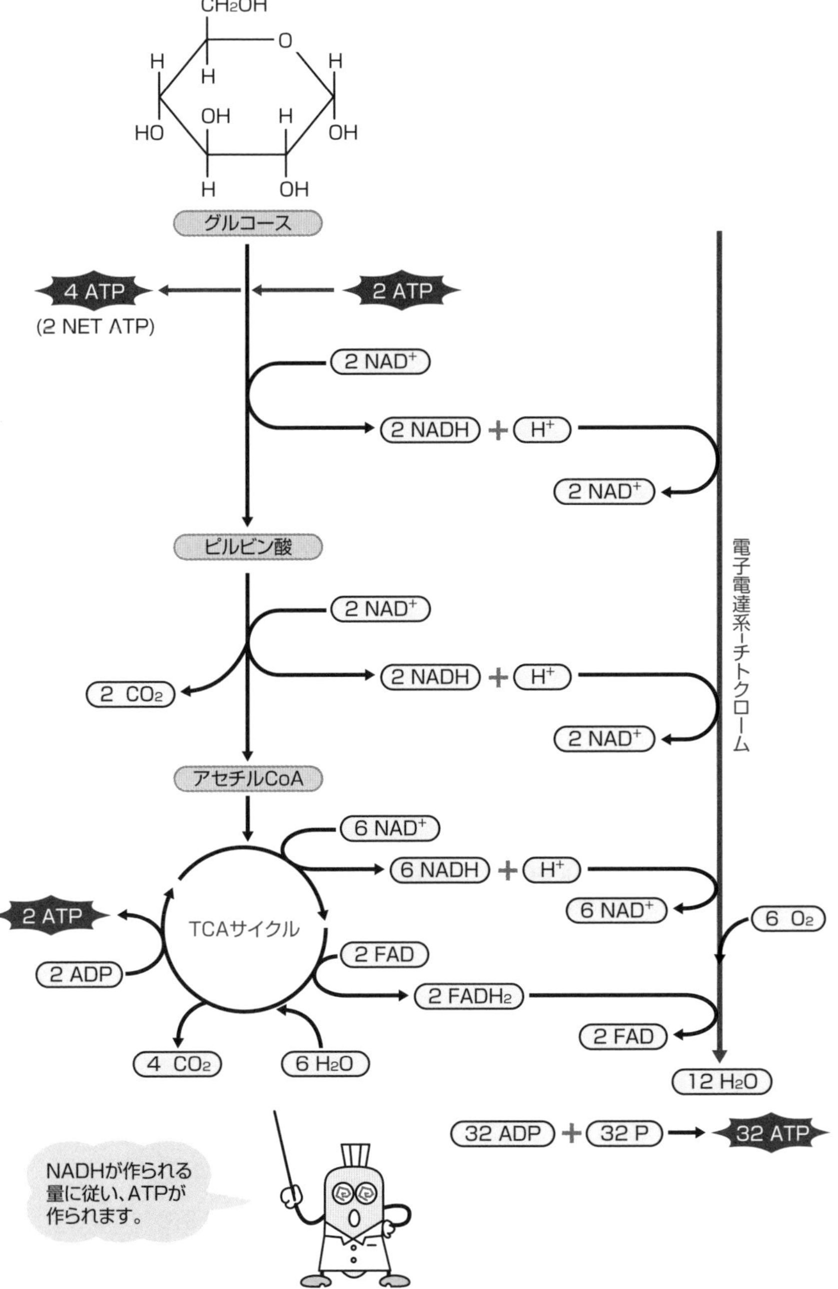

NADからNADHへの変換（4-49）

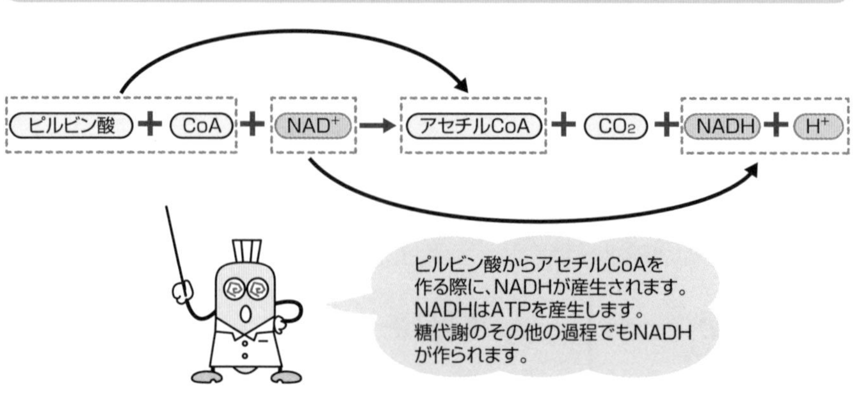

ナイアシンの必要量、欠乏症（4-50）

1日基準量	成人男性　1.4mg
	成人女性　1.2mg
欠乏症	食欲不振、倦怠感 ペラグラ、皮膚炎、下痢、神経障害

ナイアシンを多く含む食品

ナイアシンが多く含まれている食品は、カツオ、マグロなどの魚、牛、豚、鳥などの肉、およびレバーなどです。また、卵、牛乳などもナイアシン当量（相当する量）としては多くなっています。なお、ナイアシンは少量ですが、生体内でトリプトファンから作られます。

ナイアシンを多く含む食品（4-51）

豚　肉

レバー

マグロ、カツオ、カジキ、サバ

たらこ

4-13 パントテン酸 —糖、脂質代謝の中心

パントテン酸はギリシア語で「どこにでもある」の意味で、その名が示すように食品中に広く分布しています。コエンザイムA（CoA）の構成成分で、アセチル化酵素の補酵素として糖質、脂質、アミノ酸代謝に関係しています。

パントテン酸の構造と作用

パントテン酸はビタミンB_5とも呼ばれ、**コエンザイムA（CoA）**の構成成分です。コエンザイムA（CoA）は、糖、脂質、アミノ酸の代謝に深く関係しています。

パントテン酸とコエンザイムA（CoA）の構造（4-52）

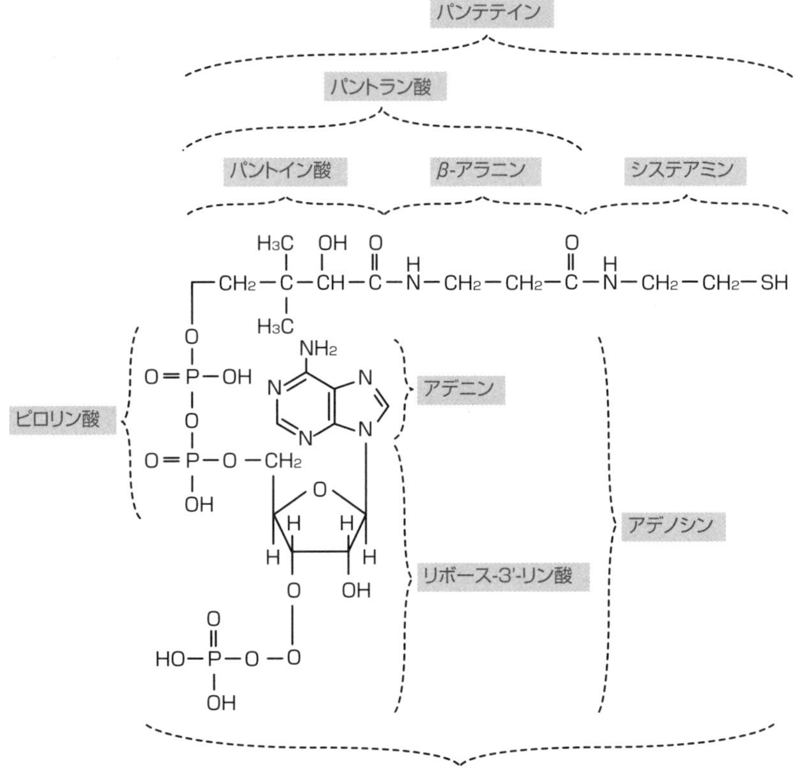

糖代謝では、CoAとピルビン酸から**アセチルCoA**ができ、これが**TCAサイクル**に入ります。また、脂肪代謝では、β酸化（脂肪の燃焼）によってCoAと脂肪酸の複合体からアセチルCoAができ、同じくTCAサイクルに入ります。

パントテン酸はまた、コレステロール、アセチルコリン、ステロイドホルモンの合成にも関わっています。

パントテン酸の作用（4-53）

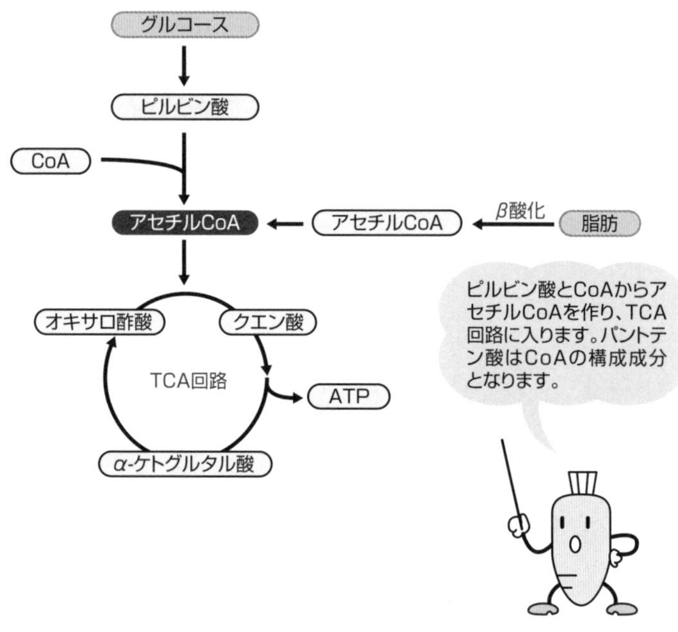

欠乏症

パントテン酸は広く動物性食品に含まれているため、欠乏は非常にまれです。欠乏すると、エネルギー代謝と脂質合成に障害が起こります。症状には、足の異常感覚、うつ状態、疲労感、不眠などがあります。

パントテン酸の必要量、欠乏症（4-54）

1日基準量	成人男性　6mg 成人女性　5mg
欠乏症	足の異常感覚、倦怠感、不眠、うつ状態

パントテン酸を多く含む食品

パントテン酸は動物性食品に広く含まれ、また腸内細菌によっても生成されているため、普通の生活では欠乏することはまずありません。欠乏症では、コレステロールの生成低下、成長の停止、体重の減少、脱毛、皮膚炎などが見られます。

パントテン酸を多く含む食品（4-55）

豚レバー、牛レバー

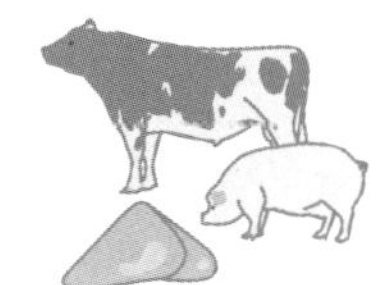

カレイ、ニジマス

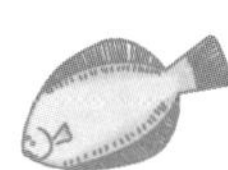

ウナギの蒲焼き

たらこ

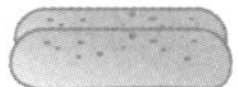

Column ベジタリアンの種類

肉を摂らない菜食主義者を**ベジタリアン**と呼んでいますが、ベジタリアンにも実は種類があります。菜食だけの人もいれば、菜食に加えて卵や乳製品を摂る人もいます。卵も乳製品も摂らない完全な菜食主義者は**ベーガン**といいます。

ラクト（乳製品）、オボ（卵）を摂る人については、それぞれこれらの言葉を付けて呼びます。たとえば、卵も乳製品も摂る人は「ラクト・オボベジタリアン」、乳製品だけの人は「ラクトベジタリアン」です。

4-14 ビオチン ―アトピー性皮膚炎に有効

ビオチンはビタミンHとも呼ばれています。最初は酵母などの微生物の成長因子として見つかりました。ヒトでは、腸内細菌叢からも作られるため、欠乏症はまれです。

ビオチンの作用と欠乏症

カルボキシル基を持つビオチンは、カルボキシル基を受け渡す酵素（**カルボキシラーゼ**）の補酵素として働いています。たとえば、糖の代謝ではピルビン酸カルボキシラーゼとアセチルCoAカルボキシラーゼの補酵素として働き、それぞれ糖新生（アミノ酸、脂肪、乳酸などからグルコースを作る経路）、脂肪酸合成（体内で糖などから脂肪を合

ビオチンの作用（補酵素として働く代謝経路）（4-56）

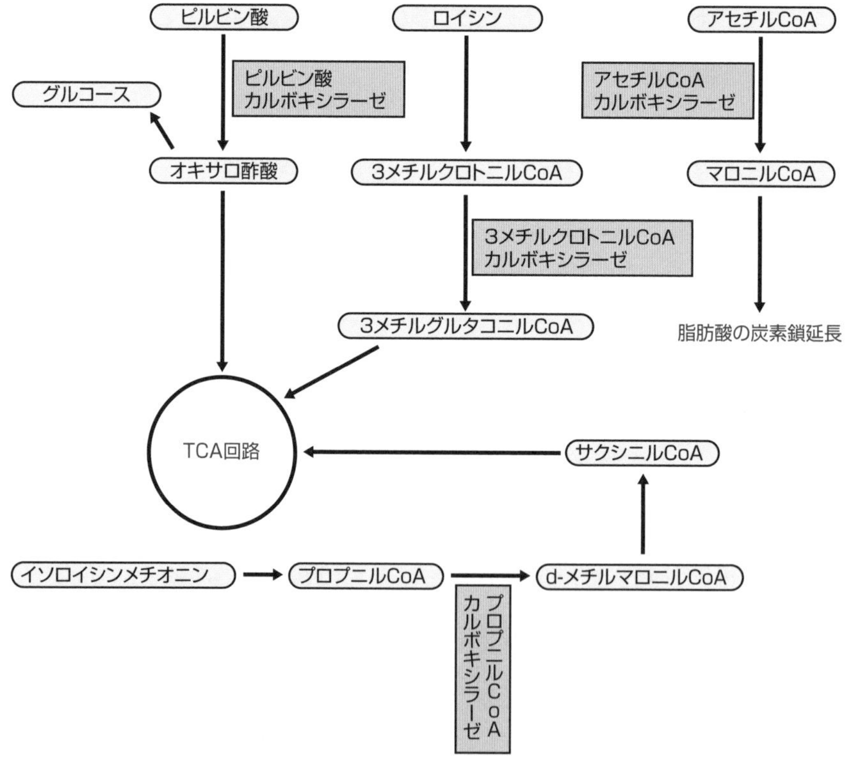

成する経路）に関与しています。このため、ビオチンには**高血糖**を改善する作用も報告されています。

また、ビオチンには、**ヒスチジン**の尿からの排泄を促進する作用があります。ヒスチジンは**ヒスタミン**の原料となる物質で、ヒスタミンは**アトピー性皮膚炎**の原因ともなる生理活性物質です。そのため、ビオチンが不足するとヒスタミンが増えて、脂漏性皮膚炎を起こします。逆に、こうした作用を期待して、ビオチンはアトピー性皮膚炎の薬として使われています。

その他、ビオチンが不足すると、髪の毛が抜けやすくなったり、白髪が増えたりします。

ビオチンを多く含む食品

ビオチンはいろいろな食品に広く含まれています。そのため、現在も**日本食品成分表**には掲載されておらず、摂取基準もはっきりとは決まっていません。

ビオチンが多い食品は、牛・豚・鳥のレバー、鰯（いわし）、ピーナッツです。ビオチンは、ビタミンB_6やパントテン酸と同様に腸内でも作られるため、欠乏症はまれです。ただし、抗生物質を長期間飲んでいる人は注意が必要です。

ビオチンの必要量、欠乏症（4-57）

1日基準量	成人男性　6mg
	成人女性　5mg
欠乏症	脂漏性皮膚炎、脱毛

ビオチンを多く含む食品（4-58）

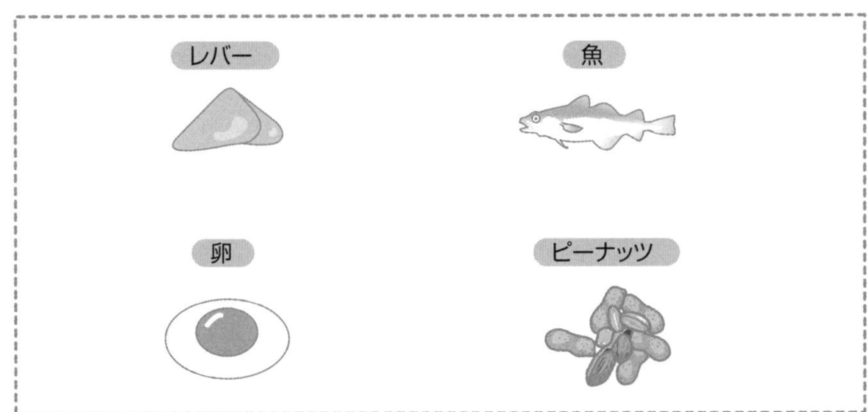

4-15 ビタミンC ―コラーゲンの合成に必要

ビタミンCの別名であるアスコルビン酸は、「抗壊血病作用をもつ酸」という意味です。ヒトを含む霊長類やモルモットは体内で作ることができませんが、多くの動物では生合成が可能です。

ビタミンCの構造

ビタミンCは水溶性ビタミンで、血液中では還元型の**アスコルビン酸**の形で存在しています。アスコルビン酸は電子を失いやすく、容易に酸化されて**デヒドロアスコルビン酸**（酸化型）に還元されます。そのためビタミンCは、体内で還元剤として働いています。

ビタミンCの作用と欠乏症

ビタミンCはその還元作用を利用して、コラーゲンの合成に関わる酵素の補酵素となったり、活性酸素を消去したりしています。

❶ タンパク質の合成

ビタミンCは、コラーゲンやカルニチンの合成反応において、酸化還元剤として働きます。そのため、欠乏するとコラーゲン生成が障害され、血管がもろくなって出血しやすくなります。極端な場合には、昔の傷跡から出血することさえあります。これが**壊血病**で、昔は新鮮な野菜や果物を摂らない船乗りたちにおそれられていました。

ビタミンC（アスコルビン酸）の構造（4-59）

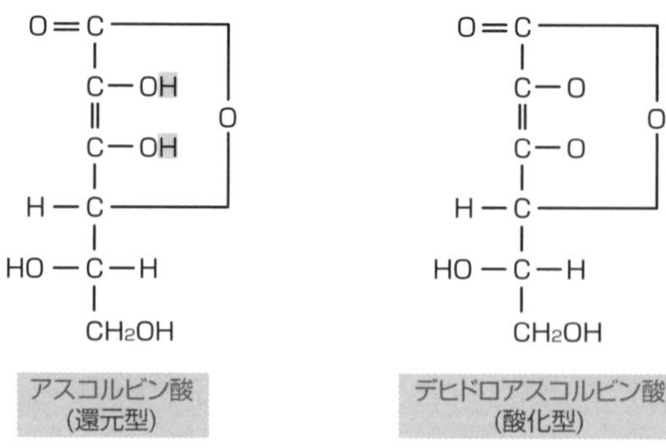

ビタミンCの作用（4-60）

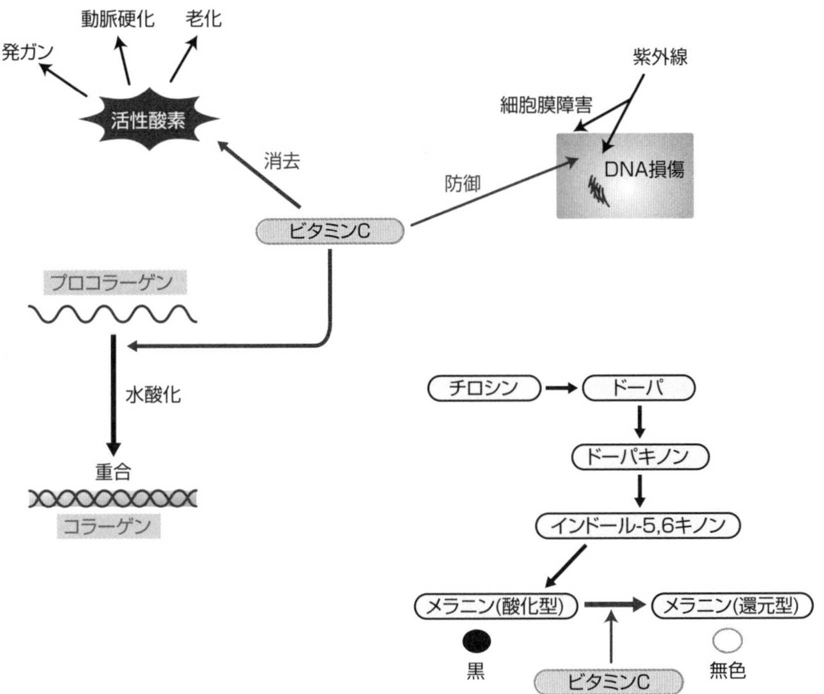

❷ 抗酸化作用

活性酸素は老化やガン、動脈硬化の原因となると考えられていますが、ビタミンCは還元作用を利用して活性酸素を消去し、こうした疾患を予防します。

ビタミンCやEなどの**抗酸化ビタミン**は、お互いが協力し合って作用を発揮しています。たとえば、細胞膜は多価不飽和脂肪酸で構成されていますが、フリーラジカルが膜を攻撃すると、多価不飽和脂肪酸は脂質ラジカルとなり、脂質ラジカルは**過酸化脂質**を生成します。過酸化脂質は、ガンや動脈硬化の原因物質です。

このときビタミンEは、脂質ラジカルに電子を一つ供与して、過酸化脂質の生成を防止します。電子を供与したビタミンEは、酸化ビタミンEとなって抗酸化作用を失いますが、ビタミンCによって再び抗酸化作用を持つビタミンEに再生されます。したがって、効率よく抗酸化作用を発揮するためには、ビタミンEとビタミンCを同時に摂る必要があります。

生体内での抗酸化作用（4-61）

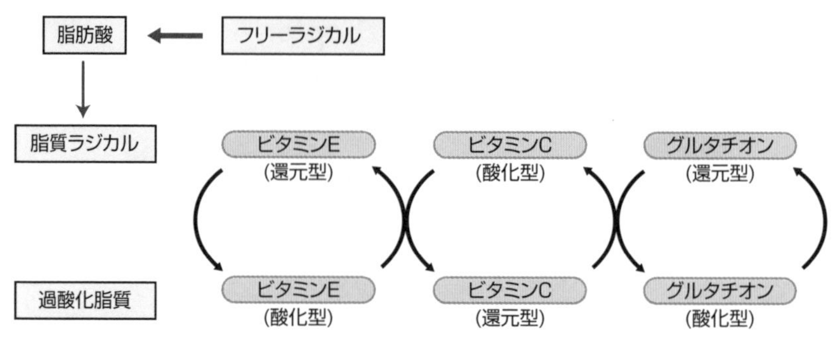

ビタミンCの必要量、欠乏症（4-62）

1日基準量	成人　100mg
欠乏症	壊血病 出血しやすい、傷が治りにくい

ビタミンCを多く含む食品

ビタミンCは果物や野菜に多く含まれています。しかし、調理方法によっては大幅に減ってしまうので注意が必要です。水溶性ビタミンは一般に、酸には強いけれど熱には弱く、炒めると消耗してしまいます。また、水に溶けるので、煮汁などに溶け出して無くなってしまいます。したがって、生で食べる果物やジュース、サラダなどがいちばん良い摂取方法といえます。

ビタミンCを多く含む食品（4-63）

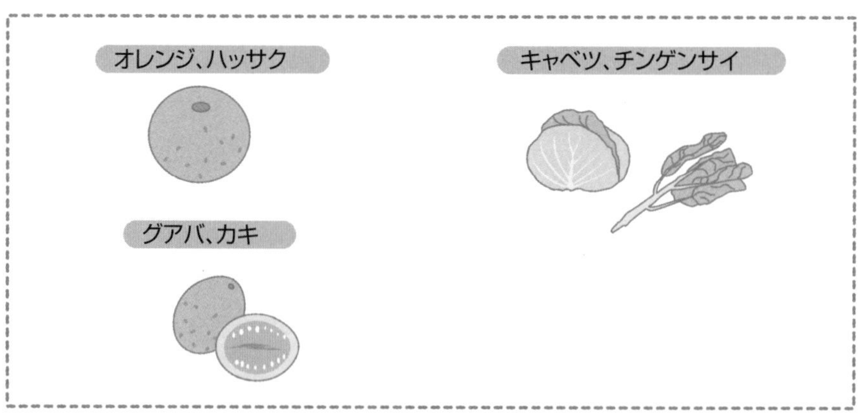

chapter

5

ミネラルのはたらき

ミネラルは無機質ともいい、種々の金属のことを指します。栄養学では生体に必要な無機質をミネラルと呼び、五大栄養素の一つとしています。欠乏症だけでなく過剰症も起こるので、多く摂ればよいというものではありません。

ミネラルは、具体的には、カルシウム（Ca)、リン（P)、マグネシウム（Mg)、ナトリウム（Na)、カリウム（K)、クロール（Cl)、鉄（Fe)、銅（Cu)、亜鉛（Zn)、セレン（Se)、マンガン（Mn)、ヨウ素（I)、コバルト（Co)、イオウ（S)、モリブデン（Mo)、クロム（Cr）……などです。

5-1 ナトリウム（Na）—体液量と深い関係をもつ

身近なミネラルである塩（NaCl）の話から始めましょう。「日本人は塩分を摂りすぎている」といわれますが、なぜ塩を摂りすぎるのでしょうか？ どうして摂りすぎるといけないのでしょうか？

体液量が多いと、高血圧や心不全になる

「高血圧を予防するために塩分を制限する」「心不全の治療のために塩分を制限する」ということは、皆さんもよく耳にすると思います。でもなぜでしょう？ 実は複雑な機構が関与しています。

体内の水分量（**体液量**）が多いと、心臓の拍出量も増えて、**血圧**が上がります。また体液量が増えると、心臓に帰る血液量も増えて、それに対処しきれなくなり、肺に血液がうっ滞して（**肺うっ血**）「息苦しい」などの**心不全**の症状が出てきます。体液量を減らすのなら水を減らせばよさそうですが、血圧の治療のために「水を減らしなさい」とはあまりいいません。その理由は**浸透圧**です。

ナメクジが縮むのは浸透圧

ナメクジに塩をかけると、縮んでしまうのをご存じでしょう？ ナメクジの中から水が出て行ってしまうからです。細胞膜はイオンの通過は制限していますが、水は比較的自由に通します。

水は濃度の低い方から高い方へ移動して、膜を挟む両側の濃度差をなくそうとしま

水は濃度の低い方から濃い方へ移動する（5-1）

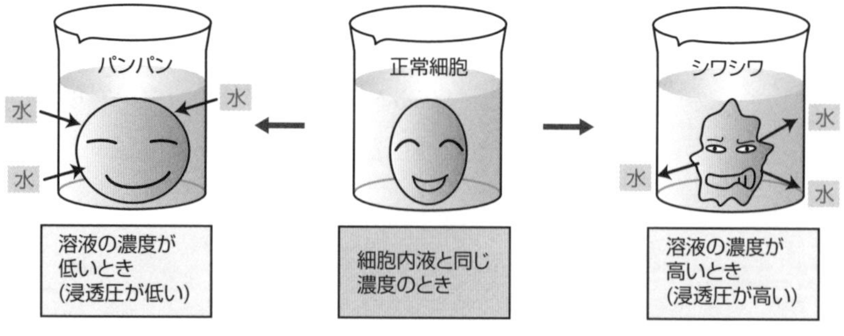

す。図を見てください（図5-1）。細胞を細胞内の濃度よりも薄い液（低張液）に入れると、細胞内と細胞外の濃度を一定にしようとして、水が細胞の中に入ってきます。そのため、細胞がパンパンにはれて、ひどい場合には破裂してしまいます。逆に、濃い液（高張液）に入れると、今度は細胞の中から水が移動して行って、細胞がシワシワになります。ナメクジの例は後者ですね。この水を引き留める力、あるいは引き寄せる力を**浸透圧**といいます。浸透圧は水に溶けているイオンや糖などの分子の数によって決まります。

塩を摂りすぎると体液量が増える

図に血液に溶けているミネラル等の割合を示します（図5-2）。比較として海水も示しています。血液と海水は成分の割合がよく似ていて、どちらも陽イオンはナトリウム（Na^+）が、陰イオンはクロール（Cl^-）がほとんどを占めています。つまり、塩（NaCl）がかなりの部分を占めているのです。したがって、血液の浸透圧を決めているのは、主に**塩**（**NaCl**）ということができます。

塩分を摂ると血清ナトリウム濃度が上昇しますが、この情報はすぐに脳の中枢に伝わり、喉の渇きを起こして飲水行動を起こします。同時に脳の中枢は、**バソプレッシン**（抗利尿ホルモン）を分泌して、尿量を減らす命令も出します。こうして体液量を増やして、血清のナトリウム濃度を元に戻そうとするのです。つまり塩を摂ると、血清のナトリウムの濃度が上がるのではなく、体液量が増えるのです。

Column　血中濃度と血清濃度—血液成分の表し方

血液を試験管に入れて遠心器で分離すると、凝固した沈殿物（**血餅**）と、上清の液体（**血清**）に分かれます。血餅は細胞成分（赤血球、白血球、血小板）と、フィブリンなどの線維素から成ります。分離する前の血液を**全血**ということもあります。

抗凝固剤などを入れたり、カルシウムを除いて採血したりすると、血液が凝固しません。この血液を遠心分離すると、血餅には凝固塊が含まれません。このときの上清を**血漿**といいます。すなわち、血漿は全血から細胞成分を除いた液体です。

ナトリウムなどのミネラルの濃度は通常、「血中ナトリウム濃度」とはいわず、「血清ナトリウム濃度」と血清の値で表現されます。逆に、浸透圧の場合はタンパク成分も入るため、「血清……」とはいわず、「血漿……」と表現されます。血液成分の割合などを表すときは、血液、血清のどちらでもよいときと、どちらかにしなければいけないときがあります。

単に水を飲んでも、浸透圧を一定に保とうとする作用が働いて、時間が経つと尿に出てしまうので、体液量は増えません。体液量を決めるのは、水分摂取よりも塩分摂取なのです。したがって、塩分を制限すると体液量が減って血圧が下がり、心不全の治療にも効果があるということになります。

海水と血清は似ている（5-2）

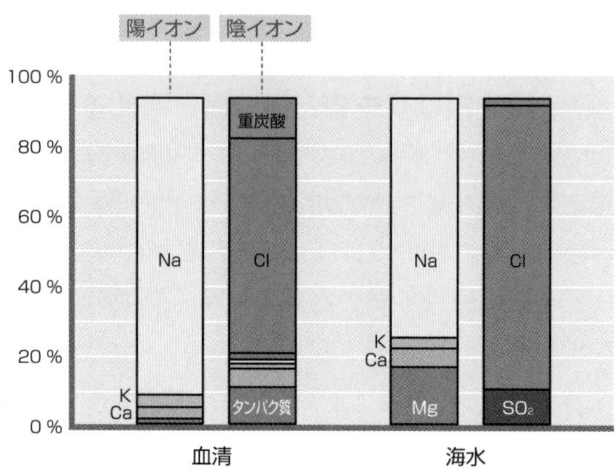

濃度は海水の方が濃く、血液の濃度は海水と淡水が混ざり合うぐらいのところに似ています。

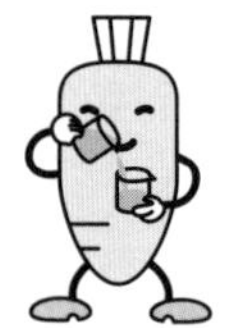

Column 塩分（NaCl）を摂ると、クロール（Cl）はどうなるの？

塩分（NaCl）を摂るとナトリウム（Na）が上昇するといいましたが、クロール（Cl）はどうなるのでしょう?

液体中ではNaとClが分離しているので、塩分（NaCl）を摂ると、ナトリウムだけでなくクロールの濃度も上昇します。ただ、血清中のクロールは重炭酸イオン（HCO_3^-）と交換されるため、ナトリウムほど濃度は上がりません。クロールも濃度上昇にある程度は貢献していますが、貢献度はナトリウムの方が大きいのです。ですから、教科書でも通常はナトリウムだけで説明しています。

ナトリウムを調節する体内システム

ナトリウムは私たちの体内に、体重1kgあたり約1.4g存在しています。このうち約50%は細胞外液中に、40%は骨に、10%は細胞内液中にあります。

摂取したナトリウムは、ほぼ全量が**小腸**から吸収されます。そして毎日、摂取量とほぼ同じ量のナトリウムが、クロールとともに**尿**から排泄されます。一部は、**汗**などの分泌物からも排泄されます。このナトリウムの排泄を調節しているのが、**レニン－アンギオテンシン－アルドステロン系**といわれる一連のホルモンです。

図5-3に示すように、血液は腎臓の**糸球体**（しきゅうたい）という部位で濾過され、1日1,500gのNaClがいったん尿（原尿）中に排泄されます。しかし、このほとんどは**尿細管**（近位尿細管、遠位尿細管、集合管）で再吸収され、血液に戻ってきます。残りの10～15g、すなわち1日に摂取したNaClとほぼ同じ量のNaClが尿に排泄され、体外へ出されます。

レニンという酵素は、アンギオテンシノーゲンをアンギオテンシンⅠというペプチドに分解します。アンギオテンシンⅠは、組織中に存在する分解酵素（アンギオテンシ

食塩の体内での収支（5-3）

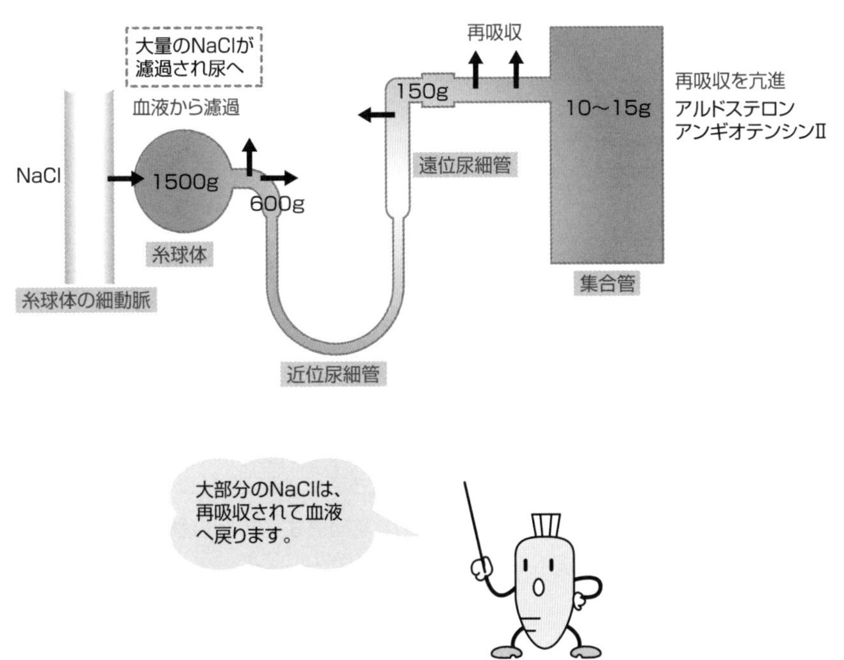

レニン・アンギオテンシン・アルドステロン系（5-4）

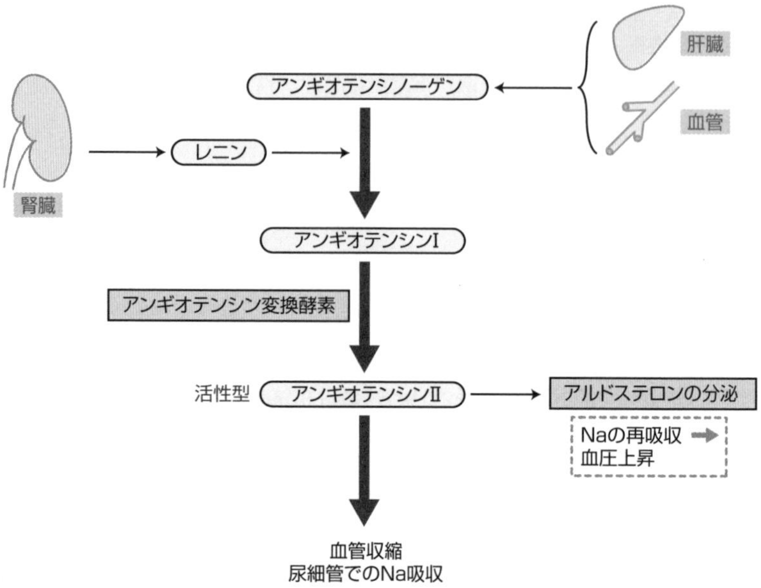

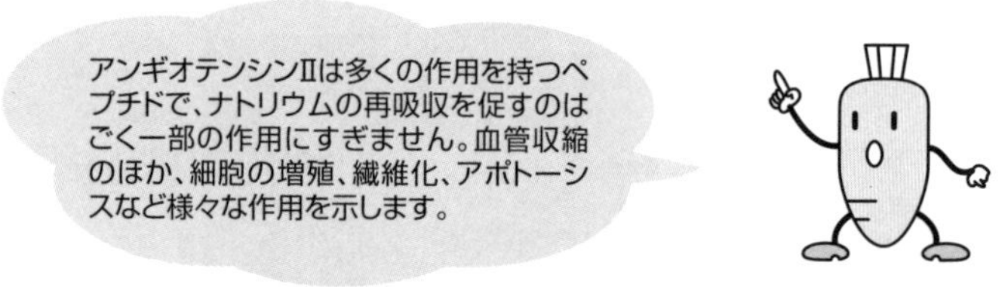

ン変換酵素）によって、活性の高い**アンギオテンシンⅡ**に変わります。アンギオテンシンⅡは、尿細管に働いてナトリウムの再吸収を促進します。またレニンは、副腎に作用して、**アルドステロン**の分泌も高めます。アルドステロンも尿細管の一部（集合管、遠位尿細管）に働いて、ナトリウムの再吸収を促進します。

アンギオテンシンⅡとアルドステロンは、血中のナトリウムの量を増やして浸透圧を高め、体液量を増やして血圧を上昇させる働きもあります。これらのホルモンの作用を抑える薬は、血圧の薬として非常によく使われています（アンギオテンシン変換酵素阻害薬、アンギオテンシン受容体拮抗薬、抗アルドステロン薬など）。

ナトリウムの働き

ナトリウムは体液の浸透圧を維持し、それによって体液量を維持しているわけですが、その他にも、いろいろな働きをしています。

細胞外のナトリウム濃度は、細胞内よりもかなり高くなっています（**濃度勾配**）。そのため、何らかの刺激で細胞膜にあるナトリウムを通す穴（**チャネル**）が開くと、ナト

活動電位（5-5）

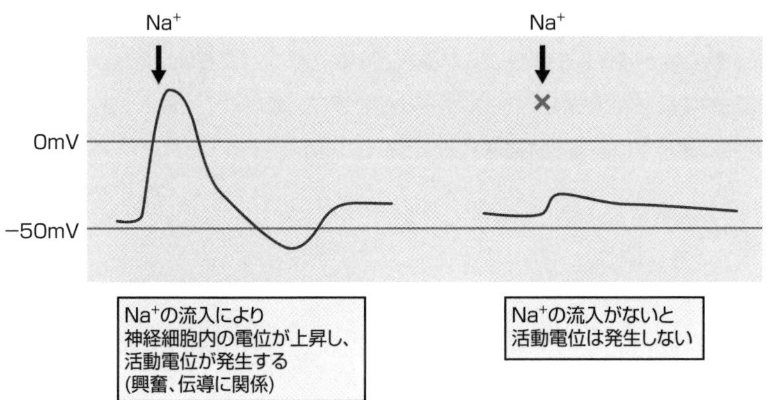

Column チャネルと細胞内の電位

細胞膜は脂肪の二重の層から成っており、ナトリウムなどのミネラルは自由に通過することはできません。ミネラルの通過は、**イオンチャネル**という脂質膜に存在するタンパク質の穴によって行われています。

神経細胞や心筋細胞の細胞内は、通常（制止時）は負の電位を示していますが、これはナトリウムによるものではありません。ナトリウムのチャネルは、制止時は完全に近いくらい閉じていて、ナトリウムは電位形成に貢献していないのです。制止時は、イオンの中では**カリウム**がいちばん通りやすくなっています。つまり、膜電位に貢献しているのは主にカリウムであり、カリウムの濃度の差によって負の電位が生じているのです。

細胞内にナトリウムが大量に入ると**活動電位**が生じます。しかし、多くの細胞は電位の上昇に対抗するシステム（Large conductance：カリウムチャネルなど）を持っていて、実際に活動電位が生じるのは、神経細胞と筋肉細胞ぐらいのものなのです。ただ、活動電位を生じなくても電気的勾配と濃度勾配があるため、通る道があれば、ナトリウムは中へ入ろうとします。糖やアミノ酸などの輸送は、この力を利用して行われているわけです。

リウムが勢いよく細胞内へ流入します。また、神経細胞や心筋細胞などは、細胞内が通常（制止時）負の電位を示しています（**電気的勾配**）。そのため、陽イオンであるナトリウムは細胞内に引き込まれやすくなっています。

このナトリウムの濃度勾配と電気的勾配による駆動力を利用して、細胞はいろいろな働きを行っています。神経細胞や心筋細胞などは、ナトリウムが細胞内に流入すると細胞内の電位が上昇して（**活動電位**）、興奮したり情報を伝導したりします（図5-5）。ちなみに、局所麻酔薬はナトリウムの流入を抑制することによって、神経の興奮や伝導を抑制して痛みを感じさせなくします。

また、第2章で紹介した糖やアミノ酸などの輸送タンパク質は、ナトリウムの濃度勾配と電気的勾配を利用して、エネルギーを使わずに、糖やアミノ酸をナトリウムと一緒に細胞内に運んでいます（**共輸送**）。

Column 塩の歴史

昔は、塩は非常に貴重なものでした。日本では1985年まで、政府が管理する日本専売公社で売っていたくらいです。日本専売公社（Japan Tobacco and Salt Public Corporation）は、現在の日本たばこ産業株式会社（JT）の前身となった公共企業体です。英名が示すように、タバコと塩を管理していました。給料を示すサラリー（salary）は塩（Salt）が語源です。昔は給料が塩で払われていたときがありました。

「敵に塩を送る」という言葉は、戦国時代の話が語源です。武田信玄の領地は内陸部であったため、塩が不足していました。そのため、仇敵であった上杉謙信が、武田信玄に塩を送ったという話です。塩分を摂らないと、血圧が上がらないので、力が入らなくなります。低血圧の人は朝起きにくく、起きても体がだるいという症状を訴えます。極端になると、立ち上がることもできなくなります。これでは、戦争どころではありません。仇敵にまで塩を送るという行動は、上杉謙信がいかに義を重んじる武将であったかわかります。

私たちのような陸生動物の祖先は、海から陸に上がるときに、海の環境を体内に封じ込めました。それが細胞の周りや血管の中にある体液です。この海の環境を守るために、すなわち、ナトリウムをできるだけ体内に保つために、進化の過程で動物はいろいろなしくみを獲得しました。ホルモン（アンギオテンシンII、アルドステロン）等による機構で、少ない塩分でも生命を維持できるシステムです。そのため、現代のように自由に塩分を摂ると、ナトリウムが体内に貯まって、血圧の上昇をきたすことになってしまったのです。進化の歴史においては、塩分の過剰摂取というようなことは想定外だったのかもしれません。

ナトリウムと高血圧の関係

現代の私たちにとって、ナトリウムは**血圧**との関係がとくに重要です。ナトリウムの過剰摂取で体内の水分量（体液量）が増えると、血圧が上がります。高血圧は**脳卒中**の大きな原因の一つで、中でも脳出血との関係が深いとされています。日本人の死亡原因は、1970年頃まで脳卒中が第1位でした。とりわけ東北地方の人は、塩を摂る量が多いため高血圧患者も多く、脳卒中（とくに脳出血）が多発していました。近年、血圧コントロールの重要性が認識されるようになり、わが国では塩分の制限がいわれるようになってきました。また最近では、血圧を下げる良い薬（**降圧薬**）もいろいろ開発されて、脳卒中は減ってきました（ただし、脳卒中は脂質異常症や糖尿病などもその原因となるため、現在でも死亡原因の第2～3位ぐらいにあります）。

塩分の摂りすぎが血圧の上昇に関係することは知られてきましたが、それでもまだまだ摂取量が多いのがわが国の現状です。わが国では一日に平均で13g摂っています。WHOや日本の高血圧学会は、心臓病（高血圧）の予防のためには、6g以下に減らすべきであると勧告しています。日本食は洋食に比べてバランスがよく、また脂質が少ないなど良いところが多いのですが、この塩だけは問題があります。味の少ない白米を主食とする私たち日本人にとっては、塩味は口に合っているのかもしれません。

心不全と塩分制限

ナトリウムの過剰摂取で体内の水分量（体液量）が増えると、心臓に帰る血液量も増え、それに対処しきれなくなって**心不全**が起こります。心不全になると心臓の機能が低下して、血液を充分に拍出できなくなります。また同時に、心臓の手前側に血液のうっ滞が起こります。うっ滞が肺に起こったものが**肺うっ血**で、こうなると呼吸困難が起こってきます。静脈に起こると、浮腫や肝臓の腫れなどが起こります。

このとき循環血液量を減らすと、肺に帰ってくる血液量も減るので、うっ滞症状は軽減されます。心不全の治療に用いられる**利尿薬**は、尿量を増やすことにより、体液全体を減らして、循環血液量を減らす目的で使われます。塩分の制限も同じように、体液量を減らし、心不全を改善します。軽い心不全患者では、とくに水分の摂取は制限せず、塩分を一日6g以下にするように指示されます。重症の心不全では、水分の制限も行われ、塩分の制限も厳しくなります。体液量（体内の水分量）を減らすには、水分の制限よりも塩分の制限の方が有効であるということがわかると思います。

塩分制限はこのほか、いろいろな原因（肝不全、腎不全）で起こる浮腫に対しても行われています。

心不全（5-6）

心臓をポンプ、血流を川の流れにたとえると……

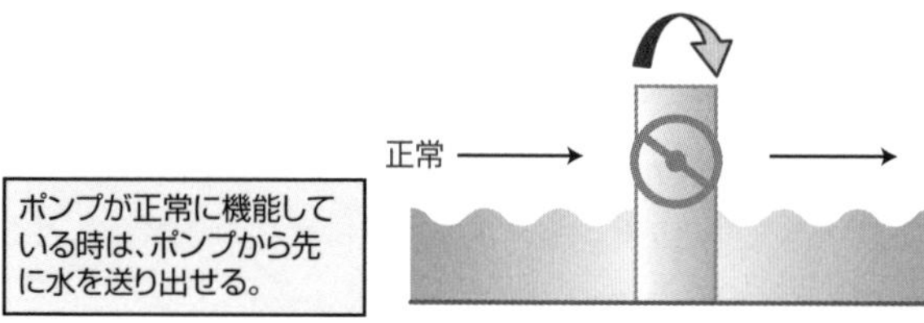

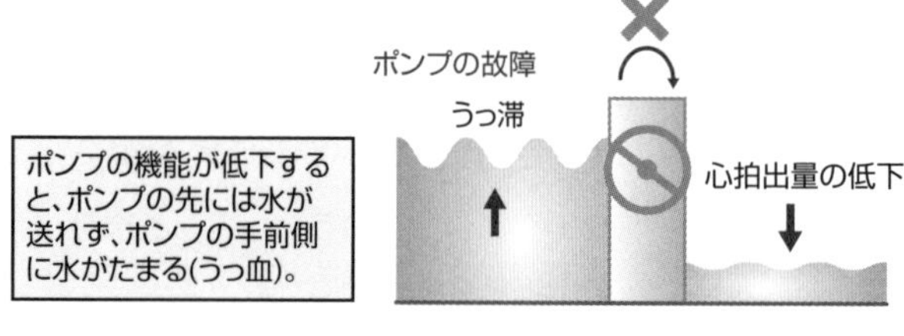

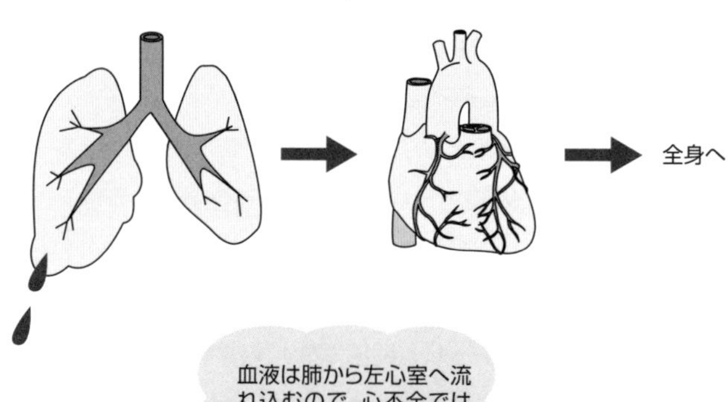

血液は肺から左心室へ流れ込むので、心不全では肺うっ血が起こります。

■■ 塩分を制限するためには？ ■■

塩分を制限するためには、いろいろ工夫が必要です。まず、薄味に慣れることが大事です。塩や、塩が多く含まれるショウユやミソなどをあまり使わないようにします。また、ハム、ちくわ、干物、漬物などの加工食品には塩分が多いことを覚えておいてください。自然のままの食品には、塩はあまり入っていません。外食は一般に味が濃く、塩分が多いようです。それから、塩を減らすためには、レモンやカボスなどで味つけするのもよいと思います。筆者は徳島の出身なので、スダチを使っています。

高温多湿の環境下で長時間運動や労働を行うと、汗をたくさんかいて塩分と水分を多く失い、ナトリウム不足による症状が出ることがあります。食欲不振、吐き気などが起こり、さらに脱水が著明になると**熱射病**になって生命に危険を及ぼす状態になります。また、このときにナトリウムを補わずに水だけを補うと、筋肉のけいれんが起こりやすくなり、疲労感が強くなります。

Column 草食動物はナトリウムが不足する

高級料亭に行くと、店の前に塩が置いてあります。これは平安時代の名残といわれています。当時は貴族が牛車で移動していると、牛が塩を欲しがって塩の前で止まることから、客を呼ぶために置かれていたといわれます。

ナトリウムは血液中には多く含まれていますが、細胞中にはほとんど含まれていません。したがって、植物にはナトリウムがあまり含まれておらず、草食動物はナトリウムが不足してきます。そのため、牛は塩を積み上げておくと、その前に止まってなめようとします。昔は、塩は貴重でなかなか手に入らなかったため、動物は塩を多く摂ってためておこうという本能が備わっているようです。他方、肉食動物は血液も一緒に食べるので、とくに塩分を補給する必要はありません。

5-2 クロール（Cl）—血液中で一番多い陰イオン

クロールは食塩（NaCl）あるいは塩酸（HCl）の構成成分としてよく知られていますが、生体内で実際にどのように働いているのかを知っている人は少ないと思います。強い漂白作用や殺菌作用をもつため、工業的にはパルプ、衣類の漂白剤、水道水やプールの殺菌剤として使用されています。

クロールの生体内での作用

クロールはナトリウム（Na^+）などの陽性の元素や原子団と結合して**塩化物**として存在しています。生体内では細胞外液に70％、細胞内液に30％含まれており、血液中の陰イオンの中ではいちばん多い成分です（約3.5g/L＝100mEq/L※）。ちなみに、次に多い陰イオンは重炭酸イオン（HCO_3^-）です。

体液区分中の電解質組成（5-7）

mEq/L		細胞外液		細胞内液
		血　漿	組織間液	
陽イオン	Na^+	142	144	15
	K^+	4	4	150
	Ca^{2+}	5	2.5	0.001
	Mg^{2+}	3	1.5	27
	計	154	152	194
陰イオン	Cl^-	103	114	3
	HCO_3^-	27	30	10
	HPO_4^{2-}	2	2	100
	SO_4^{2-}	1	1	20
	有機酸	5	5	−
	タンパク質	16	0	61
	計	154	152	194

細胞外液ではNaが一番多い陽イオン

細胞内液ではKが一番多い陽イオン

細胞外液ではClが一番多い陰イオン

※赤色は、それぞれの部位で主要なイオンを赤で示しています。

※ **mEq/L** 「ミリイクイバレント」と読む。イオン化した量を示す単位。

❶ 酸－塩基平衡の維持

クロールは、体内のいわゆる**酸－塩基平衡の維持**に貢献しています。HCl は非常に強い酸（強酸）ですが、炭酸（H_2CO_3）は弱酸です。私たちの体内では、クロールイオン（Cl^-）と HCO_3^- の比率を調整することで、血液中の pH を一定にしています。Cl^- が増え HCO_3^- が減ると酸性になり、Cl^- が減り HCO_3^- が増えるとアルカリ性になります。

また、クロールはナトリウムと共に**浸透圧**の調節も行っています。

Column 嚢胞性線維症（のうほうせいせんいしょう）

クロールを輸送するクロライドチャネルが先天的に障害された**嚢胞性線維症**という疾患があります。白人には多いけれど、日本人では非常にまれな疾患です。主に膵臓と肺の分泌液が低下することにより、症状が出てきます。

膵臓からは消化酵素が分泌されており、これが低下すると消化ができなくなります。しかしこれについては、消化酵素を与えることで、ある程度対応ができるようになりました。一方、肺の気道粘膜からは、気道をなめらかにし、異物を喀痰（かくたん）として吐き出すために粘液が分泌されます。この病気では、この粘液の粘り気が強くなり、細い気道をふさいで炎症を起こします。そして肺炎をくり返し、若くして亡くなることが多いのです。

2022年に日本ハムの監督になった新庄剛志選手のお話をします。日本ハムが優勝した2006年に、あるテレビ番組でこの病気を報道した番組を見たので紹介します。ある女の子がこの病気にかかり、肺を移植する以外に助かる道はないと診断されて、長い入院生活を送っていました。女の子は日本ハムの新庄選手の大ファンだったので、新庄選手が見舞いに行くことになりました。見舞いに来た新庄選手が明るく振る舞うのを見て、女の子は最高の笑顔を見せました。新庄選手は彼女のために「明日ホームラン打つ!」と約束し、本当にホームランを打ちました。

「優勝してください」という女の子に、新庄選手は「戦力からすると、とても無理だ……」と思いましたが、肺の移植手術のためにアメリカに出発する女の子のために「日本ハムを優勝させる」と決意したそうです。その後、女の子はアメリカへと旅立ちましたが助からず、19歳の若さで他界しました。新庄は引退を決意した年に、女の子の願いを叶えるために、自ら宣言して北海道日本ハムを優勝へと導きました。日本ハムの優勝の裏に、こんな涙の物語があるとは知りませんでした。また、それまで軽い性格と思っていた新庄選手に、こんな物語があったことも知りませんでした。

文章だとうまく伝えることができませんが、私はこの原稿を書きながらドキュメンタリーを思い出して、涙が止まりませんでした。クロールの話から新庄選手の話になりましたが、消化液、粘液、その他の分泌液の分泌にクロールが関係していることのお話でした。

❷ 分泌液の構成成分

クロールのもう一つの大きな働きは、**胃酸**の構成成分になることです。クロールは胃の壁細胞から分泌されて、胃の中を強い酸性にしています。こうして食物中の細菌などを殺して、体を感染症から守っています。

その他、クロールは気道、消化管における分泌と関係が深く、クロールを分泌することにより、ナトリウムと水を引き連れて一緒に**粘液**として分泌します。

❸ 分泌液の産生

いろいろな体液の分泌には、クロールイオンがまず最初に関与しています。少し複雑ですが、クロールを輸送するチャネル（**クロライドチャネル**）による、体液分泌のメカニズムを示します（図 5-8）。

まず、何らかの刺激がクロライドチャネルに伝わると、クロライドチャネルが開きます（❶）。すると、クロール（Cl^-）が細胞内から細胞外へ流れ出しますが、このとき細胞内の電気的なバランスをとるために、一緒にナトリウム（Na^+）を引き連れて行きます（❷）。すると、細胞内の浸透圧が下がるため、水が細胞外へ流れ出ます（❸）。

クロールチャネルによる分泌のメカニズム（5-8）

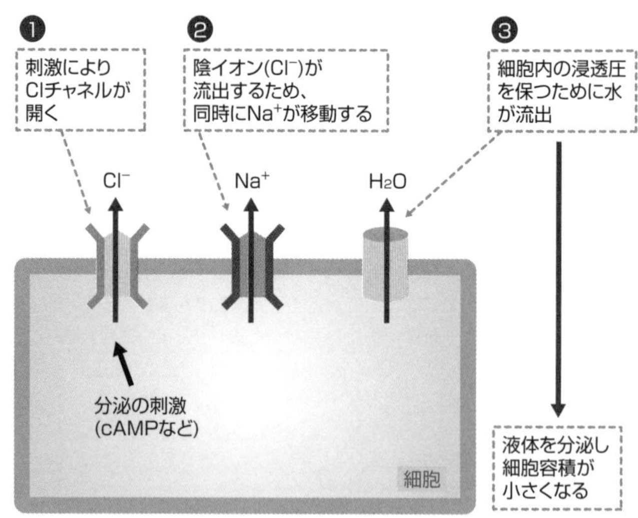

分泌液は水に種々の物質が含まれてたもので、たとえば消化液は水に電解質や消化酵素などが含まれたものです。したがって、いろいろな分泌液の産生には、まず水の流れを作るクロールイオンが最初に関与しているのです。

クロールの欠乏症

クロールはナトリウムともに食塩に含まれているため、欠乏を起こすことはまれです。クロールが低下する病気も多くはありませんが、いちばん多いのは嘔吐です。クロールの多く含まれた胃液を体外へ出してしまうために起こります。このときの治療には、生理食塩水の点滴が用いられます。

Column 胃潰瘍のいま、むかし

胃潰瘍の際の食事は、香辛料やカフェインなど刺激の多いものや、硬いものや消化の悪いものを避ける、ミルクなどを飲んで粘膜を保護する、などといろいろありました。しかし、こうして気をつかっていても、大出血したり、中には胃に穴が開いて腹膜炎を起こしたりする人がいました。胃潰瘍が治らないため、胃の手術をする人も少なくありませんでした。

しかし最近は、胃酸の分泌を強力に抑える**プロトンポンプ阻害薬**という薬が開発され、胃潰瘍は薬でほぼ完全に治療することができるようになって、手術をする人はほとんどいなくなりました。それなので、「胃の手術をした」というと、潰瘍よりもガンを疑うくらいです。もう一つ、胃潰瘍の治療に効果を上げているのは、抗生物質などによる**ヘリコバクター・ピロリ**の駆除です。こうした治療方法が登場して、胃潰瘍は薬で治る病気になりました。

5-3 カリウム（K）—細胞内に一番多いイオン

カリウムも日常あまり耳にすることがないミネラルです。しかし、細胞内にはカリウムがたくさん含まれています。カリウムは増えすぎても、足りなくなっても、致死的な不整脈が出現し、突然死を起こすことがあります。

カリウムの代謝

カリウムは体重1kg当たり約2g存在します。細胞外液中にはナトリウムが多いといいましたが、細胞内液中にいちばん多いイオンはカリウムです。98％が細胞内に、2％が細胞外液中に存在しています。このように細胞外のカリウム濃度は細胞内の濃度に比べると非常に低く、30分の1程度です。

細胞の膜電位の形成（5-9）

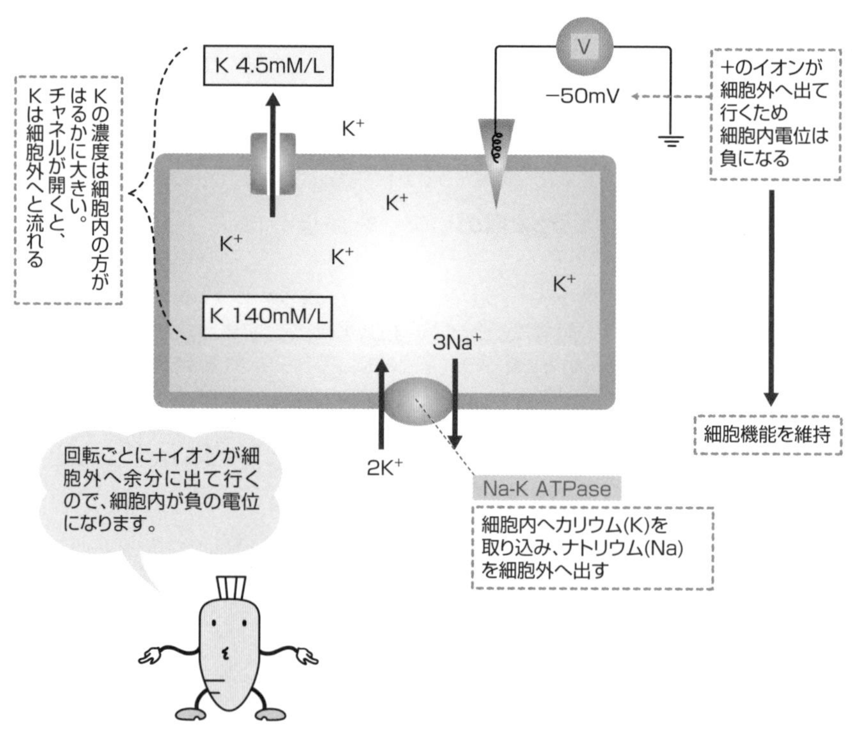

生物はこの濃度差を維持するために、**ATP**のエネルギーを使ってナトリウムを細胞外にくみ出し、代わりにカリウムを細胞内に取り込んでいます。これは**Na-K ATPase**というポンプによって行われています。このポンプは、細胞内のNa^+イオンを3つ外に出し、細胞外のK^+イオンを2つ細胞内に取り込みます。こうして陽イオンが一つ減るので、細胞内には負の電荷が生じます（図5-9）。

このように、ポンプの働きによって、カリウムの濃度勾配が作られ、細胞膜をはさんだ電気的な勾配が作られて、**膜電位**（細胞内が細胞外と比べて陰性になる）が生じています。細胞はこの膜電位およびナトリウム、カリウムの濃度差を利用してさまざまな機能を果しています。したがって、ATPのエネルギーがなくなると、ポンプが動かなくなって膜電位が生じなくなり、身体機能が低下するのは、このポンプの働きが悪くなるためです。

カリウムはどんな食品に含まれているか？

カリウムは、肉、魚、木の実、穀物などすべての食物に含まれています。カリウムのとくに豊富な食物として、かんきつ類やバナナが推奨されていますが、実はほかにも高い食物はたくさんあります。たとえば、トマト、アンズ、マスクメロンは、かんきつ類やバナナよりカロリーあたりのカリウム含有量は多くなっています。また、ジャガイモにはとくにカリウムが多く含まれています。

Column　血液中のカリウム濃度

血液中のカリウム濃度は比較的狭い範囲に保たれています。これが異常に高くなると（**高カリウム血症**）心停止が生じ、低くなると（**低カリウム血症**）致命的な不整脈や筋肉の麻痺、腎障害が生じます。

嘔吐と**下痢**は、低カリウム血症のいちばんの原因です。「イエスタデイ・ワンスモア」という曲で有名なカーペンターズのカレンさんは、神経性食思不振症（拒食症）でした。嘔吐、下痢を繰り返し、低カリウム血症になっていたと考えられています。そのため、不整脈により突然死しました。神経性食思不振症の突然死は、低カリウム血症が大きな原因です。

また最近では、看護師が間違えて点滴内にカリウムを投与したために、患者が高カリウム血症になって心臓が停止し、死亡するという事故がありました。この看護師は訴えられて、看護師の資格も失うことになりました。このように、カリウム濃度は多くても少なくても命に関わるのです。

カリウム摂取量の血圧に対する影響

高カリウム食が血圧を下げることは、多くの研究で明らかにされています。たとえば、ブラジルに住むヤノマモ・インディアンは、食塩摂取の文化を持っておらず、代わりに非常に多くカリウムを摂っています。私たちは加齢と共に血圧が上昇しますが、彼らは上昇しません。また、**DASH食**（Dietary Approaches to Stop Hypertension：高血圧にならないようにする食事）では果実や野菜、低脂肪乳製品を多く摂ることを勧めていますが、この食事により実際に血圧は低下します。このように、血圧とカリウム摂取量は逆比例します。

カリウムが血圧を低下させるのは、カリウムが**Na-K ATPase**の活性を刺激するからです。カリウムがたくさんあると、このポンプがよく働いて、細胞内の電位がマイナス側に移動します。細胞内の電位がマイナス側に移動すると、**カルシウムチャネル**が開きにくくなって、カルシウムの細胞内への流入が抑制されます。細胞内のカルシウムが低下すると、血管の収縮が抑制されます（5-4節参照）。

また、カリウムはカルシウムの交感神経細胞内への流入を減らします。交感神経細胞内のカルシウムが低下すると、**ノルアドレナリン**の分泌が抑制され、血管の収縮が抑制されます。

Column　アンギオテンシン受容体拮抗薬ではカリウムが高くなる

血圧を下げる薬として、わが国で最も多く使われている薬剤は**アンギオテンシン受容体拮抗薬**です。この薬には、心臓や腎臓の保護作用もあります。副作用には、高カリウム血症があります。

アンギオテンシンはアルドステロンの分泌を増します。アルドステロンは腎臓でのカリウムの排泄を行っています。このため、アンギオテンシンの作用を抑制するこの薬剤は、高カリウム血症を起こします。本文中に述べたように、高カリウム血症ではいろいろな合併症が起こります。しかしアンギオテンシン受容体拮抗薬は、心臓病、腎臓病には非常に良い薬で、ぜひ使いたい薬です。「続けたいけど、副作用が心配だ」というジレンマが起こります。

この解決策として一般的には、アンギオテンシン受容体拮抗薬の効果は大きいためそのまま使い、その代わりに食事のカリウムを制限したり、カリウムを下げる他の薬剤（サイアザイド系利尿薬）を用います。「薬の副作用を軽減し、薬の効果を最大限にする」ための食事療法というのも、これからの時代には必要となります。

食事療法で高血圧症を治療するときは、ナトリウムを制限します。しかし、ナトリウムの制限が難しいときは、カリウムの増量の方が簡単であり、受け入れられやすいかもしれません。

腎不全とカリウム

余分なカリウムは毎日、腎臓から尿中に排泄されています。したがって、重篤な腎不全になると、カリウムを排泄できなくなって、高カリウム血症になることがあります。そこで、高カリウム血症がある腎不全の患者は、カリウムの多い食品を減らさなければなりません。

カリウムは多くの食品に含まれているので、減らすには少し工夫が必要です。野菜や果物を減らせばよいのですが、これらの食品にはビタミンやミネラルなどの栄養素も多く含まれています。したがって、これらの食品をある程度摂りつつ、カリウムを減らす必要があります。幸いにも、野菜は煮ると煮汁にカリウムがしみ出してきます。煮汁を捨てることで、カリウムを低くすることができます。また、缶詰ではカリウムが果実から溶液中に出てしまい、カリウムの含量が減ってきます。このような工夫をすれば、カリウムを少なくすることができます。米についても、カリウムを少なくしたものが売られています。

Column

インスリンと血清カリウム濃度 — Na-K ATPase の作用

高カリウム血症は、命に関わる深刻な病態です。カリウム値を下げるために、尿や腸管からカリウムの排泄を促進する薬剤が使われますが、薬剤より効果が速く強力な方法がインスリン+グルコースの点滴です。

図5-9に示したように、Na-K ATPaseという、ナトリウムを細胞内から放り出し、カリウムを細胞内に取り込むポンプがあります。インスリンは、このポンプの働きを活性化します。血中のカリウムを細胞内に取り込むことで、血中のカリウム値を下げるのです。ただし、インスリンだけを投与すると低血糖が起こるため、グルコースと一緒に投与します。

血糖値が非常に高い場合、これを下げるためにインスリンを大量に投与することがあります。このようなとき、インスリンによりNa-K ATPaseが活性化されて、低カリウム血症が起こります。低カリウム血症も、重症になると心室細動という致死的な不整脈を起こします。そのためインスリンを大量に使用するときには、カリウムも補充しないといけません。

5-4 カルシウム（Ca）—骨に大事なだけでなく……

カルシウムは最も日本人に不足しているミネラルです。厚生労働省の定める1日の必要量は700mg（これは最低限）ですが、2000年の調査では、日本人が摂取している量は550mgしかありませんでした。カルシウムは骨や歯に多く含まれて硬い構造を作るだけでなく、生命現象の多くの過程に関与しています。

カルシウムの代謝

体内には、おおよそ1kgのカルシウムが含まれています。このうち99%は**骨**に存在し、残りの1%は細胞内に、約0.1%は血液中に含まれています。骨はカルシウムの貯蔵庫であり、血清カルシウム濃度を調節しています。カルシウムは筋肉の収縮や細胞内の情報伝達など、生体内で非常に重要な働きをしています。

血清カルシウム濃度は、8.8～10.0mg/dlという非常に狭い範囲に調節されており、高くなっても低くなっても様々な異常が起こってきます。低くなると**テタニー**というけいれんが起こり、これが長く続くと骨がもろくなります。高くなると腎臓や消化管を始め、多くの臓器に異常が起こります。

血清のカルシウム濃度は、**ビタミンD**、**副甲状腺ホルモン**（PTH）、**カルシトニン**によって調節されています。これらの関係を図に示します（図5-10）。このシステムは**PTH－ビタミンD系**と呼ばれ、腎臓、消化管、骨に作用して、血清カルシウム濃度を上昇させる働きをしています。以下、このシステムを詳しく見ていきます。

❶ 副甲状腺ホルモン（PTH）

血液中のカルシウムが低下すると、これを副甲状腺細胞が感知して、**副甲状腺ホルモン**（**PTH**）を分泌します。副甲状腺は甲状腺の外側にあり、のどぼとけの横の方にある器官です。

PTHは、❶「カルシウムの貯蔵庫」である骨からカルシウムを溶出させ、血液中へ遊離させます。また、❷「カルシウムの排泄臓器」である腎臓において、尿細管でのカルシウムの**再吸収**を促進します。さらに、❸ビタミンDを不活性型｛25（OH）D_2｝から、活性型｛1α,25（OH）$2D_3$｝に変換します。

カルシウムの調節機構（5-10）

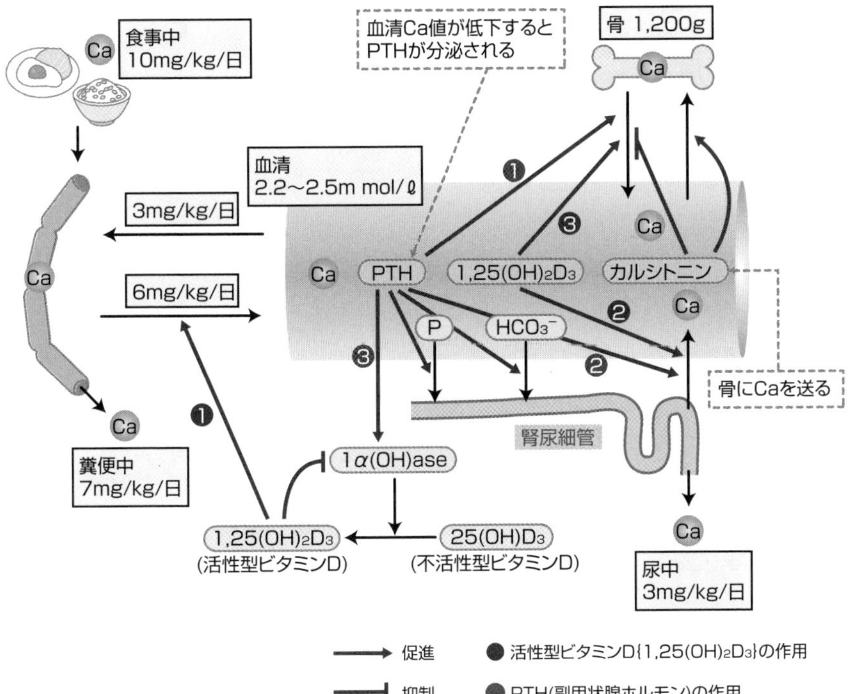

❷ ビタミンD

ビタミンDはそのままでは活性がなく、PTHにより**活性型ビタミンD**になって、初めてその作用を発揮します。この活性化は**腎臓**で行われるため、腎臓が悪くなるとビタミンDの作用が悪くなります。

活性型ビタミンDは、❶腸管からのカルシウムの吸収を増し、血液中のカルシウム濃度を上昇させます。それと共に、❷腎臓において、尿に出たカルシウムの再吸収を促進し、尿からのカルシウムの喪失量を減らします。また、❸骨からカルシウムを遊離させて、血液中のカルシウムを上昇させます。これらの作用はすべて、血液中のカルシウムを上昇させる作用となります。

なお、骨粗しょう症にビタミンDを投与するので、「ビタミンDによって、骨からカルシウムが出て行ってしまう」というと、不思議に感じられるかもしれません。活性型ビタミンDはカルシウムを骨から遊離させる作用がありますが、血中のカルシウムを上昇させることにより、カルシトニンを介して、間接的に骨へのカルシウムの供給を増すのです。そのため結果的に、カルシウムの移動は骨に蓄積する方に向かいます。

❸ カルシトニン

カルシトニンは甲状腺の濾胞傍細胞（ろほうぼうさいぼう）から分泌されるホルモンです。ビタミンDなどにより血液中のカルシウム濃度が上昇すると分泌されて、骨へのカルシウムの供給を増します。

カルシウムの生理作用

カルシウムはミネラルの一つですが、実は多くの仕事をしています。簡単なイオンですが、細胞内では**情報伝達物質**と同じ働きをしています。

イオン化されたカルシウムは細胞外（血液中や細胞外液中）にはミリモルのオーダー（10^{-3}モル）で存在しますが、細胞内にはその1万分の1（10^{-7}モル）しか存在しません。カルシウムチャネルは通常は閉じていることが多いのですが、何らかの信号によってこれが開くと、細胞内外の大きな濃度勾配によって、勢いよくカルシウムが細胞内へ流入してきます。

カルシウムは、タンパク質と結合しやすく、結合すると速やかにタンパク質を変化させます。細胞はこのカルシウムを利用して、いろいろな仕事をしています。たとえば筋肉の収縮は、収縮タンパクとカルシウムが結合することによって起こります。また血液凝固は、凝固因子にカルシウムが結合することにより血栓が形成されて起こります。他にも、内分泌細胞のホルモン分泌、タンパク質の合成、細胞分裂、遺伝子発現の調節など、数え切れないくらい多くの仕事にカルシウムが使われています。

しかし、細胞内の高いカルシウムの状態が続くと、仕事のしすぎになって細胞は「過労死」してしまいます。そのため、細胞にはカルシウムをくみ出すいろいろな機構が備わっています。ミトコンドリアや小胞体などの細胞内の器官に取り込んだり、あるいは

Column カリウムとカルシウムの関係

カリウムは膜電位を調節することにより、カルシウムの流入を調節していると説明しました（5-3節）。実際に働くのはカルシウムです。したがって、カルシウムの入っていない溶液中では、カリウムで電位を変えても作用は起こりません。

カルシウムの動きと細胞内での作用（5-11）

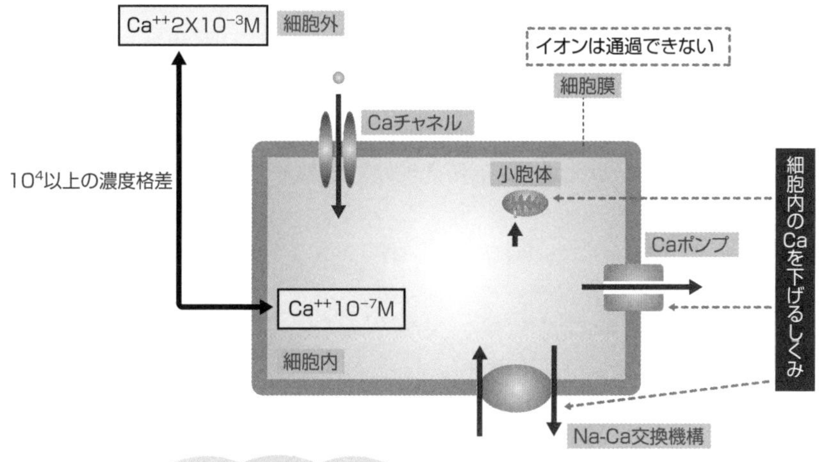

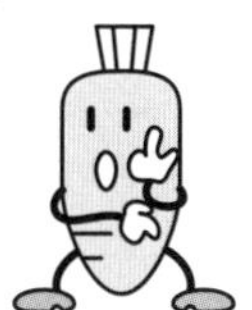

ポンプ（カルシウムポンプ）や交換機構を用いて細胞外へくみ出したりして、いつも細胞内のカルシウムを低く保つようにしています。

動脈硬化によって血管にカルシウムが沈着しますが、これは血液中のカルシウム濃度とは関係なく、動脈硬化の部位の変性したタンパク質にカルシウムがくっついたものです。カルシウムがタンパク質とくっつきやすいという性質から生じた現象です。

カルシウム不足と骨粗しょう症

カルシウムはこのように大事な働きをしているので、血液中の濃度を一定に保つ作用が備わっています。血液中のカルシウム濃度が低下すると、体は骨のカルシウムを使ってカルシウム濃度を一定に保ち、これらの生理機能を維持しようとします。こうした状態が続くと、骨はどんどんもろくなります。

わが国では、エネルギーなどの摂取過剰が問題になっていますが、カルシウムについては各年代で摂取が少ない栄養素となっています。必要量は1日600mg以上とされていますが、これを満たしていません。カルシウムの多い食品は、牛乳やチーズなどの乳製品です。小魚、煮干などからも摂れますが、吸収効率がよいのはやはり乳製品です。小松菜などの青菜にも、カルシウムは多く含まれています。

Column 宇宙飛行士と骨粗しょう症

骨と**運動**との関係はよく知られています。骨を強くするためには、カルシウムを摂る以外に、運動すること（骨に負荷をかけること）が必要なのです。これは宇宙飛行士たちの話から有名になりました。宇宙飛行士はたった一週間程度、無重力空間にいて自分の体を支えていなかっただけで、帰還直後は自分の足で立てないほど弱ってしまっていました。検査をすると、筋肉も萎縮していましたが、骨のカルシウムも溶け出していました。ちなみに入院患者も寝たきりになると、カルシウムが骨から溶け出して、血清カルシウム濃度が上昇します。

大昔、生物が海で暮らしていた頃、生物はそれほど強い骨を必要とせず、また海の水にも大量にカルシウムが溶けていることから、カルシウムはあまり必要ではありませんでした。むしろカルシウムは多すぎると障害になるので、吸収が悪く、ほとんどが尿から排泄されるしくみになっていました。しかし、海から陸へ上がると、体を支えるために丈夫な骨格が必要になります。そこで、カルシウムを使って、負荷のかかる骨を強くするシステムを作りました。ただし、骨は生存には直接関係がないので、体を支える必要がない場合は骨にカルシウムを蓄えておく必要はないとして、骨からカルシウムをドンドン溶かしてしまいます。

このようなわけで、運動しなければカルシウムは骨に付かずに、尿へ排泄されてしまうのです。骨を丈夫にするためには、食事だけでなく、まず運動が必要なのです。

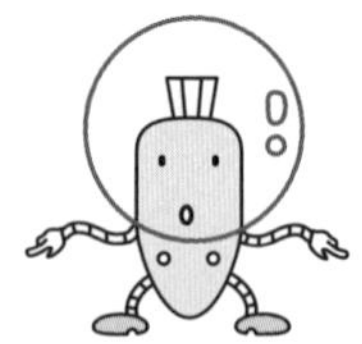

5-5 リン（P）—カルシウムと密接に関わる

リンは体内にはカルシウムに次いで多いミネラルで、体重の約1%存在しています。カルシウムと非常に関わりが深く、カルシウムとともに骨や歯の材料になっています。細胞膜や細胞内にも多く含まれていて、生体で重要な機能を果しています。

存在場所と吸収

体内のリンの大部分（85%）は、**骨**に**リン酸カルシウム**の形で存在しています。残りの15%は、体のあらゆる細胞と細胞外液に含まれています。リンは細胞内ではもっとも多い陰イオンで、**核酸**や**ATP**の構成元素となっています。また、細胞膜の構成成分（**リン脂質**）でもあります。

リンは**無機リン**と**有機リン**（タンパク質や脂質などの有機物に結合したリン）に分類されます。食事に含まれる有機リンは、消化酵素によって分解されて無機リンとして切

リンの代謝（5-12）

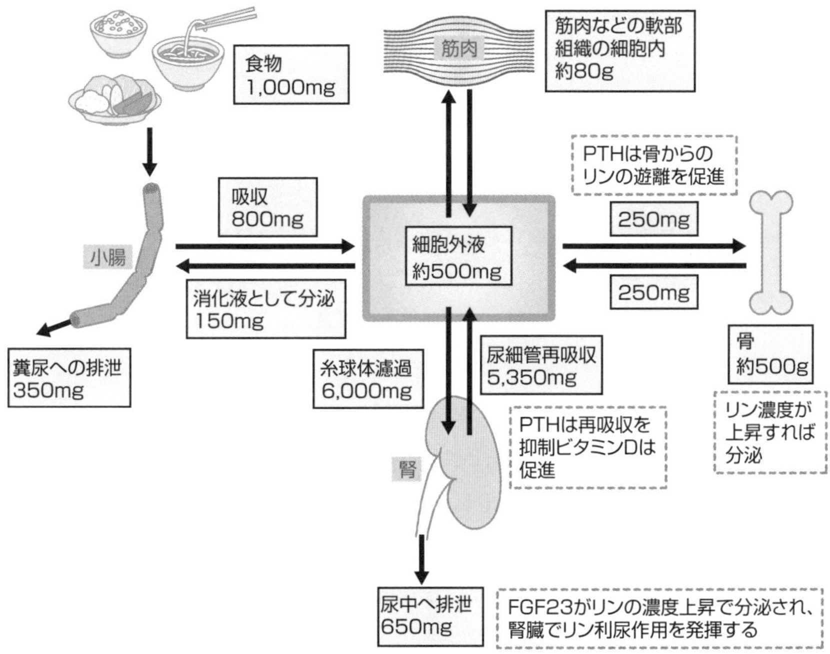

ATPの化学構造（5-13）

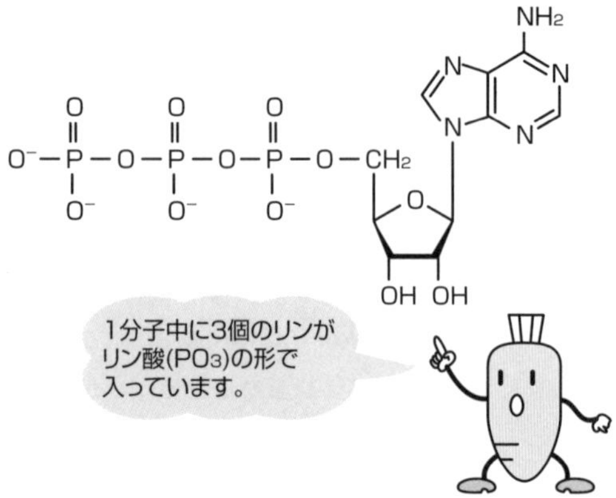

り離され、小腸で吸収されます。カルシウムは吸収効率が悪いのに対し、無機リンは非常に良く、しかも早く吸収されます。

作用

リンは、ATP（アデノシン3リン酸）、クレアチンリン酸、核酸、補酵素（FAD、NADなど）の構成成分として、エネルギー産生、遺伝、脳神経系の機能維持などに関わっています。また、タンパク質の機能を変化させることによって、細胞内の情報伝達の中心的な役割を担っています。

タンパク質は一つの方法として、リン酸がくっ付いたり（**リン酸化**）、外れたり（**脱リン酸化**）することによって、その機能を発揮しています。たとえばインスリンは、インスリン受容体を刺激し、それによって細胞内のタンパク質が次々とリン酸化されることで作用を発揮します（図5-14）。ほかにも、多くのタンパク質が細胞内でリン酸化や脱リン酸化によって作用を発揮しています。

濃度調節

リンとカルシウムは互いに影響し合っており、血液中のリン濃度は、カルシウムを調節する**副甲状腺ホルモン**（PTH）、**カルシトニン**、**ビタミンD**、**FGF23**によって調節されています。この機構は非常に複雑なのですが、簡単にまとめて紹介しておきます（図5-15）。

前節で述べたように、PTHは、①骨からのカルシウムの溶出、②腎臓におけるカルシウムの再吸収の促進、③ビタミンDの活性化、という3つの作用により、血清カルシウ

リン酸化の例（糖の取り込みに対するインスリンの作用）（5-14）

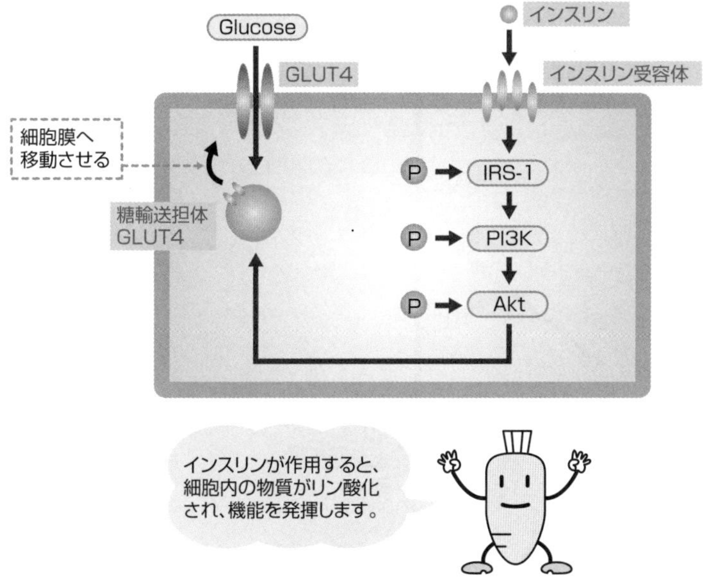

ム濃度を上昇させます。①については、カルシウムは骨に**リン酸カルシウム**の形でたくわえられているので、PTHが働くとカルシウムとリンは同時に溶出して、いずれも血清濃度が上がります。②については、PTHは腎臓に作用してカルシウムの再吸収は促しますが、リンの再吸収は反対に抑制します。結局、PTHが働くと、尿から失われる量が骨からの流出量を上回り、血清リン濃度は低下することになります。

血清リン濃度が低下すると、活性型ビタミンDが産生されて、骨からのカルシウムの溶出が促されます（図5-16）。血清カルシウム濃度が上昇すると、PTHの分泌は低下し、腎臓におけるカルシウムの再吸収は抑制（尿から排泄）され、リンの再吸収は促進されます。すなわち、血清カルシウム濃度は下がり、血清リン濃度は上がることになります。

このように、リンとカルシウムは複雑に関与し合って調節されています。リンとカルシウムはどちらか一方が変化しても、両方に変化が現れます。

最近、FGF23がリンの利尿作用を持つ分子として注目されています。食事などからリンを摂取してリン濃度が上昇すると、FGF23が骨細胞から分泌されます。FGF23は尿細管のリンの輸送体を減らし、リンの再吸収を減らして、尿からのリンの排泄を促進します。このようにしてFGF23は、リンの摂取が多くても高リン血症を生じないようにしています。

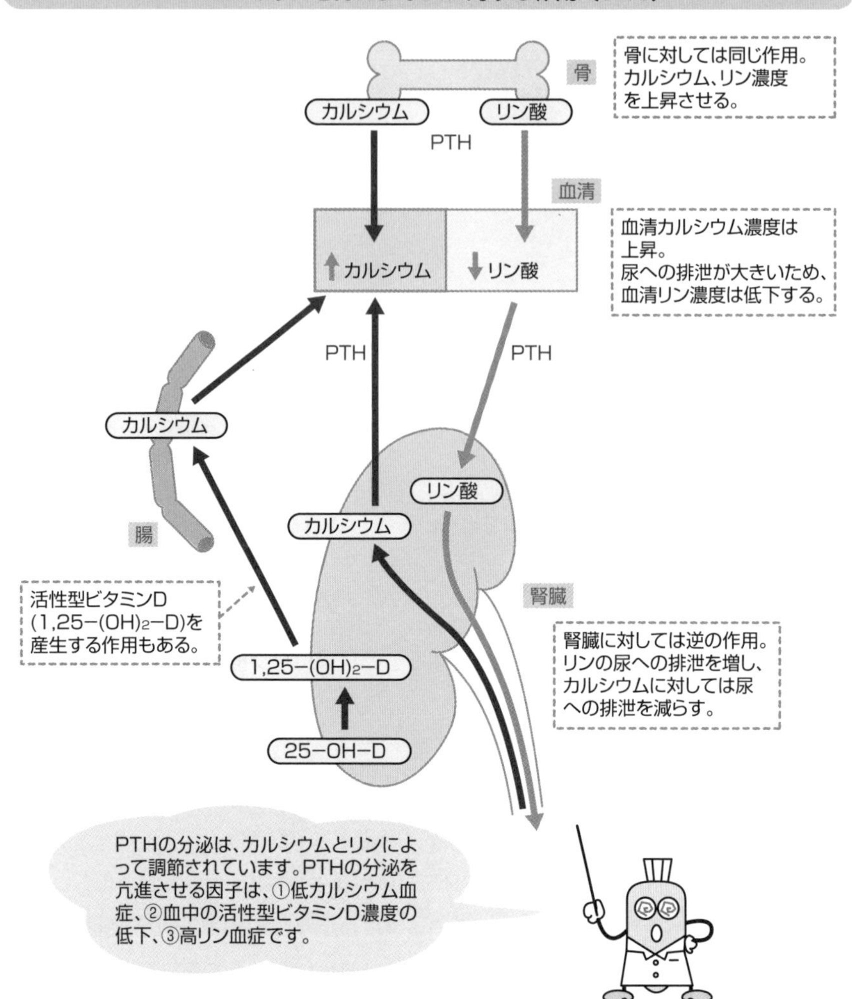

慢性のリン欠乏—欠乏症①

リンは細胞の機能に重要な役割を示していることから、不足すると種々の症状が出てきます。慢性のリン欠乏では、消化管機能の低下による食欲不振、体重減少のほか、ATP産生量の低下による筋力低下、筋萎縮、さらには骨軟化などの症状が生じます。

リンは食物中に多く含まれているので、通常の食事をしている限り欠乏症はまれですが、アルコール中毒患者、飢餓状態の人、重病の入院患者にはよく見られます。

血清リン濃度の調節機構（5-16）

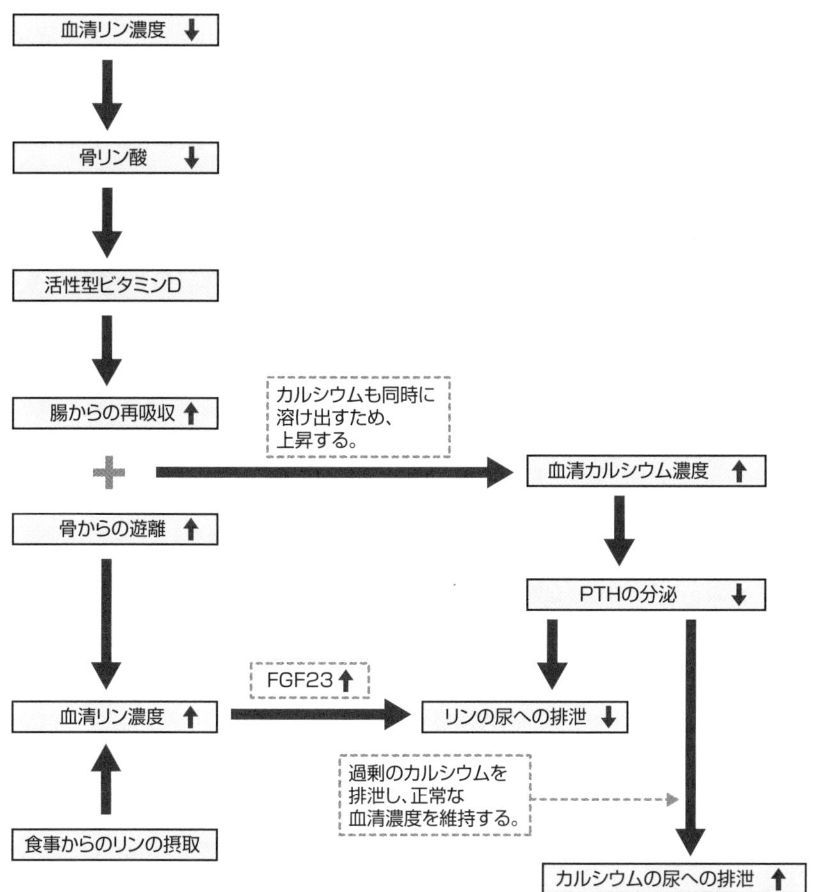

リフィーディング症候群—欠乏症②

飢餓状態の人に栄養成分を急激に投与すると、低リン血症が起こって、臓器異常や不整脈による突然死が生じることが知られています。これは**リフィーディング症候群**（refeeding＝re（再び）＋feeding（栄養を補給する））と呼ばれ、栄養管理では覚えていなければならない重要な疾患です。

飢餓状態の人は代謝が低下しており、リンの使用も少なくなっています。このとき栄養を急激に摂ると、**インスリン**が分泌されます。インスリンはタンパク質、グリコーゲン、ATPなどの合成を促進しますが、これらは多量のリンを必要とします。そのため、細胞内のリンが枯渇してしまいます。細胞内のリン濃度が低下すると、濃度勾配によりリンが血液から細胞内へ入るため、血清リン濃度も低下します。リンは酸素とヘモグロビンの結合に大きな影響を与えるため、リンが不足するとヘモグロビンから酸素が遊離されにくくなり、組織に酸素欠乏が生じます。その結果、有酸素の糖代謝ができなくなり、乳酸が蓄積します。重症では乳酸アシドーシスを起こし、死亡に至ります。また、全身の細胞や血液がリン不足となり、ATPなどの産生ができなくなって、エネルギーを多く必要とする心臓や筋肉が異常をきたします。さらに、インスリンは**Na-K ATPase**を活性化し、カリウムの細胞内への取り込みを促すので、**低カリウム血症**が起こります。低カリウム血症は不整脈の重要な原因となります。

したがって、極端な栄養不良の患者には、ゆっくりと少しずつ食事を与える必要があります。このような患者は、神経性食思不振症（拒食症）患者、ガン患者、アルコール依存症患者、遭難者などに見られます。

なお、ほかの栄養素の欠乏も、リフィーディング症候群の原因となります。ビタミンB_1の欠乏は脳や心臓に、カリウムとマグネシウムの欠乏は不整脈を起こし、いずれも場合によっては死に至ることがあります。このような欠乏症の患者に栄養補給を行う際は、必ず初めにビタミンB_1を投与することになっています。

過剰症

腎機能が正常な人は、リンは摂取量に応じて尿から排泄されるため、高リン血症は生じません。しかし、腎機能が低下した患者は、リンが蓄積されやすくなるため、いろいろな障害が出てきます。化学の実験で、カルシウムとリンの溶液を作ったことがある人もいるでしょう。カルシウムとリンを混ぜると、白く沈殿します。高リン血症では、血液中のリンがカルシウムと反応して、種々の臓器に**リン酸カルシウム**の沈着が起こります。とくに腎臓や肺に多く沈着して、腎障害（腎不全）や肺障害（呼吸不全）を起こします。血管でも**石灰化**（リン酸カルシウムのかたまり）が見られます。腎不全になってリンが排泄されなくなると、種々の組織に石灰化が起こります。

おもしろいことに、リンを摂りすぎても、骨からカルシウムが遊離して骨が弱くなってきます。リンが高くなると、骨のカルシウムを溶かして両者の血清濃度のバランスを保とうとします。また、リンが高くなると、カルシウムと反応して組織に沈着するため、カルシウムが使われてしまいます。そうするとPTHが分泌され、骨からカルシウムを遊離して、血清カルシウム濃度を正常レベルに保とうとします。

Column クロトー（Klotho）マウスからわかった老化とリンの関係

1997年、老化が加速する突然変異マウス（Klothoマウス）が報告され、その原因遺伝子（Klotho遺伝子）が同定されました。Klothoマウスでは、Klotho遺伝子の発現が低下しており、皮膚の萎縮、動脈硬化、心線維化、骨量の減少、肺気腫、認知症、フレイルを呈し、8週齢前後で早死にしてしまいます。

2006年に、Klotho蛋白がリンの利尿作用を持つFGF23の受容体であることが明らかになり、リンと老化の関係が注目されるようになりました。つまりKlothoマウスでは、受容体が少なくなるので、FGF23のリンの尿中への排泄が低下し、リンが体にたまってしまうのです。Klothoマウスを低リン食で飼育して、リンの貯留が起きないようにすれば、加速していた老化は減速します。このことから、「リンが老化を加速する」ことが注目されるようになりました。

古くから「カロリー制限が寿命を延長する」という考えが提唱されています。カロリー制限の何が寿命を延長するかについては、結論が出ていません。カロリー制限すると、当然リンも制限することになるので、リンが寿命に関係している可能性も考えられます。

含まれる食品

カルシウムや鉄など他の金属は、吸収効率が非常に悪くなっていますが、リンは消化管からの吸収が極めて良好です。しかし、腎機能が正常であれば、高リン血症が生じることはありません。腎機能が低下すると、高リン血症が生じます。

リンは細胞膜や細胞質に多いので、タンパク質を摂ると同時に摂取できます。タンパク質には、1gにつき15mg程度のリンが含まれています。タンパク質含量が高い食品は、リンの含有量も多くなります。リンが多く含まれている食品には、乳製品、鰯（いわし）、するめ、大豆食品があります。

また、加工食品には、添加物としてリンが多く使われています。とくにインスタント食品や清涼飲料水には、保存剤としてリンが多く使われています。そのため、最近では摂りすぎが問題になっています。

Column 戦争の歴史と低リン血症

リフィーディング症候群の最初の報告は、第二次世界大戦中の日本軍による連合軍の捕虜たちのものでした。捕虜たちには食事が十分に与えられず、飢餓で死ぬ人も出るような状況でした。問題は終戦により捕虜たちが解放されたときに起こりました。喜んで食事を取ったその日の夜、あるいは数日後に、心不全や意識障害などの症状が出ました。

『豊鑑（とよかがみ）』という書物には、豊臣秀吉の兵糧攻めの際の話が残っています。天正9年（1581）6月、秀吉の鳥取城攻略は二ヶ月以上にわたって続き、城の中は痩せた飢えた人たちでいっぱいでした。豊鑑では地獄の惨状をこう記しています。「糧尽きて馬牛などを殺し食いしかども、それも程なく尽きぬれば餓死し、人の宍を食合へり……子は親を食し、弟は兄を食し杯しける」と。この惨状を目にした城主の吉川経家は、「もはやこれまで」と自決の条件で開城することにして、城兵の命を助けることにしました。秀吉はこれを受け入れ、餓えた城兵のために道のほとりに大がまを並べて粥（かゆ）を煮ました。やがて開城され、餓えのためにフラフラになって出てきた城兵たちは、目の前の粥を見てむさぼり食いました。ところが、急に食べすぎたために、せっかく生き長らえた者たちも、ほとんどが死んでしまいました。その後、秀吉軍は、兵糧攻めの際は急に食事を与えるのではなく、少しずつ与えるようにといったそうです。

NHKの大河ドラマ『黄金の日々』では、この光景が豊鑑にそって細かに語られていました。また別の大河ドラマ『山内一豊』には、解放した人たちに「少しずつ食べさせよ」と命令しているシーンがありました。解放された人の中には、目が見えなくなった人がいました。飢餓になると、ビタミンA欠乏症による角膜潰瘍で失明することが報告されています。ビタミンAの欠乏症には夜盲症がありますが、飢餓状態では角膜潰瘍が起こることが多いようです。最近の大河ドラマは、物語風になってこのような細かい医学的なことはあまり扱われていませんが、以前のものは、医学的な歴史公証が良くできていて、さすがだなと感心させられました。

秀吉は400年以上前から、リフィーディング症候群を知っていたことになります。

5-6 鉄（Fe）—酸素を運ぶ重要なミネラル

鉄はヘモグロビンの構成元素として、酸素の運搬に関与しています。世界で最も多い栄養素の欠乏症は貧血で、これは鉄の欠乏によるものです。鉄はサプリメントとしても多く売り出されています。

鉄の体内での存在場所

鉄は体内に3～4g存在していて、そのうち約2／3が**ヘモグロビン**の構成元素に、少量（130mg）が**ミオグロビン**の構成元素になっています。ヘモグロビンは**赤血球**に含まれるタンパク質で、**酸素**の運搬に関与しています。ミオグロビンは**筋肉**に存在するタンパク質で、酸素の貯蔵に関与しています。

鉄はまた、鉄結合タンパク質（**トランスフェリン**）と結びついて、**血清**中にも存在しています。トランスフェリンは鉄を輸送する働きをしています。

このほか鉄は、チトクローム、カタラーゼ、ペルイオキシダーゼといった**酵素**の構成成分として、生体内の酸化還元に働いています。

鉄の貯蔵と排泄

鉄の貯蔵は、**肝臓**、**脾**（ひ）**臓**、**骨髄**が担います。鉄は肝臓内で**アポフェリチン**というタンパク質と結合して**フェリチン**となり、これらの組織に全体として約1,000mg貯蔵されます。そして、必要に応じて血清鉄となって動員されます。

鉄の排泄は、主に**消化管**の気づかない程度の出血によって、便として1日1mg程度が行われます。栄養素や化合物は通常、腎臓から尿として、または肝臓から胆汁として排泄されることが多いのですが、鉄はこうした経路による排泄はわずかです。このほか鉄は、鉄を吸収した腸細胞がはがれ落ちたり、皮膚からも0.2mg/日とわずかですが排泄されたりします。このように、蓄積された鉄の排泄はあまり行われないため、過剰の鉄は蓄積して、場合によっては障害を起こします。

鉄の吸収と代謝

鉄は吸収効率が悪く、食事から摂ったもののうち、10％程度しか吸収できません。また、必要度が増すと効率が上がり、十分な状態では下がるというように、他の金属に比

鉄の代謝動態（5-17）

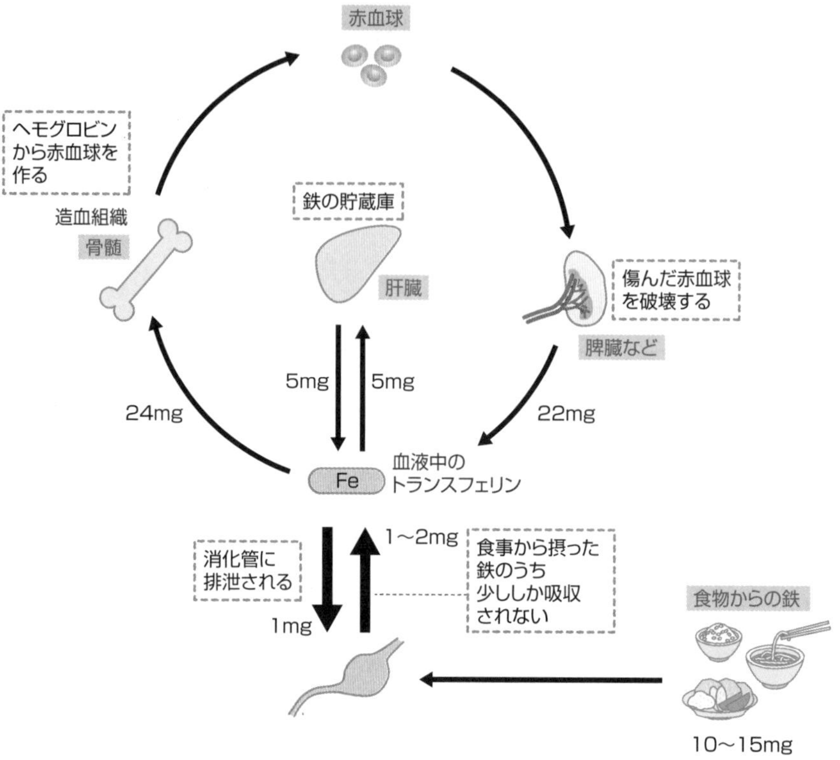

赤血球
ヘモグロビンから赤血球を作る
造血組織
骨髄
鉄の貯蔵庫
肝臓
傷んだ赤血球を破壊する
脾臓など
5mg
5mg
24mg
22mg
Fe
血液中のトランスフェリン
消化管に排泄される
1mg
1～2mg
食事から摂った鉄のうち少ししか吸収されない
食物からの鉄
10～15mg

べて非常に特殊な吸収形態をとります。他方、排泄については調節力がほとんどないため、過剰に蓄積されて病気を引き起こすこともあります。

❶ ヘム鉄の吸収

鉄は小腸上部で吸収されますが、**ヘム鉄**と**非ヘム鉄**では効率が異なり、ヘム鉄の方が 5 ～ 10 倍も吸収効率がよいのです。ヘムとは**ポルフィリン**というタンパク質の中に鉄原子を含んだ化合物のことで、ヘム鉄とはこのヘムに含まれる鉄をいいます（図 5-18）。小腸にはヘムの特殊な受容体（**ヘム受容体**）があり、ヘムを効率よく吸収しています。吸収されたヘムは、小腸細胞内で壊されて、鉄が遊離します。

ヘム鉄は動物性食品に多く含まれています。肉（獣肉、鳥肉、魚肉）やレバーに含まれる鉄は、約 40%がヘム鉄です。

❷ 無機鉄（非ヘム鉄）の吸収

鉄はヘム鉄以外に**無機鉄（非ヘム鉄）**の形でも吸収されます。鉄の吸収率は、必要状態によって変化するといいましたが、これは主に非ヘム鉄の吸収効率の変化によります。詳しいメカニズムは十分に解明されていませんが、無機鉄を吸収する輸送タンパク質の量が増減することが一つの理由として考えられています。

鉄は鉱物の結晶の形のままでは吸収されません。吸収されるためには、まずイオンの形になる必要があります。**胃酸**は鉄を遊離のイオンにするのに作用します。さらに、鉄イオンには２価（Fe^{2+}）と３価（Fe^{3+}）のイオンが存在しており、２価鉄の方が吸収しやすいのです。小腸粘膜には３価鉄を２価鉄に変換する**Dcyt1**という還元酵素が存在しています。２価鉄は小腸上皮のトランスポータ（**DMT1**）から吸収されます。

無機鉄の吸収率は、鉄の必要状態だけでなく、他の食物成分にも影響を受けます。無機鉄は２価に還元する必要があるため、還元作用のあるビタミンＣやクエン酸は吸収促進因子となります。これらの食品は、Dcyt1の作用を必要とせず、単独で２価のイオンに還元します。逆に、穀物のフィチン酸、茶のタンニン酸、卵黄のホスビチン、ホウレン草やココアのシュウ酸などは、鉄の吸収を妨害する因子となります。これらは鉄と結合して、遊離したイオン化を妨げることにより、吸収を妨げます。

非ヘム鉄は、野菜、穀類、鶏卵、乳製品などに含まれています。

なお、炎症があると、肝臓からヘプシジンという蛋白が分泌されて、消化管での鉄の

ヘムの構造（5-18）

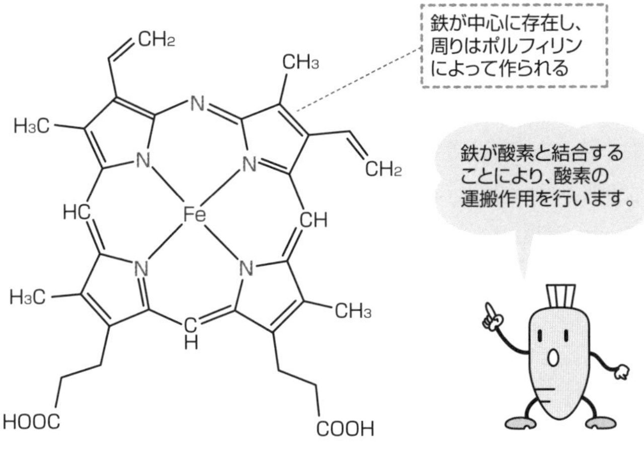

吸収や、貯蔵臓器から血中への鉄の排出が抑制されます。そのため、鉄欠乏性貧血と同じような症状が現れます。このような場合は、鉄を経口から投与しても効果はありません。基礎疾患を治療することが一番の治療となります。

ヘム鉄および非ヘム鉄の吸収（5-19）

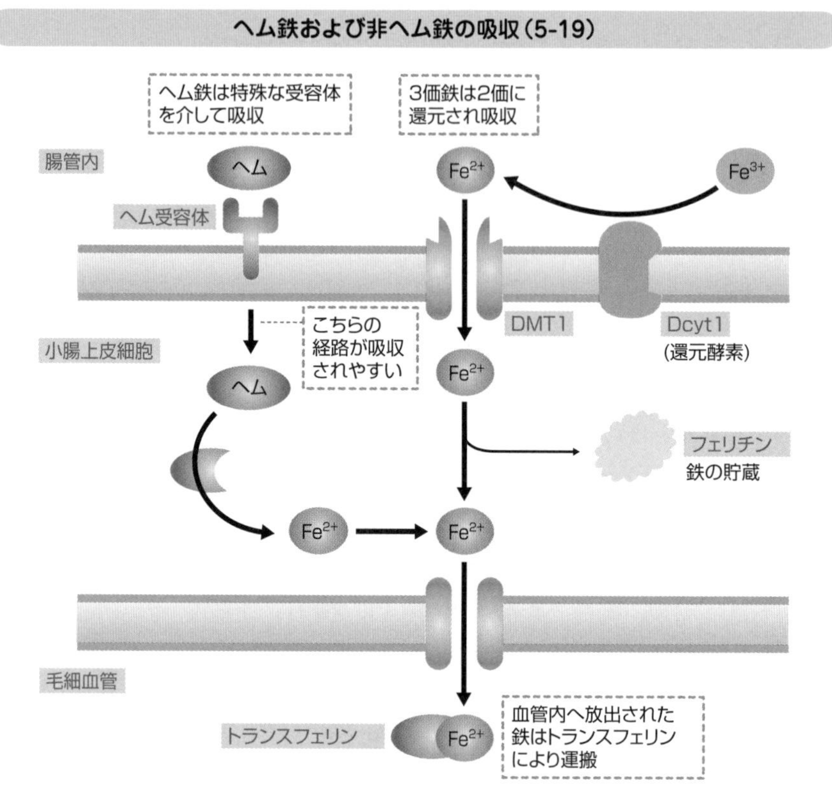

鉄の作用

体内の鉄は、その約２／３が血液中の赤血球を作る**ヘモグロビン**の成分になっているといいました。鉄のもっとも重要な働きは、ヘモグロビンとしての酸素運搬です。ヘモグロビンは、呼吸で取り込んだ酸素と結びつき、酸素を肺から体のすみずみまで運ぶという重要な働きをしています。鉄が欠乏すると**貧血**が起こりますが、体内に鉄が少なくなっても、ヘモグロビンが最優先で合成されます。

図5-20に示すように、鉄が少なくなると、まず肝臓などの貯蔵鉄が減り、その次に血清鉄が減ります。この時点では、まだ貧血の症状は出てきません。貧血は鉄がかなり減ってから生じます。

鉄欠乏と貧血の関係（5-20）

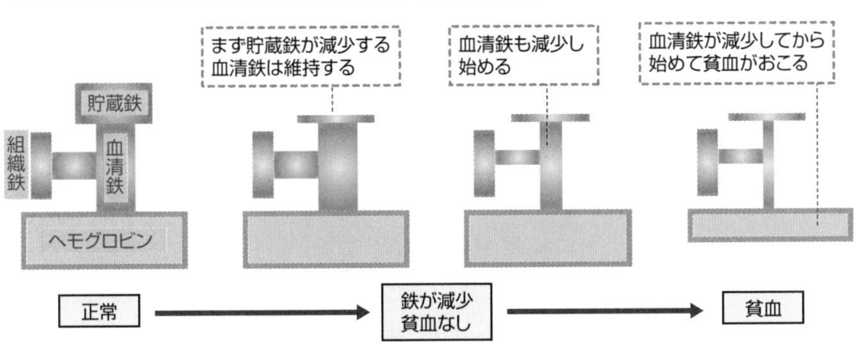

鉄はどれくらい摂ればよいでしょうか？

鉄はヘモグロビンを作る材料なので、不足すると貧血になります。貧血とは、血液中のヘモグロビン量が減った状態と定義されています。ヘモグロビンの正常値は男性で13.0～16.6g／dl、女性で11.4～14.6g／dlです。貧血になると、血液は酸素を十分に運べないので、体が酸素不足になって疲れやすくなります。また、心臓は酸素を送ろうとフル回転するので、脈が速くなって息切れをしやすくなります。

女性は月経による出血や妊娠・出産によって鉄が失われるため、男性よりたくさん鉄が必要となります。とくに偏食の多い若い女性には、鉄欠乏性貧血が多く見られます。食生活を見直すと同時に、必要な鉄をきちんと摂取することが重要です。

また、貧血は運動選手にも多く見られます。ジャンプを繰り返す運動では赤血球を傷めるし、マラソンなどの運動では大量の汗をかき、消化管内の出血も起こるため鉄を喪失するからです。貧血は運動能力の低下を起こすので、十分な栄養管理によって運動能力の向上を図ることができます。

鉄は2価、3価と電荷の変化が起こりやすく、フリーラジカルを産生しやすい金属です。サプリなどで鉄を摂取すると、体内で**フリーラジカル**が発生し、細胞を傷つけるため、老化やあらゆる病気を招く原因とされています。鉄の摂りすぎは、普通に食事をしていればほとんどありません。しかし、鉄剤やサプリメントなどから誤って大量摂取した場合は、鉄沈着症などの過剰症が見られるので、適切な利用を心がけてください。まれですが、遺伝的に鉄が蓄積しやすい人もいます。こうした人は、鉄の過剰蓄積のために肝硬変や肝ガンを発症するので注意が必要です。肝硬変患者に対しては、肝硬変の進展予防や、肝がんの発症予防のため、鉄を制限する治療が行われています。

5-7 マグネシウム（Mg）—骨や歯の形成に欠かせない

マグネシウムは骨や歯の形成に必要な栄養素です。カルシウムやリンとともに骨を作っています。

存在場所

マグネシウムは成人の体内には約25g存在しています。大部分が**骨**と**筋肉**に含まれていますが、それ以外の臓器にも広く分布し、細胞内ではリンに次いで多い陽イオンです。骨に65%、筋肉に27%、その他の組織に6～7%、細胞外液中に約1%です。

とくに骨はマグネシウムの貯蔵庫として重要です。細胞外液中のマグネシウム濃度が低下すると、骨からマグネシウムが溶け出して、血漿や細胞外液の濃度を一定に保ちます。

作用

マグネシウムは骨以外の臓器にも広く分布しており、種々の酵素の補因子として代謝反応に関係しています。とくにATPとの結合が強く、ATPの作用を助けることにより多くの機能を発揮しています。

❶ 骨におけるマグネシウムの役割

マグネシウムは骨の機能維持に重要な働きをしています。骨の成分が**リン酸カルシウム**であることを説明しましたが、マグネシウムはリン酸カルシウム（水酸化リン酸カルシウム）の結晶の中に存在して、結晶に弾力性を与えています

❷ 酵素の補因子

マグネシウムは300以上の酵素の補因子として、糖、脂質、タンパク質の代謝に関係しています。とくに**ATP**の作用に関連する酵素反応に関係しています。
たとえば、糖代謝に関係するヘキソカイネースという酵素は、マグネシウムがATPと結合することを利用してグルコースをリン酸化しています。また、DNAやRNAからタンパク質を作るときに働くポリメレース（ポリメラーゼ）という酵素は、その活性化にマグネシウムが必要です。本書で何度か出てきた**Na-K ATPase**という

ポンプは、ATP を加水分解する酵素の働きも持ちますが（-ase は酵素の意味）、ナトリウム、カリウム、マグネシウムの存在下でその作用を発揮します。

❸ 細胞内で ATP と結合し、ATP の利用に貢献

マグネシウムは細胞内液と細胞外液に比較的高濃度に存在し、細胞内小器官（リボゾームなど）、タンパク質、核などに結合して種々の機能を果します。とくに、ATP と結合して Mg-ATP となり、エネルギー源としての ATP の利用を促進しています。

❹ イオンとしての作用

マグネシウムは、同じ 2 価イオンであるカルシウムと拮抗作用があります。カルシウムの作用を阻害することにより、神経や筋肉の興奮を抑えたり、血管の収縮を抑制したりします。

欠乏症と過剰症

マグネシウムは、海草類、野菜類、豆類、魚介類、穀物などに多く含まれています。日本人は昔から、マグネシウムを多く含む未精白の穀物や植物性食品を摂取しており、欠乏症を起こす可能性は少ないようです。マグネシウムが長期にわたって欠乏すると、骨粗しょう症、心疾患、糖尿病といった生活習慣病のリスクが高まる可能性があります。これらのメカニズムについては十分には解明されていませんが、糖や脂質代謝、細胞内の機能など、マグネシウムの多彩な作用に関係していると考えられています。

マグネシウムは食品から摂り過ぎる心配は少なく、腎機能が正常であれば過剰症もまれです。ただし、健康食品やサプリメントなどでは、摂り過ぎによる重篤な副作用の可能性もあります。最近では、酸化マグネシウムを下剤として長期間摂取することにより、高マグネシウム血症に陥り、その結果、呼吸抑制や不整脈を起こして死亡したという例も報告されています。健康食品やサプリメントなどは、適切な利用を心がけましょう。

5-8 亜鉛（Zn）—一番不足しやすいミネラル

亜鉛はメッキなどでしか親しみがありませんが、実は体内で非常に重要な役割を演じています。微量元素の中では、不足しやすい元素です。

作用

亜鉛は体内に2～4g存在しています。ほとんど（95%以上）が細胞内に含まれ、わずかに血液や毛髪、ツメなどにも含まれています。臓器としては、全体の85～90%が**骨**と**筋肉**に存在しています。

❶ 酸素活性

亜鉛は**酵素**に含まれて、他の金属（ミネラル）と同様に化学反応の触媒や調節に役立っています。亜鉛を含む酵素は約300が知られており、核酸の合成や代謝などに関係しています（図5-21）。また、酸化ストレスを抑制する酵素（スーパーオキシドジスムターゼ等）にも含まれており、老化や一部の生活習慣病の発症・進展にも関係しているといわれています。

亜鉛とその機能（5-21）

必須微量元素	作用部位	機　能
亜鉛	炭酸脱水酵素 ペプチダーゼ アルコール脱水素酵素 アルカリホスファターゼ ポリメラーゼ スーパーオキシドジスムターゼ(SOD) アンジオテンシン変換酵素 コラゲナーゼ デルタ·アミノレブリン酸脱水酵素 プロテインキナーゼC ホスホリパーゼC アスパラギン酸トランスカルバミラーゼ ヌクレオチドホスホリラーゼ(5'-ヌクレオチダーゼ) RNアーゼ　など	細胞分裂 核酸代謝 各種酵素補因子

Zn フィンガー構造（5-22）

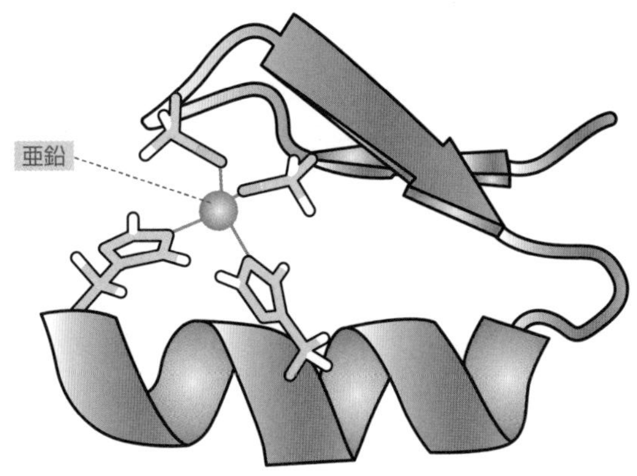

4カ所の結合部位があって、タンパク質の複雑な立体構造を作るのに役立っています。

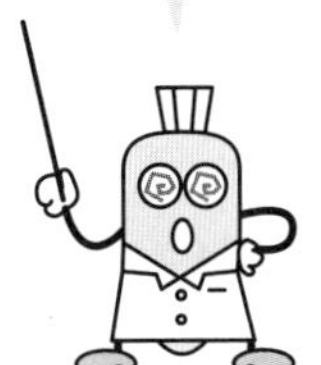

❷ 構造の維持

亜鉛には**構造**を維持する役割があります。亜鉛は化学構造上、4 つの結合の手を持っていて、タンパク質や RNA などをくっつけるのを助け、立体構造を構築する役割をしています（図 5-22）。この構造は **Zn フィンガー**（指の意味）と呼ばれます。亜鉛が欠乏するとタンパク質の立体構造ができなくなり、分解されやすくなります。

Zn フィンガー構造は、とくに遺伝子において重要です。遺伝子の発現を調節する**転写因子**に存在しており、約 8%の遺伝子がこの転写因子により調節されるといわれています。

欠乏症の発見

亜鉛の欠乏症は最初、1961年にイランで成長遅延が見られる子供たちから発見されました。彼らの食事はポテトとミルク、それにイーストを使わないパンだけだったそうです。栄養不良のために身長が低く、貧血と性機能の低下が見られました。毛髪を調べたところ亜鉛が少ないことがわかり、亜鉛を補充することで症状が改善されました。その後エジプトでも同じような症状の子供たちが見つかりましたが、肉類が含まれている食事を与えることで症状は改善しました。肉類には亜鉛が多く含まれています。

成人における亜鉛欠乏症は、意外なところから発見されました。1975年、**高カロリー輸液**のみから栄養補給を受けている患者に、亜鉛の欠乏症が見つかったのです。当時は微量栄養素の存在が知られていなかったため、栄養輸液に微量栄養素が入れられていませんでした。結果として、微量栄養素の欠乏実験を行っているのと同じことになってしまったというわけです。その後、高カロリー輸液患者から、種々の微量栄養素の存在が明らかになってきました。現在では、鉄、亜鉛、銅、マンガン、ヨウ素などの微量栄養素を含んだ輸液用補充剤が販売されており、高カロリー輸液の際には必ず投与することとされています。

欠乏症

亜鉛はすべての細胞内に分布して、様々な働きをしています。鉄が決まった細胞内成分に存在して、生理学的役割も明らかとなっているのとは対照的です。鉄の欠乏症状はヘモグロビンおよびミオグロビンの欠乏による貧血がほとんどですが、亜鉛の欠乏症状は多彩です。亜鉛は核酸の合成にかかわり、細胞分裂や増殖の際に必要な成分です。そのため欠乏すると、新陳代謝の盛んな細胞で障害が著明になります。

Column　薬の副作用で亜鉛が欠乏する

薬の副作用として、亜鉛欠乏症である味覚障害が起こることがあります。薬物が亜鉛と**キレート**して、亜鉛を消費するためです。

キレートとは、金属原子と2ヶ所以上で結合して環を作る結合をいいます。キレート化合物として自然に存在するものには、マグネシウムを中心に持つクロロフィル（葉緑素）、鉄を中心に持つヘモグロビンなどがあります。キレート化合物は金属と強固に結合して、分離しにくい状態を維持します。

欠乏症の診断として、血清中の亜鉛値の測定が行われていますが、これは組織の欠乏を十分に表していないことがあります。血清鉄の場合と同様に、まず酵素反応などに関わる組織の亜鉛が減るので、初期には血液中の濃度はある程度保たれるからです。血清中の亜鉛値は、かなり欠乏しないと低下しないため、低値が出ないことがあります。また亜鉛は、血中ではアルブミンと結合しているため、低アルブミン血症の患者では、見かけ上、低値を示すことがあります。正しい値を知るためには、カルシウムと同様に、アルブミンによる補正が必要です。血液の値を見るときには、こうしたことを理解した上で見る必要があります。

成人に見られる亜鉛の欠乏症は、**味覚障害**のほか、皮膚・骨などの障害、免疫・神経系の障害、創傷治癒の遅れなど多岐にわたっています。軽度の亜鉛欠乏症では、まず味覚障害や**嗅覚障害**が現れます。嗅覚や味覚の受容体が、亜鉛を含むタンパク質であることが関係しているようです。「味が無くなる」「異常な味を感じる」といった味覚障害により、食欲が低下して、さらに欠乏症が進むことになります。

最近、ある先天性代謝異常から亜鉛の欠乏時にどのような症状が起こるかがわかりました。**腸性肢端皮膚炎**（ちょうせいしたんひふえん）というきわめてまれな疾患で、その名前が示すように、腸の症状（腸性）である下痢と、手足（肢端（したん）：四肢の先）の皮膚炎が現れます。水疱（すいほう）や膿（うみ）を伴う皮膚炎、禿頭（とくとう）、うつ状態などの精神異常、免疫力低下による感染症などの重篤な症状を示し、1～2才までに死亡することが多い疾患でした。これらの症状は、亜鉛を補うことにより改善します。

Column 病気の人は亜鉛が不足する！？

たとえば感染症にかかったときは、体内に入ってきた細菌と戦うために、白血球が多く作られます。抗体も作られます。傷んだり障害されたりした組織を修復するために、コラーゲンなど多くのタンパク質も作られます。

これらを作るためには、エネルギーはもちろん、タンパク質の材料となるアミノ酸や微量栄養素が必要になります。病気になると代謝がさかんになり、亜鉛が多く使用されることになります。逆に、亜鉛が欠乏すると免疫能が低下したり、傷の治りが遅くなったりします。亜鉛は病気の治療時には欠かせない微量栄養素です。

亜鉛は欠乏症が起こりやすい

亜鉛欠乏症は、微量元素の欠乏症の中では最も多く見られます。1982年には、一般のアメリカ人の1～3%に欠乏症が見られると報告されています。とくに亜鉛の必要量が増している小児や、食事量が少なく、亜鉛の摂取量の少ないダイエット中の人や高齢者に多く見られます。また、重篤な病気を持っている人にも見られます。

亜鉛は小腸で吸収されますが、吸収効率はあまりよくなく、10～30%程度です。加えて、亜鉛はタンパク質などの合成に必要なだけでなく、分泌液中にも多く含まれるため、失われやすい性質を持っています。入院患者などでは、下痢などでも喪失しやすいため、欠乏症が起こりやすいのです。

過剰症

亜鉛は吸収率が低いために過剰症は起こりにくいのですが、治療のために投与している場合や、サプリメントなどを過剰に摂取している場合には、嘔吐などの過剰症が出てくることがあります。

含まれる食品

亜鉛を多く含む食品として最も知られているのは、カキです。貝類は金属を濃縮する性質があるため、貝類には比較的多く含まれています。その他、牛肉やレバー、鶏卵などの動物性食品にも多く含まれています。

亜鉛は大豆にも多く含まれていますが、同時に大豆には亜鉛の吸収を低下させる**フィチン酸**が含まれています。フィチン酸は植物性食品、とくに穀類や豆に存在し、腸管で亜鉛と不可逆的に結合して、亜鉛の吸収効率を低下させます。したがって、亜鉛を摂るためには、肉や魚などの動物性食品を多く摂ることが大事です。

Column　微量元素のサプリメント投与時の注意

他の微量元素、とくに銅を投与すると、亜鉛と競合（輸送体を競い合う）して、亜鉛の吸収が抑えられます。逆に亜鉛を多く摂ると、銅の吸収が抑えられて、銅の欠乏症が現れます。銅の欠乏では、鉄欠乏性貧血に似た低色素性貧血が生じます。この関係は、「過ぎたるは及ばざるがごとし」で、一つのものだけ多く摂るのはダメであることの教訓になります。

5-9 銅（Cu）—酵素反応に必要なミネラル

銅もヒトにおける必須微量元素の一つであり、欠乏症や過剰症が報告されています。ただ、銅は亜鉛と異なり要求量がそれほど多くなく、また食品中に豊富に存在するため、普通の食事をしている限り欠乏症はまれです。

存在場所と作用

体内には約80mgと微量の銅が含まれており、鉄や亜鉛のような微量元素と比較すると非常に少ない量です。このうち約半分が、**筋肉**や**肝臓**に含まれています。

銅も亜鉛と同様に、化学反応を触媒する**酵素**に含まれて、生体内で種々の機能を発揮しています（図5-23）。銅は、フリーラジカルの消去に作用する酵素（スーパーオキシド・ジスムターゼ）、ドーパミンを合成する酵素（ドーパミン-βヒドロキラーゼ）など、多くの酵素に含まれています。

主な銅要求酵素とその作用（5-23）

主な酵素名	主な作用
セルロプラスミン	オキシダーゼ活性、$Fe^{++} \rightarrow Fe^{+++}$
リジルオキシダーゼ	エラスチン架橋形成、コラーゲン形成(Cross linking)
スーパーオキシドジスムターゼ(SOD)	スーパーオキシド・ラジカル代謝 ($O_2^- + O_2^- + 2H^+ \rightleftarrows O_2 + H_2O_2$)
チロジナーゼ	メラニン合成
モノアミンオキシダーゼ	モノアミンを分解
ドパミンβ-ヒドロキシラーゼ	エピネフリン合成
チトクロームCオキシダーゼ	チトロクロームaとa_3の複合体、呼吸鎖末端酵素 (ミトコンドリア)
アスコルビン酸オキシダーゼ	ビタミンCの酸化など

欠乏症の発見

銅についても、遺伝的な疾患による欠乏症や過剰症が、銅の生体内での意義を教えてくれました。遺伝的な銅の欠乏症は**メンケス（Menkes）病**が、過剰症は**ウィルソン（Wilson）病**（肝レンズ核変性症）がよく知られています。いずれも銅の輸送タンパク質の異常によって起こります。

銅の欠乏症は遺伝性のものを除くとまれですが、低出生体重児や新生児、乳児に見られることがあります。また、消化管の手術後の患者や、繰り返し下痢をしている患者、長期間の高カロリー輸液のみの患者でも報告されています。なお、高カロリー輸液には現在、銅の補充が義務づけられ、欠乏症は激減しました。

欠乏症①

銅の欠乏症では、**貧血**が見られます。以前から、鉄を補充しても予防できない貧血があることが観察されていました。これについて1928年、ハート（Hart）は、ラットを用いた実験により、この貧血が銅を一緒に補充したときにのみ、鉄に対して応答することを報告しました。この機構は次のように説明されます。

Column メンケス病とウィルソン病

メンケス病は、腸管（および尿細管）において銅の吸収を行う輸送タンパク（ATP7A）の遺伝子に異常があり、銅の欠乏症を発症するものです。腸管から吸収した銅は、門脈を介して肝臓へ運ばれます。生体内の銅バランスは、肝臓（肝細胞）が銅を胆管に排出することで保たれています。

ウィルソン病は、肝細胞が銅を排出する輸送タンパク（ATP7B）に異常があり、銅が肝臓に蓄積してしまうことによって、銅の過剰症を発症するものです。この病気では肝硬変が起こり、眼には角膜輪と呼ばれる黄褐色・緑色の特徴的な色素沈着を生じます。また、大脳基底核のレンズ核が変性し、歩行障害、言語障害、さらには意識障害やけいれんなどの症状を起こします。そのためウィルソン病は、肝レンズ核変性症とも呼ばれます。

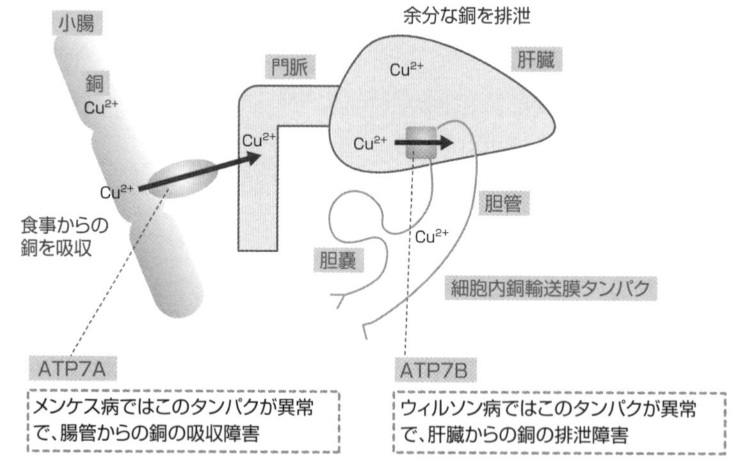

生体が貯蔵鉄を利用するときには酸化還元反応が必要ですが、この反応は**セルロプラスミン**が手助けします。セルロプラスミンは、1分子に4つの銅を含んだ銅結合タンパクです。2価鉄イオンの酸化を触媒し、貯蔵鉄からヘモグロビン合成部位に鉄を移行させる役割を持っています。つまり、赤血球内のヘモグロビンに鉄を結びつける作用を持っているのです。そのため、銅が欠乏するとセルロプラスミンが欠乏し、鉄欠乏と同じような貧血が見られるというわけです。

鉄欠乏性貧血では、赤血球が小さいタイプの貧血（**小球性貧血**）が起こります。この際、鉄を投与しても改善しないときは、銅の欠乏症も考える必要があります。なお、血清中のほとんどの銅は、セルロプラスミンと結合して存在しています。

銅欠乏症では貧血のほか、白血球の減少、骨の異常などが見られます。また、皮膚の異常、成長障害、毛髪の色素脱失、筋緊張低下、感染しやすいなどの症状も起こります。銅欠乏により、アスコルビン酸オキシダーゼやリジルオキシダーゼの働きが悪くなるからです。また、リジルオキシダーゼの作用が低下して、コラーゲンやエラスチンなどの合成が低下するため、動脈硬化や骨粗しょう症が見られます。とくに欠乏症として知られているメンケス病では血管がもろくなり、血管の蛇行湾曲が著明になります。

過剰症

銅は慢性的に過剰摂取すると毒性があり、中毒症状が現れます。ヒトでは肝硬変、発育不全、黄疸などが起こります。

銅の中毒の例として、わが国では足尾（あしお）銅山鉱毒事件があります。これは最初、1885年に足尾銅山から流れ出る渡良瀬（わたらせ）川のアユの大量死という形で現れました。さらに、鉱毒や鉱毒ガス（主に亜硫酸ガス）、それによる酸性雨により、足尾町近辺の山の植物は枯れてしまい、禿山となりました。木が無くなって土壌を喪失した土地は次々と崩れていって、現在でもこの崩壊は続いています。

含まれる食品

厚生労働省の「第6次日本人の栄養所要量」によると、1日当たりの銅の摂取量の目安は、成人男子で1.8mg、成人女子では1.6mgとされています。

銅が多く含まれている食品は、ナッツ、ココア、大豆で、動物性食品では牛、豚のレバー、カキなどです。細胞内に存在するため、多くの食品に含まれており、通常は欠乏症は起こりにくいとされています。

5-10 その他の微量栄養素 —生体に必要な、意外な金属

本節からは、さらに微量の必須栄養素を説明します。ヨウ素、セレン、マンガン、モリブデン、クロムなどですが、体内にはごくわずかにしか存在していません。

ヨウ素（ヨード）

ヨウ素は体内に15mg含まれており、そのうちの70～80%が甲状腺に存在しています。ヨウ素は甲状腺に蓄えられ、**甲状腺ホルモン**であるトリヨードーチロニン（T_3）とチロキシン（T_4）の原料となります（図5-24）。活性はT_3の方がはるかに強く、甲状腺ホルモンとしては主にT_3が作用します。T_4からT_3を作るためには、**セレン**が含まれている酵素が必要なため、セレンの欠乏症でも甲状腺の機能異常（甲状腺機能低下症）が見られます。

❶ 作用

甲状腺ホルモンの受容体は、全身のほとんどの細胞の核内にあります。したがって、甲状腺ホルモンの標的器官は全身のすべての細胞といえます。

甲状腺ホルモンが受容体に結合すると、この複合体がDNAに結合して特定の**遺伝子**の発現を調節します。この遺伝子からできたタンパク質の作用により、糖、タンパク質、脂質の代謝が亢進し、成長や神経活動などが活発になります。また、基礎代謝が上昇して心臓の働きが強くなって、脈拍数や心拍出量も増えます。

❷ 欠乏症

ヨウ素の欠乏症では、甲状腺が大きく腫れた**甲状腺腫**（こうじょうせんしゅ）が見られます。甲状腺ホルモン（T_4）が減少すると、これを正常化しようとする機構（**フィードバック**）が働いて、脳下垂体から**甲状腺刺激ホルモン**（TSH）が分泌され、甲状腺ホルモンを多く作るように命令が出されます。そのために甲状腺が肥大するのです。

わが国は世界でいちばん海藻を食べる国で、ヨウ素の欠乏症はほとんど見られません。しかし、世界ではヨウ素欠乏症は非常に多く、最も重要な栄養素の欠乏症の一つです。土壌中にヨウ素が少なく、海藻が手に入らない地域では、ヨウ素の欠乏が不妊や胎児の異常、新生児の死亡などの大きな原因となっています。

甲状腺ホルモンはヨウ素とチロシンから作られる（5-24）

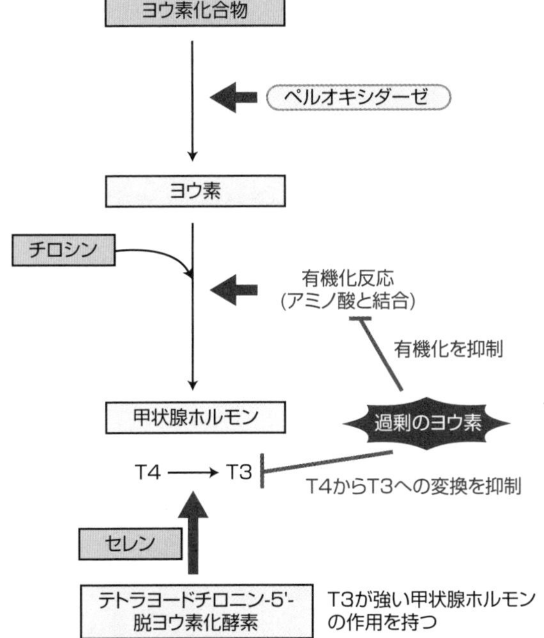

甲状腺ホルモンはアミノ酸のチロシンが2つ縮合し、3〜4個のヨウ素が付加したものです。アミノ酸（有機物）に結合することから、この反応は「ヨウ素の有機化反応」と呼ばれています。

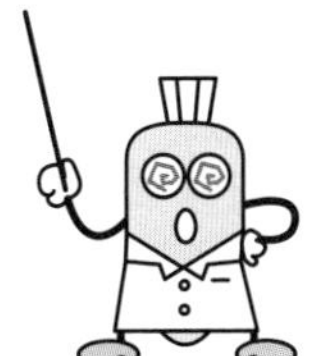

Column 甲状腺機能亢進症と甲状腺機能低下症

甲状腺ホルモンは、各組織の代謝を活発にします。そのため、甲状腺ホルモンが多くなる**甲状腺機能亢進症**では、エネルギー消費が亢進し、そのために心臓が多くの血液を送る必要が生じて、頻脈になります。体温も上昇し、汗をかき、食べても体重減少が起こります。逆に、甲状腺ホルモンが少なくなる**甲状腺機能低下症**では、代謝が低下し、体温が下がり、脈も遅くなり、さらには行動も遅くなります。

ヨウ素は、福島第一原発事故の際に注目されました。放射能を浴びると甲状腺がんになるリスクが上がります。放射性ヨウ素は、人体に入ると、甲状腺にたまる性質があるからです。そのため、予防的にヨウ素を摂取しておくと、後から入ってきた放射性ヨウ素は甲状腺にたまることができずに排出されます。
とくに妊婦のヨウ素欠乏は、胎児の脳や神経系の発育に重篤な障害を起こします。こうした胎児は出生後に甲状腺腫が見られます。生下時（先天性）あるいは幼少時の甲状腺機能低下症は、脳障害や発達障害など大きな問題となるため、**クレチン症**という特別な名前で呼ばれています。
ヨウ素欠乏は、治療可能な精神遅滞の最も重要な原因の一つです。治療には週に一度、ヨウ素添加した食塩を与えるだけで効果があるとされています。現在、欧米では食塩へのヨード添加が行われるようになり、ヨウ素欠乏症はかなり減ってきました。とくに妊娠時には、添加すべきであるとされています。

❸ 過剰症

わが国では、ヨウ素の過剰症が問題となることもあります。おもしろいことに、ヨウ素の過剰摂取によっても甲状腺腫が見られます。過剰のヨウ素は、ヨウ素の有機化反応を抑制したり、甲状腺ホルモンの活性型への変換（T_4 から T_3 に）を抑制したりするため、逆に機能低下を起こすことがあるのです。
ヨウ素の過剰摂取は健康な人ならばほとんど問題ないとされていますが、甲状腺炎などにかかっているごく一部の人たちでは、過剰摂取による甲状腺機能低下症が見られます。また、甲状腺機能亢進症であるけれど、昆布（こんぶ）などを多く摂っているために甲状腺機能が抑えられていることがあります。この場合、検査等でヨウ素を制限をしたときに、甲状腺機能亢進症が現れることもあります。ヨウ素も「過ぎたるは及ばざるがごとし」の教訓が生きている栄養素です。

❹ 含まれる食品

ヨウ素の一日必要量は 150 μ g です。ヨウ素の多く含まれている食品は海草類で、とくに昆布類には多く含まれています (1.7mg/g)。わかめ (100 μ g/g) や海苔（のり） (60 ～ 80 μ g/g) にも多く含まれています。

■■ セレン ■■

セレンは体内にはわずか13mgしか存在していません。セレンも他の微量元素と同様に酵素に含まれて、触媒を助ける作用をしています（図5-25）。最近では、その抗酸化作用が注目されてきています。

セレンが含まれている酵素（5-25）

グルタチオンペルオキシダーゼ
リン脂質ヒドロペルオキシド·グルタチオンペルオキシダーゼ
テトラヨードチロニン-5'-脱ヨウ素化酵素

❶ グルタチオンペルオキシダーゼ—作用①

セレンを含む代表的な酵素に、4種類の**グルタチオンペルオキシダーゼ**があります。グルタチオンペルオキシダーゼはすべての細胞に存在し、活性酸素を除去して酸化ストレスによる傷害を防ぎます。

生体に取り込まれた酸素が代謝の過程で**活性酸素**を作り、生体に傷害を与えます。グルタチオンペルオキシダーゼなどの酵素は活性酸素を毒性の低いものに変えます。図5-26にセレン含有酵素のグルタチオンペルオキシダーゼが触媒する酵素反応を

グルタチオンペルオキシダーゼが触媒する酵素反応（5-26）

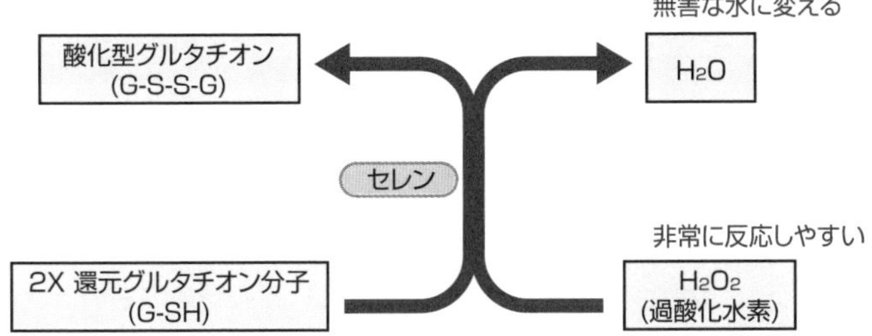

Column　セレンと前立腺ガンの関係

酸化ストレスは、老化やガンの発症に関係しています。最近、血液中のセレン濃度と前立腺ガンの相関性が指摘されています。血液中のセレン濃度の低下により、前立腺ガンの発症リスクが上がると報告されています。また、セレンの補充は前立腺ガンのリスクを軽減するとの報告もあります。

示します。還元されてグルタチオンの2分子を酸化型のグルタチオンに変換するのと同時に、非常に反応しやすい過酸化水素（H_2O_2）を化学的に安定した化合物の水（H_2O）に変えて、細胞内から有害なラジカルを除去します。

セレンと**ビタミンE**は、酸化損傷に対する防御作用を示します。セレンは水溶性のため細胞質内で作用すると考えられ、ビタミンEは脂溶性のため細胞膜（脂質の二重膜）内で作用すると考えられています。なお、酸化ストレスを消去する酵素は他に、スーパーオキシドジスムターゼ、カタラーゼなどがあります。

❷ テトラヨードチロニン-5'-脱ヨウ素化酵素—作用②

セレンを含む酵素には、甲状腺ホルモンを活性化する**テトラヨードチロニン-5'-脱ヨウ素化酵素**もあります。これは活性の弱い甲状腺ホルモンであるチロキシン（T_4）を活性の強いトリヨード-チロニン（T_3）に変換する酵素です。この酵素活性は普通のセレンの摂取量（40mg/日）で維持することができますが、セレンを多量摂取すると、逆にこの酵素活性が低下することが報告されています。

❸ 抗酸化作用—作用③

セレンは抗酸化作用を持つとして、サプリメントとして投与されることもあります。欧米の疾患治療用の栄養剤には多く補充されています。しかしながら、この効果は血清セレンの濃度が低い人に有効であるのであって、わが国のような血清セレン濃度の高い国の人では、効果はあまり期待できないと考えられています。

❹ 欠乏症

セレンの欠乏症としては、**克山病**（こくざんびょう）（心筋障害）が知られています。「克山」は中国の黒龍江省（こくりゅうこうしょう）の名前で、克山病はこの地域に多く見られる心臓病の名前です。原因はセレンの欠乏によるもので、この地方の土壌にセレンが少ないことに加えて、食物を現地のみで調達していることにより起こります。セレンが欠乏すると、心臓病のほか、成長障害、筋肉萎縮、免疫低下、不妊症など、ビタミンE欠乏症とよく似た症状が現れます。

❺ 過剰症

セレンはヒ素と同様の毒性を持った、安全域の狭いミネラルです。摂り過ぎると、悪心（おしん）、吐き気、下痢、食欲不振、頭痛、免疫抑制、高比重リポタンパク（HDL）減少などの過剰症を生じます。また、爪の変形などの障害も報告されています。

❻ 含まれる食品

セレンを多く含む食品には、ネギ、公魚（わかさぎ）、鰯（いわし）などがあります。しかし、食品のセレン含有量は、その食品が育てられた土壌のセレンの含有量に左右されます。

世界では中国や北米などの特定の地域に、セレンの少ない土壌が報告されています。わが国では土壌にセレンが多く含まれているため、野菜やこれを食べる家畜類にもセレンが多く含まれています。また、海産物にも多く含まれています。そのため、わが国ではセレンの欠乏症はまれであると考えられています。

マンガン

マンガンは体内の主に**ミトコンドリア**の多い組織に、ごく微量（10～20mg）存在しています。マンガンはミトコンドリアの様々な酵素（スーパーオキシドジスムターゼなど）に含まれています。また、**糖**や**脂質**の代謝に関与する酵素にも含まれています。

マンガンの欠乏症が発見されたのは1972年で、比較的最近のことです。症状は体重減少、皮膚炎、吐き気と嘔吐、毛髪の異常などです。マンガンを投与することで回復することから、マンガンの欠乏症であることがわかりました。また動物実験では、マンガンが欠乏すると不妊になることが報告されています。

過剰症は鉱山労働者で、マンガンを気管から大量に吸収した患者で報告されています。マンガンは肝臓と中枢神経系に蓄積されて、肝機能不全やパーキンソン病に似た神経症状を呈します。

マンガンが多く含まれる食品は穀類や豆類ですが、野菜や果物にもある程度含まれています。

クロム

クロムは**インスリン**の作用を助け、**糖質**、**タンパク質**、**脂質**の代謝に影響を及ぼします。その機序は明らかになっていませんが、亜鉛と同じように遺伝子の発現を調節していることが示唆されています。

クロムの欠乏症は、1977年に静脈栄養だけで栄養摂取している患者で見つかりました。この患者は糖の代謝異常を起こしていましたが、クロムの補充で回復しました。静脈栄養のみで栄養摂取している人を除くと欠乏症は非常にまれで、土壌にクロムの含有が少ない限られた地方の人にしか報告されていません。

クロムは種々の食品に含まれていますが、カキ、レバー、ジャガイモにとくに多く含まれ、動物食品や穀物などにも比較的多く含まれています。ただ、クロムは経口投与してもほとんど吸収されず（2%未満）、すぐに体外へ排出されてしまいます。

モリブデン

モリブデンの体内の量は9mg以下です。モリブデンも他の微量元素と同様に**酵素**に含まれ、酸化還元反応を触媒します。モリブデンが含まれる酵素には、**キサンチンオキシダーゼ、亜硫酸オキシダーゼ**などがあります。キサンチンオキシダーゼはプリン体の代謝に重要で、尿酸の産生に関係しています（図5-27）。亜硫酸オキシダーゼはシステイン、メチオニンの分解に関係しています。

モリブデンの欠乏症は、他の必須超微量元素と同様に、高カロリー輸液を受けている患者で初めて報告されました。モリブデンの欠乏症では、精神障害、プリン代謝異常などが見られます。逆に過剰症では、プリン代謝が亢進するため痛風に似た症状が出ることがあります。

モリブデンの1日必要量は20～25μgです。豆類、穀類、乳製品、緑色野菜など一般的な食品に広く含まれているため、欠乏症は普通起こりません。実際、静脈栄養のみで栄養摂取している人の他には認められていません。

モリブデンに含まれる酵素—キサンチンオキシダーゼ（5-27）

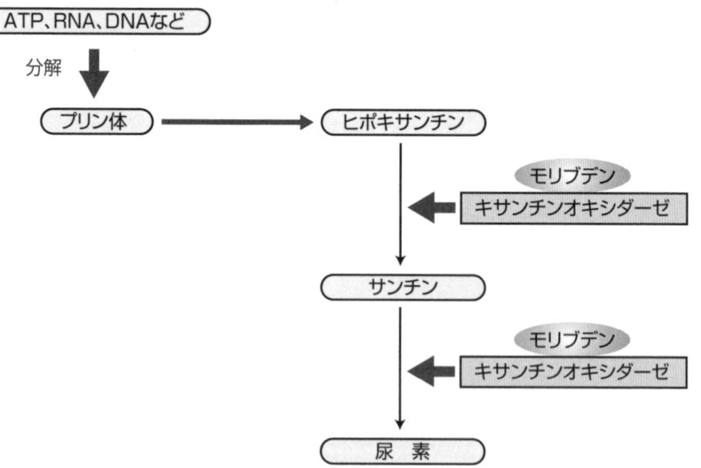

フッ素

フッ素は自然に存在するほとんどの水と土壌に見い出されます。フッ素は**歯**のエナメル質（虫歯に抵抗を示す部分）と**骨**の形成に必要と考えられていますが、ヒトの必須元素には含まれていません。

アメリカなどでは飲料水にフッ化物を添加しており、ここ数十年で**虫歯**の発症率が約50%減少しています。歯磨き粉などにも添加されることがあります。わが国では過剰症によるフッ素の歯への沈着（**フッ素症**）が危惧されるため、飲料水への添加は行われていません。フッ素症は、フッ化物の過剰摂取により、歯に褐色の斑点（はんてん）やシミができるものです。中等度の症例ではエナメル質にいくつかの白い点や小さな孔が生じ、より重症になると茶色いシミが生じて歯の見栄えが悪くなります。

水のフッ素の含有量は各地で異なります。1971年に兵庫県宝塚市において、歯のフッ素症の発生が起こりました。調べた結果、水源である六甲山系の水に基準を上回るフッ素が含まれていることがわかり、宝塚市の責任を問う訴訟問題に発展しました。

Column 静脈栄養のみの治療が長期に及ぶ場合は、微量元素欠乏症を予防する対策が不可欠

私たちは、生命維持に必要な栄養素を、「食べる」という行為でまかなっています。そのため、病気などによって食べられなくなると、生命維持ができなくなります。しかし現在では、中心静脈栄養（TPN）によって、十分な栄養素の補給ができるようになりました。生命維持はもちろん、子供から大人への成長も可能となっています。

静脈栄養のみによる栄養素の補給は、開発の途中でいろいろなことが起こりました。普通に食事をしている場合は、微量元素の欠乏や過剰は起こりません。しかし長期間、静脈のみから栄養補給している場合は、容易に過剰症が出現し、また欠乏症もまれに生じます。このことから、生体に必要な多くの必要な元素が発見されました。

その一つにセレンの欠乏症があります。セレンは体内にはごく微量しか存在していません。市販の輸液製剤にはセレンは含まれておらず、そのため長期間、静脈栄養が続くと、欠乏症が出現します。セレンの欠乏症では、心筋症を発症して死亡することもあります。

Column 微量元素の栄養学

多くの実験や臨床例から、微量元素の欠乏症が報告されています。とくに亜鉛は欠乏しやすく、欠乏により免疫不全や味覚障害などが起こります。

しかしながら、注意していただきたいことは、亜鉛以外の欠乏症はまれであること、安全に使える量（安全域）が狭いため過剰症が起こりやすいことです。過剰症による障害が深刻なものもあります。

健康食ブームで微量元素のサプリメントが登場していますが、過剰症を起こす可能性があることを肝に銘じておいてください。ほとんどの微量元素は通常の食事で充分に摂れているので、サプリメントは必要ないと考えられます。

Column 鉄などの金属は必要な栄養素なのに、吸収が悪いのはなぜだろう？

鉄や銅などの金属は、体に少量は必要ですが、大量では過剰症による重篤な中毒作用が現れてきます。

私たちの祖先は、野菜や果物などを洗うことなしに、土が付いたまま食べていました。土の中には、多くの金属が含まれています。これらの吸収が良いと、中毒量になってしまいます。そのため私たちの祖先は、金属などの吸収を抑制することで生き延びてきました。

現在では、食品を土とともに食べなくなりました。そのため、鉄欠乏症による貧血など、金属の欠乏症を発症する人が多くみられるようになりました。

chapter

6

その他の栄養素

野菜や果物には、五大栄養素の他に、フィトケミカル（phytochemical：植物由来の化合物）と呼ばれる成分が多く含まれています。フィトケミカルについては、現在さかんに研究が行われており、その有用性が明らかになりつつあります。本章では、その中でも最も研究されてきているポリフェノール群、カロテノイド群、ハーブ類などについて紹介します。

6-1 食物繊維 —新しい機能が見つかった！

食物繊維は消化されず、エネルギーとしても利用されないため、これまで栄養素とは考えられていませんでした。しかし最近、その生理機能が次々と明らかになり、体内で重要な役割を演じる栄養素であることがわかってきました。

食物繊維とは？

食物繊維はヒトの消化酵素で消化されない**難消化性糖質**の総称で、化学的には**多糖類**です。その多くは植物の細胞壁を構成する不溶性成分や、植物細胞内の水溶性成分です。

食物繊維は、水に溶けるかどうかで**水溶性食物繊維**と**不溶性食物繊維**とに分類されます（図6-1）。水溶性食物繊維は、熟した果物などに含まれています。水分を含むため胃で膨潤し、食塊を大きくして粘性を上げ、胃内の滞留時間を延ばして満腹感を与えます。また、食後の血糖値の急激な上昇を防いだり、コレステロールの吸収を抑制した

食物繊維の分類と主な成分（6-1）

タイプ	分　類	主な成分	主な起源
不溶性	細胞壁構成物質		
	セルロース	β-D-グルカン	植物性食品一般
	ヘミセルロース (非セルロース多糖)	キシラン マンナンガラクタン	植物細胞壁
	ペクチン(不溶性)	ガラクツロナン	未熟野菜、果実
	リグニン	芳香族炭化水素	植物性食品一般
	キチン	ポリグルコサミン	エビ、カニの外皮 キノコ類の細胞壁
水溶性	非構造性物質		
	ペクチン	ガラクツロナン	野菜、果実
	植物ガム	ポリウロニド ガラクトマンナン	アラビアガム グアーガム種子
	粘質多糖類	グルコマンナン アルギン酸	コンニャク コンブ、アラメ
	海藻多糖類	カラギーナン カルボキシメチルセルロース	紅藻類 増粘剤
	化学修飾多糖類	ポリデキストロース	

出典:「食事指導のABC」日本医師会刊

りする作用があります。

不溶性食物繊維は、野菜、穀類、豆類などに多く含まれています。便の容積を増大させて排便を促進し、また、**発ガン性物質**をくっつけて便と一緒に排泄します。そのため、ガンの予防効果が期待されています。

食物繊維の働き

ヒトの消化酵素はデンプンやグリコーゲンは分解できますが、それ以外の多糖類の多くは分解することができません。その代わりに、腸内の細菌がこれらを分解しています。食物繊維については、大腸内の様々な細菌が嫌気的に分解（**発酵**）し、**短鎖脂肪酸**（酪酸、プロピオン酸など）に変換しています。これが便の臭いの元になります。

短鎖脂肪酸はエネルギー源として体内に吸収されたり、腸の細胞の栄養源となったりします。また、腸管の血流を増したり、腸管の運動を調整したりする作用もあります。腸管の**絨毛上皮**は、静脈栄養のみで何も食べずにいると萎縮してしまいます。腸管の絨毛上皮が萎縮すると、腸の免疫機構が破綻して、細菌が簡単に腸管腔から血液中へ入り込むようになります（**バクテリアルトランスロケーション**）。食事、とくに食物繊維を摂ると、絨毛上皮は成長してきます。

食物繊維は、昔は「食べ物のカス」と呼ばれ、便通を良くする以外に役に立たないものと考えられていました。しかし、このような腸管に対する生理機能が明らかになり、その重要性が増しています。肥満やガンの予防にも役立つとされ、実際に食物繊維を多く摂る国では大腸ガンが少ないという説もあります。

食物繊維の働き（6-2）

食物繊維は、発ガン物質、ミネラル、胆汁(コレステロールが多い)をくっつけて、便と一緒に排泄します。

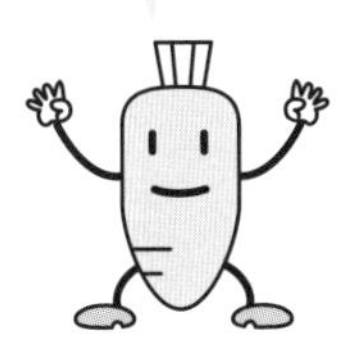

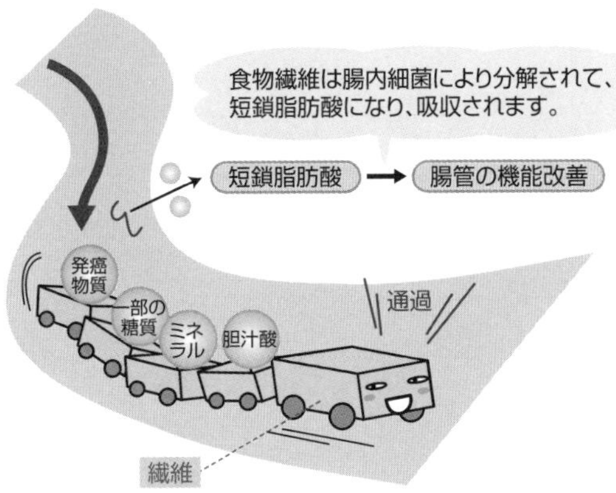

6-2 ポリフェノール —強力な抗酸化作用をもつ

ポリフェノールは植物の外被に多く含まれ、植物に赤、黄、緑などの色をつけている色素です。必須栄養素ではありませんが、抗酸化ビタミンよりも強い抗酸化作用を有しています。

強力な抗酸化作用を持つポリフェノール

ポリフェノールはベンゼン環という化学構造を持つ物質の総称であって、「ポリフェノール」という名前の物質が存在するわけではありません。

ポリフェノールは**OH基**を多く持っているため、強力な**抗酸化作用**を示します。アスコルビン酸（ビタミンC）のところでお話ししましたが、OH基が移動することにより酸化還元反応が起こります。ポリフェノールはビタミン類よりOH基が多いため、より強力な抗酸化作用を示します。欠乏症がないのでビタミンには含まれていませんが、その強力な抗酸化作用によるガン予防、老化防止の効果がビタミン以上に期待されている栄養素です。

ポリフェノールの多くは水に溶けやすく吸収されやすいため、食べると30分ほどで作用が現れますが、2～3時間ほどでその効果は消えてしまいます。したがって、続けて摂らなければ十分な効果は期待できません。毎日、できれば毎食時に摂ることが必要です。

野菜や果物の鮮やかな色はポリフェノール（6-3）

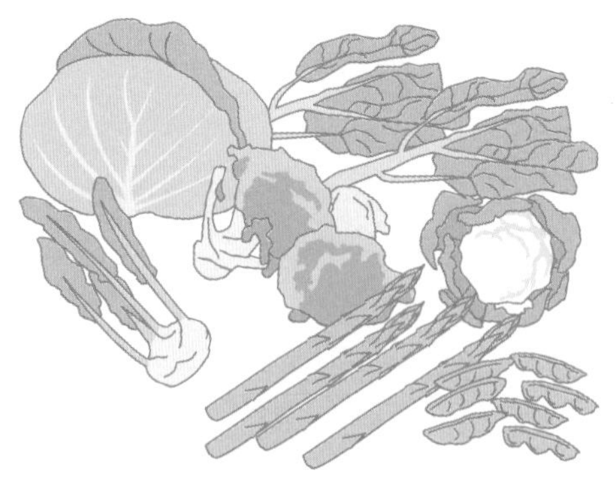

食品中のポリフェノールの含有量（6-4）

飲物(ケルセチンとミリセチンの合計)	
赤ワイン(ボルドー)	11.6 (mg/l)
白ワイン(ボルドー)	<1.0
りんごジュース	<3.0
ぶどうジュース	10.6
オレンジジュース	<3.9
ビール	<1.0
コーヒー	<1.0
野菜(ケルセチン、ケンフェロール、ミリセチン、アピゲニン、ルテオリンの総量)	
セロリ	135(mg/kg)
玉ねぎ	290～415
レタス	<20
キャベツ	35～300
トマト	2～7
じゃがいも	3

ノンフラボノイド

ポリフェノールは、大きく**フラボノイド**と**ノンフラボノイド**に分類されます。まず、フラボノイド以外のポリフェノールについてお話しします。

❶ アントシアニン

アントシアニンは赤ワインなどの青紫色の色素に含まれるポリフェノールで、**抗酸化作用**とともに、**眼**にとっても重要です。眼の網膜にある**ロドプシン**という物質は、光の情報を神経の電気信号に変えて脳に送りますが、アントシアニンはこのロドプシンを作るために必要な物質なのです。また、アントシアニンには眼の疲れを取り、視力をアップさせる働きもあります。他に、肝機能の改善作用も知られています。アントシアニンを多く含む食品には、赤ワイン、ブルーベリー、ブドウ、スイカ、赤キャベツ、紫イモなどがあります。

❷ カテキン

カテキンはお茶に含まれる渋み成分で、ビタミンC, Eの何十倍もの強い**抗酸化作用**を示すポリフェノールです。**コレステロール**や**血糖**を下げる効果もあります。殺菌、口臭予防、食中毒予防にも使用されます。緑茶、ウーロン茶、紅茶などに含まれています。

❸ カカオマスポリフェノール

チョコレートやココアに多く含まれるポリフェノールで、**抗酸化作用**のほか**アレルギー**を抑えたり、**ストレス**を弱めたりする作用があります。最近は、カカオの量を多くしたチョコレートが発売されています。

Column　フレンチ・パラドクス

ポリフェノールは日本で、赤ワインの「フレンチ・パラドクス」として有名になりました。フランス人は肉や乳製品などの動物性脂肪をたくさん摂っています。１人当たりの年間の肉消費量はヨーロッパでトップで、乳脂肪消費量も平均以上です。ところが、虚血性心疾患にかかる人が少ないという事実があります。

これは、赤ワインのポリフェノール（渋味物質の**タンニン**、赤い色素の**アントシアン**）のおかげであることが、動物実験で明らかにされました。この結果が紹介されてから日本でのワインの売上が激増したため、「フレンチ・パラドクス」を紹介した板倉弘重先生はフランスの大使館から表彰されたということです。

各国のコレステロール摂取量と心筋梗塞による死亡との関係

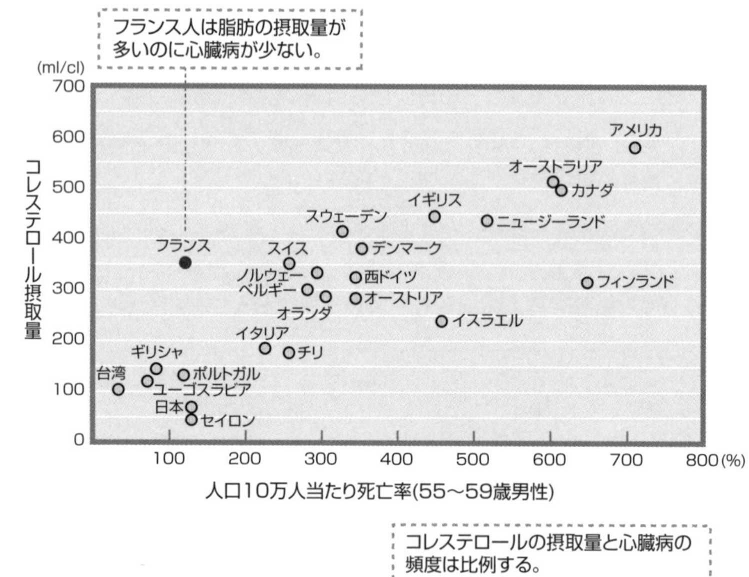

Column **ポリフェノール・パラドクス**

植物性食品に含まれるポリフェノールは、動物実験においては、強力な抗酸化作用を示し、心血管系疾患のリスク低減など多くの有用な効果が報告されています。しかし人における臨床研究では、そのような効果はほとんど示されていません。これを、私の同僚であった寺尾純二先生が「ポリフェノール・パラドクス」と言い始めました。「フレンチ・パラドクス」にあやかって名づけたようです。

疫学研究では、ポリフェノールを多く摂る人の方が、そうでない人に比べて、心血管イベントが少ないようです。そのため、ポリフェノールに効果がある可能性はあります。しかしこれは、長い年月、ポリフェノールを多く摂り続けて、やっと差が出るくらいのものです。短期間の臨床試験では、良い結果は出なかったものと思われます。

ポリフェノールは吸収されにくく、また吸収されても代謝されてしまうので、効果が出にくいことがあります。また、実験では生理的濃度を逸脱して大量投与している場合が多いため、細胞試験や動物試験で認められた効果が、臨床的には実証されない結果になったことも考えられます。

❹ ルチン

ビタミンとしての働きがあることから、以前は「ビタミンP」と呼ばれていました。その後、ビタミンPはケルセチンやヘスペリジンなどいくつかの物質で構成されていることがわかり、ルチン単体でビタミンPと呼ばれることはなくなりました。血管収縮作用、毛細血管の透過抑制作用、毛細血管壁を強くする作用があり、**脳出血**などの予防に効果があるといわれています。**抗酸化作用**もあります。ソバ、柑橘(かんきつ)類、タマネギに多く含まれています。

フラボノイド

フラボノイド類は野菜や果物などに含まれる色素で、黄色やオレンジ色から無色のものまで3,000種類以上もあります。化学構造の違いで、フラボン、フラボノール、フラバノン、フラバノール、イソフラボンがあります。OH基をつけたもの（水酸化したもの）は「××オール」と呼ばれ、フラボンとフラバノンが、それぞれフラバノール、フラボノールと呼ばれます。フラボノイドは強力な**抗酸化作用**により発ガン物質の活性化を抑制するほか、**血行促進作用**、**抗血栓作用**、**抗ウイルス作用**なども持っています。

フラボノイドは野菜や果物などに広く含まれているので、普通にバランスのよい食事をしていれば十分に摂取できていると考えられます。しかし、偏食などで野菜や果物が不足している人は、あまりとれていない可能性もあります。

フラボノイドの種類（6-5）

フラボン

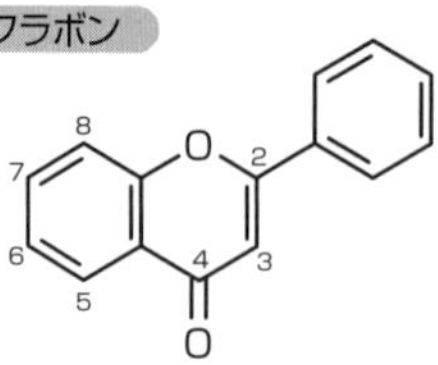

フラボノール

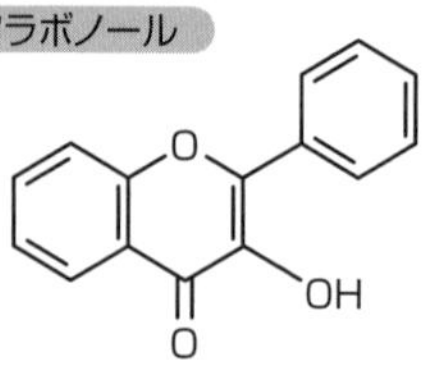

フラバノン

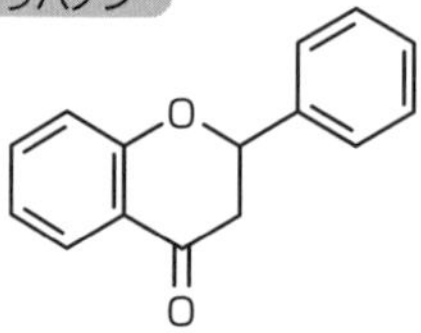

フラバノール

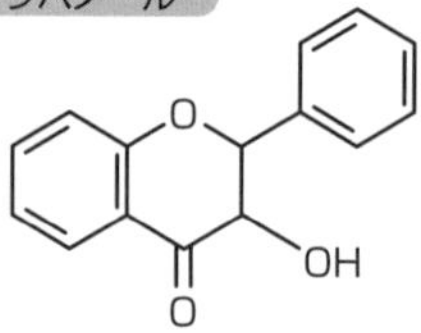

イソフラボン

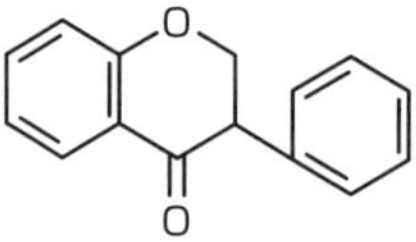

● イソフラボン

イソフラボンは豆類、とくに大豆に多く含まれるフラボノイドです。女性ホルモンの**エストロゲン**と構造が似ていて、エストロゲンと同様の作用が一部にあります。女性は更年期になるとエストロゲンが減少し、更年期障害や骨粗しょう症などが起こりやすくなりますが、イソフラボンを補給することでその症状を緩和することができます。大豆製品を多く摂るわが国では、他の先進国に比べて、乳ガンや子宮体ガンなどの女性特有のガンが少ないことも報告されています（図 6-6）。この他、イソフラボンには悪玉コレステロールを減らしたり、血管を拡張したりする作用もあり、動脈硬化、脳卒中、心筋梗塞といった血管系の病気を予防する働きもあります。イソフラボンはエストロゲンより作用が弱いので、食品から摂る限りは副作用はないと考えられています。しかし、サプリメントとして摂る場合には、副作用が出る場合もあるので、上限値（30mg ／日）が決められています。この値についてはまだ議論があり、今後変更される可能性もあります。

がん罹患率の国際比率（6-6）

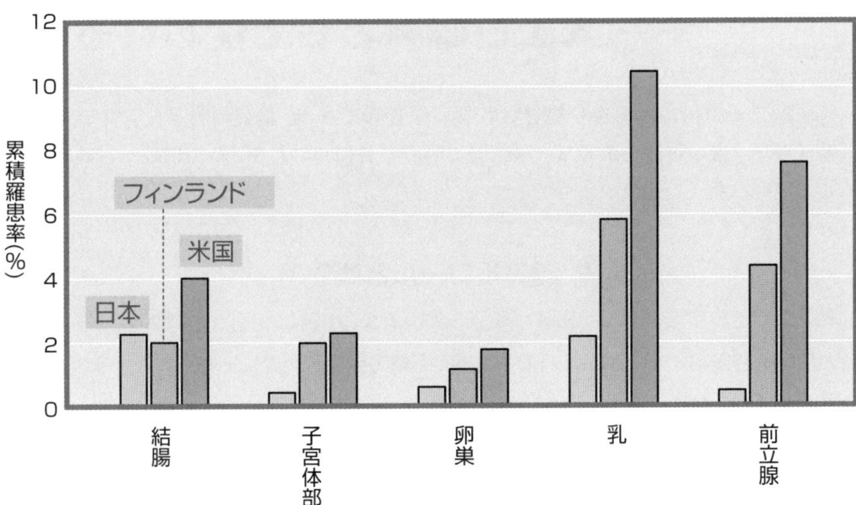

Column　生薬と漢方薬

自然界に存在する植物や動物、鉱物などの薬効となる部分を「生薬（しょうやく）」といいます。漢方薬は、さまざまな効能を持つ複数の生薬を組み合わせて作られています。

私は以前、漢方薬は一般の薬と違って作用が弱く、効果が無い分、副作用も無いだろうと考えて、全然処方をしていませんでした。しかし生薬の内容を見てみると、効果のある成分が含まれていました。逆に、一般の薬の中にも、植物の成分から取り出したものがかなりあります。このように、漢方薬にも効果があることがわかってきて、今では少し使うようになりました。

しかし、漢方薬には副作用もかなり報告されています。たとえば、足が痙攣するといって、芍薬甘草（しゃくやくかんぞう）という漢方薬を飲み続けている人がいました。足の痙攣は良くなったのですが、半年後には著明な低カリウム血症が起こり、手足のしびれや不整脈が出ていました。すぐに中止したのですが、この薬の作用が長く続き、なかなか元に戻りませんでした。

一般の薬と同じように、漢方薬の副作用にも注意が必要だと痛感しました。

6-3 糖アルコール ―人工甘味料として使われる

糖アルコールはあまり聞きなれない栄養素ですが、糖質の分子にアルコール基（-OH）をつけたものです。消化管で吸収されにくいため、低カロリー甘味料として用いられています。

糖アルコールとは？

糖アルコールは糖の一種で甘味があるものが多く、小腸から体内への吸収が悪いため、**低カロリー甘味料**として用いられています。天然の果物や野菜にも存在していますが、トウモロコシやイモの澱粉などを原料として工業的にも生産されています。糖アルコールには、キシリトール、ソルビトール、マルチトール、エリスリトールなどがあります。

❶ キシリトール

キシリトールは多くの果実や野菜などに天然に含まれており、ヒトの肝臓でも１日あたり約 15g が作られています。チューインガム等の菓子類などに甘味料として広く使われています。また、血糖値を上昇させることがないので、糖尿病患者の甘味料に使われたり、点滴用の輸液にグルコースの代用として用いられたりします。ただし大量に摂取すると、一過性の下痢を起こすことがあります。
また、キシリトールは虫歯予防に有効な甘味料としても注目されています。虫歯の発生は口腔内の細菌や歯垢によって産生される酸が大きな原因とされていますが、キシリトールは酸を産生せず、また**酸**を中和する作用も持っています。さらに、虫歯の原因菌（**ミュータンス菌**）の活動を弱める働きも持っています。

❷ エリスリトール

エリスリトールはメロン、ブドウ、ナシなどの果実に含まれている、天然の糖アルコールです。ブドウ糖の発酵でも作られるため、醤油、味噌、清酒などの発酵食品にも含まれています。砂糖よりやや甘味が低く、冷涼感のある甘味を示します。わが国でも甘味料として菓子類などに広く使われています。キシリトールと同様に、血糖値を上昇させないため、糖尿病患者の甘味料としても用いられています。また、キシリトールと同様の生理作用による虫歯の予防作用も持っています。

6-4 カフェイン —眠気が覚めるのはどうして？

カフェインはお茶やコーヒーに含まれる苦味の主な成分です。加工食品やコーラなどの清涼飲料水、栄養ドリンクなどに多く含まれています。功罪が半ばしているため、いずれにせよ飲みすぎはよくありません。

カフェインとは？

カフェインは植物の葉や幹に存在する苦味成分で、お茶やコーヒーの香りの元です。焙煎(ばいせん)によってもほとんど変化を受けずに、その苦みは残ります。カフェインの多い食品というと、一般的にはコーヒーが挙げられますが、実際には緑茶の方が多く含んでいます。緑茶のカフェイン含量は3～4%で、次いで紅茶が2～3%、コーヒーは1%程度です。

カフェインの作用

カフェインには眠気覚まし、心収縮力増強、気管支拡張、利尿作用など、いろいろな作用があります。カフェインに対する感受性には個人差があります。慢性に多量に摂取すると、**中毒**（カフェインなしではいられない状態）になることがあります。

❶ 覚醒作用

カフェインは**アデノシン受容体**に拮抗し、**アデノシン**の作用を抑制します。アデノシンはATPの原料となるほか、**情報伝達物質**として働きます。細胞膜電位を負にして、神経や心筋などの細胞を興奮しにくくするのです。カフェインはこのアデノシンの作用を抑制することで覚醒作用を示します。眠気防止や疲労感除去の働きがあり、一般には眠気覚ましの効果が注目されます。また、思考力や集中力がアップし、勉強がはかどるという効果も期待できます。

❷ 交感神経興奮様の作用

カフェインは**ホスホジエステラーゼ**※（PDE）を阻害し、細胞内**cAMP**※濃度の上昇を引き起こします。cAMP濃度の上昇は、交感神経興奮様の作用を示します。すな

※**ホスホジエステラーゼ** cAMPなどを加水分解する酵素。
※ **cAMP** 細胞内シグナル伝達において、セカンドメッセンジャーとして働く物質。

わち、心筋収縮力の増大、気管支平滑筋の弛緩、脳細動脈の収縮、腎血流量増加（利尿作用）、脂肪燃焼の増加などです。脳細動脈を収縮させることから、一部の頭痛（とくに片頭痛）に対して鎮痛作用も示します。

❸ カルシウム放出作用

最近、カフェインと**骨粗しょう症**との関係が報告されています。カフェインは、カルシウムの貯蔵庫の一つである小胞体から、カルシウムを細胞質内へ放出させます。また、骨のカルシウムを遊離させる作用もあります。そのため、コーヒーを１日に３杯以上飲むと、骨粗しょう症の原因となることが報告されています。

カフェインの作用（6-7）

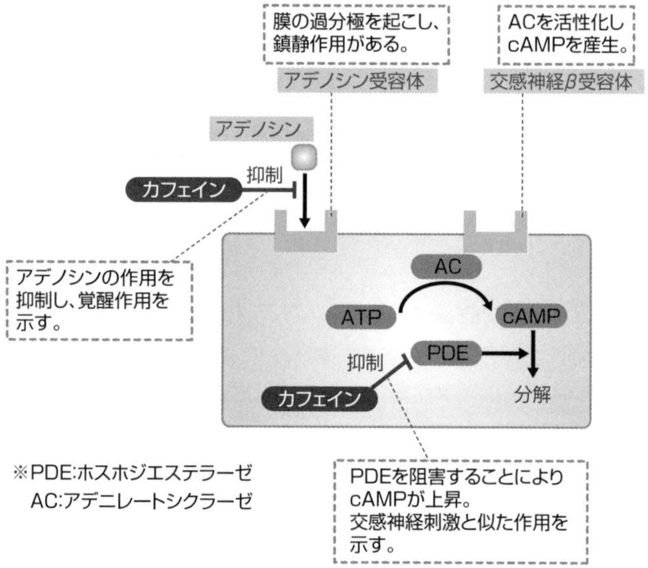

※PDE:ホスホジエステラーゼ
AC:アデニレートシクラーゼ

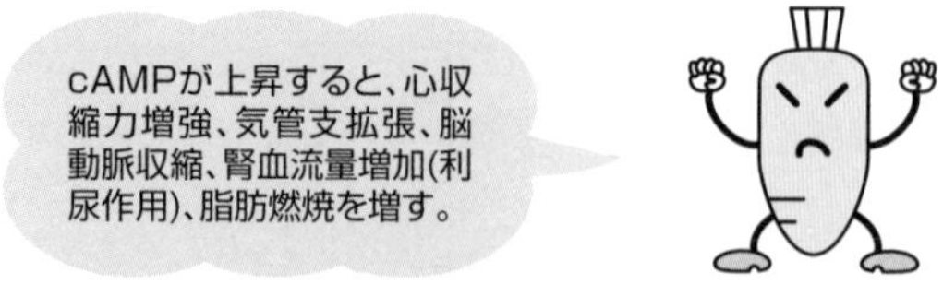

6-5 その他のフィトケミカル ―体によい植物由来の成分

ハーブ類、朝鮮人参（オタネニンジン）、大豆イソフラボン、銀杏葉エキス……。機能性食品は、数えればきりがないくらいのものが市場に出ています。代表的なもののうち、いくつかを紹介します。

ニンジンといえば？（キャロットとオタネニンジン）

ニンジンというと、日ごろ野菜として食する**ニンジン**（英語でキャロット）のほかに、日本薬局方に収載されている**オタネニンジン**（Panax ginseng）があります。オタネニンジンは、一般にチョウセンニンジン（朝鮮人参）とかコウライニンジン（高麗人参）と呼ばれています。キャロットはセリ科の植物であり、オタネニンジンはウコギ科の多年草であって、両者は全く別種の植物です。

❶ キャロット

野菜のキャロットには、βカロテン、リコピン、アントシアニンなどの**カロテノイド**が含まれています。前述したように、これらは強力な**抗酸化作用**を持っており、抗老化作用、抗動脈硬化作用などが認められています。野菜ジュースとして、健康食品の素材にも用いられています。生活習慣病の予防にはよい食品です。

❷ オタネニンジン

オタネニンジンは古くから薬用植物として、疲労回復や滋養強壮の目的で愛飲されてきました。抗精神作用もあるため、うつ病などにも用いられています。

オタネニンジンの有用成分は**ジンセノシド**と呼ばれるサポニン※成分です。サポニンの他に、アセチレン化合物であるパナキシノールも有用成分として含まれています。サポニンには多くの種類があり、含有量はニンジンの個体ごとに少しずつ異なっています。サポニンの成分については、日本や中国の研究者を中心にさかんに研究されており、サプリメントとしてはもっとも研究されています。

ジンセノシドは**自律神経系**、**ホルモン系**機能に作用が注目されています。実験では、

※**サポニン**　ステロイドなどに糖質が付いた配糖体で、漢方薬などの主成分はこのサポニンが多い。

エストロゲンとジンセノシドの構造式（6-8）

エストロゲン

ジンセノシド

配糖体

ジンセノシドでは6位に糖鎖が付いて配糖体となっています。17位に糖鎖が結合している点を除けばエストロゲンとよく似た構造を示しています。

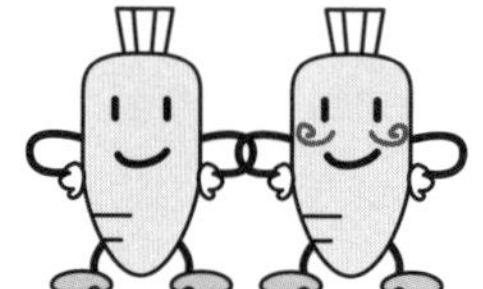

オタネニンジンの抽出物は、脳に対してコリン作動性に働くこと、ストレスに対する内分泌機能を強化すること、インスリン作用の増強、呼吸促進などの作用が見られています。各ジンセノシドによってもそれらの作用は異なり、中枢神経系に対してRbは興奮を抑える方向に、Rgは興奮させる方向に作用するなどというように非常に複雑です。抗うつ作用も見られています。

循環器系に対しては、血管拡張、血小板凝集抑制の作用が報告されています。**免疫系**に対しても、マクロファージの活性化、NK細胞の活性化、抗体産生能の促進の作用を示します。そのほか、抗腫瘍作用や抗アレルギー作用なども報告されています。

ジンセノシドは化学構造がエストロゲンによく似ており、一部の作用はエストロゲンと共通しています。そのため、ほてりや動悸などの更年期障害の治療薬として、エストロゲンの代わりに用いられます。

セントジョーンズワート

セントジョーンズワート（St.John's wort）は、セイヨウオトギリソウとも呼ばれるハーブです。聖ヨハネの誕生日頃に花を咲かせることから、この名前がつきました。19世紀頃からヨーロッパを中心に、**うつ病**などの精神疾患に用いられています。

うつ病には、セロトニンやドーパミンなどのモノアミン（脳内で神経伝達物質として働く物質）の濃度低下が関係しています。うつ病の治療薬としては現在、①脳内のモノアミンの濃度を高める薬、②モノアミンの細胞内の作用を高める薬、③シナプス内に分泌されたセロトニンをいつまでも留めておくような薬（再取り込みの抑制）が用いられています。セントジョーンズワートは、③の作用によって、うつ病を改善することが知られています。

イチョウ葉

イチョウ葉は、中国では5000年前から気管支炎の治療として用いられていました。ドイツでは医薬品としてそのエキスが用いられています。

イチョウ葉の主な成分は、フラボノイドとテルペンラクトンです。これらには**血管拡張作用**、**血小板凝集抑制作用**、**抗酸化作用**があります。また、**認知症**に有効とされていますが、作用機序は十分にはわかっていません。脳に血流を多く供給して、脳機能を改善するのではないかと考えられています。

Column 辛いものを食べるとなぜ汗をかくの？

トウガラシの辛味成分を**カプサイシン**といいます。カプサイシン類は種類が多く、コショウの辛味成分であるピペリンやシャビシン、サンショウの辛味成分であるサンショオールも同じ仲間です。

カプサイシンは痛覚神経を刺激して、**辛味**を感じさせます。また、イオンチャネルを活性化する受容体の一つであるバニロイド受容体を活性化して、実際に温度は上昇しないものの、激しい**発熱感**を引き起こします。そのため、冷え性の人の治療にも使われます。

体内に吸収されたカプサイシンは、脳に運ばれて感覚神経に働き、副腎の**アドレナリン**の分泌を活発にさせて、発汗作用や強心作用を示します。肥満や生活習慣病の予防にカプサイシン類が効果的といわれるのは、このアドレナリンによる代謝亢進作用があるためです。

Column

ビタミンCと尿酸—突然変異によって機能を失う

ヒトと高等なサルは、他の哺乳類に比べると、ビタミンC値が比較的低く、血清尿酸値が高くなっています。これは、ビタミンCを合成する酵素（L-グロノラクトンオキシダーゼ）が変異して合成できなくなったことと、尿酸を分解する酵素（ウリカーゼ）が変異して尿酸が分解されなくなったことによります。

私たちの祖先となったサルは、果物が豊富なときにビタミンCはいくらでも得ることができたので、自分で合成する必要はありませんでした。そのため欠損が起こったとしても、生存には問題なかったことになります。しかし単に必要ないだけであれば、変異していない遺伝子と変異した遺伝子の両方が残るはずです。合成できない方しか残ってないということは、その方が高等なサルや私たち人類にとって、生存に有利であったと考えられます。ビタミンCは抗酸化作用が強く、少なくなると遺伝子に障害が起こり、変異が起こりやすくなります。そのために進化が進んだとも考えられます。

面白いことに、これらの動物では、同時に尿酸の分解もできなくなっています。尿酸には強い抗酸化作用があるため、ビタミンCがとれなくなったときに、酸化ストレスに対する保護作用を発揮した可能性があります。また、高い尿酸値が脳の発達を促進し、高等なサルになった可能性もあります。系列の違うサルでは、尿酸の遺伝子の変異は、異なる部位で起こっています（図）。尿酸値を高めることは、高等なサルの生存にとって、非常に重要であったと考えられます。

さらに尿酸は、食物が少ないとき、とくに塩が少ないときに、血圧の維持を助け、初期の霊長類に生存上の利点を提供した可能性があります。また尿酸には、インスリン抵抗性や肥満をもたらすことが知られており、食物の少ないときに生き延びやすかったと考えられます。

他方、高尿酸血症は、飽食と身体活動が低下した今日の社会においては、高血圧や糖尿病、心血管疾患のリスクを高める欠点があることが示唆されています。

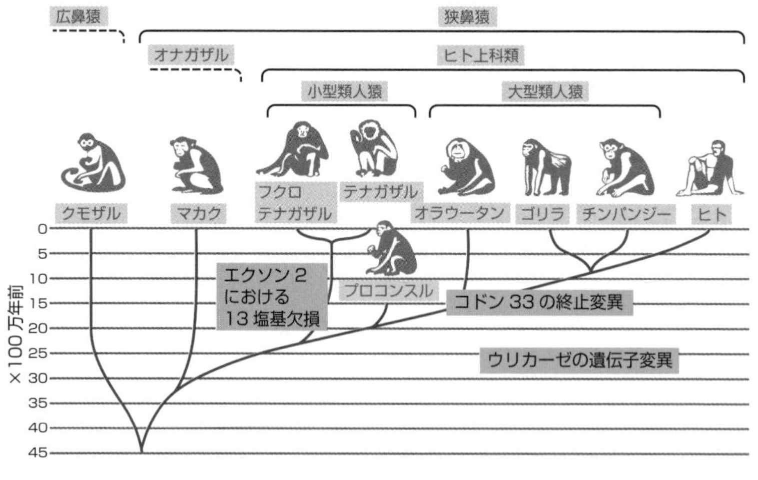

chapter

7

栄養素と遺伝子

栄養素はエネルギー源や体の構成成分となる以外にも、種々の作用を持っていることがわかってきました。最近では、分子生物学の進歩により、栄養素が遺伝子にも作用して、いろいろな機能を発揮していることがわかってきました。また、個人の遺伝子の型の違いも少しずつ明らかになり、栄養治療に対する反応の差なども、一部はこの個人の遺伝子の差で説明できるようになってきました。そこで現在、こうした技術を用いた、新しい栄養指導の方法が考えられてきています。

7-1 ニュートリゲノミクス —栄養素は遺伝子にも働く！

「ニュートリゲノミクス」とは、ニュートリション（栄養）とゲノミクス（遺伝子の網羅的解析）からなる造語で、食品や栄養素を摂取したときに起こる生体内の変動を、遺伝子レベルで見ようとする研究分野です。

「ニュートリゲノミクス」とは

科学の分野では最近、単語の後に……オーム（-ome）や……ミクス（-omics）という接尾語を付けた言い方が流行っています。たとえば、遺伝子（gene）の後にオーム（-ome）を付けてゲノム（genome）、ミクス（-omics）を付けてゲノミクス（genomics）といった具合です。これらはそれぞれ、図に示すように「総括したもの」「総括した科学」というような意味になります。

ニュートリゲノミクスは、ゲノミクスの前にニュートリ（Nutri：栄養）を付けたもので、「遺伝子から代謝までの、食品についての幅広い研究」という意味になります。

ニュートリゲノミクスのいろいろな研究分野

栄養素は**遺伝子**に作用したり、遺伝子を鋳型にしてmRNAに書き写す**転写**に作用し

「ニュートリゲノミクス」とは（7-1）

−ome(オーム)　−omics(ミクス)

Genome(ゲノム)

gene+ome(全体の意味の接尾語)をつけて「遺伝子の全体」という意味。

Genomics(ゲノミクス)

接尾語にomicsをつけると、「その科学」という意味になる。

多量の情報を系統的に扱う科学がomicsと呼ばれる。

Nutrigenomics(ニュートリゲノミクス)

生命情報を系統的に集め、解析する方法。

食品の研究に関する−omic

たりして、タンパク質の発現に影響を与えています。図7-2に示すように、**ニュートリゲノミクス**には、遺伝子とその転写、でき上がったタンパク質の機能、さらにタンパク質の代謝など、多種の研究分野があります。

人はそれぞれ、大きな異常や障害を示さないまでも、遺伝子に少しの変異を持っていることがあります。これを**遺伝子多型**と呼んでいます。このような場合、同じ栄養素が働いても、遺伝子が少し異なるので、作られるタンパク質（たとえば酵素）も少し異なります。そこで、たとえば脂肪の代謝の遺伝子が人によって違うために、ある人は脂肪を摂りすぎると糖尿病を発症するけれど、別の人は発症しないというようなことが起こります。こうした遺伝子の研究を**ゲノミクス**といいます。

タンパク質はmRNAにより作られるので、栄養素が転写を調節すると、タンパク質

ニュートリゲノミクスの種々の学問（7-2）

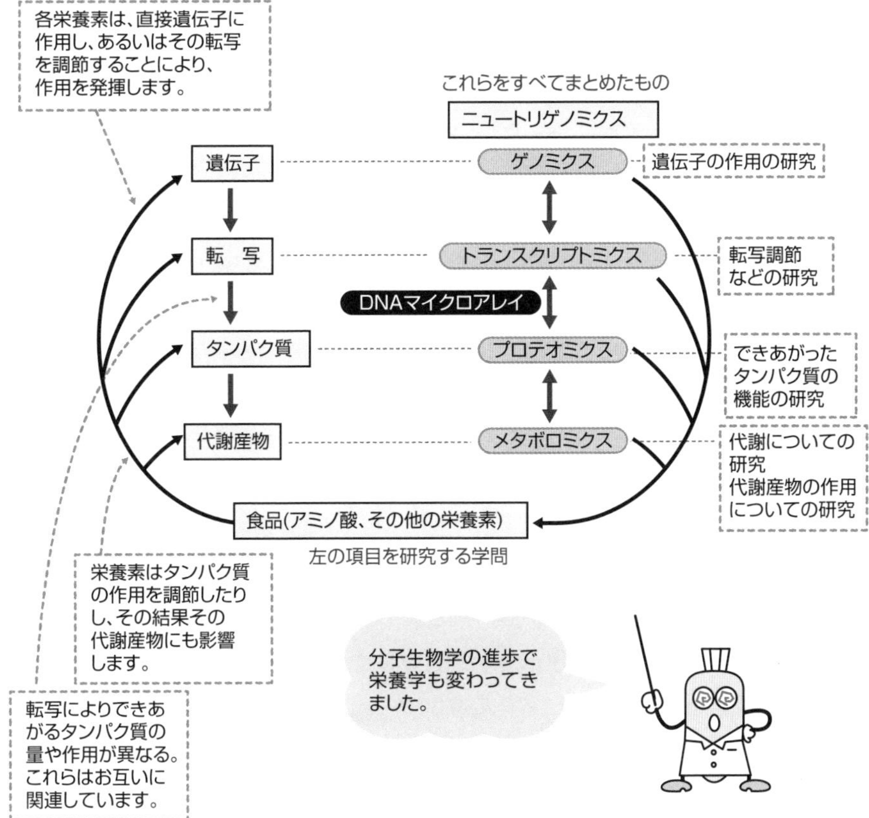

の発現量が変わります。タンパク質の発現量が変われば、全体の機能にも変化が起こってきます。こうした転写の変化を研究するのが**トランスクリプトミクス**です。トランスクリプトとは、「遺伝子のmRNAへの転写」の意味です。

栄養素がある酵素の発現を抑制すると、その酵素の作用が低下して、できあがる代謝産物の量も変化します。こうしたタンパク質の機能を研究するのが**プロテオミクス**です。また、タンパク質による代謝の変化などを広範囲に研究するのが**メタボロミクス**です。プロテインは「タンパク質」の意味、メタボリズムは「代謝」の意味です。

このように、遺伝子、転写、タンパク質、およびその代謝についての研究は、それぞれゲノミクス、トランスクリプトミクス、プロテオミクス、メタボロミクスと呼ばれています。栄養についてもこうした研究が進んできていて、全体をまとめて**ニュートリゲノミクス**と呼んでいます。

■■ 栄養素が遺伝子の発現に影響を与える ■■

現在、多くの**機能性食品**が販売されていますが、こうした食品について**分子生物学**を応用した機能解明が行われています。

栄養素はエネルギーの元になったり、体の構成成分になったりすることは知られていましたが、最近ではそれ以外にもいろいろな作用があることがわかってきました。そして、そうした作用は、食品に含まれる栄養素の一部が、ある組織のある**遺伝子**に作用することで発揮されていることもわかってきました。すなわち、いろいろな食品が、種々の**生理作用**を持っていることがわかってきたのです。

ステロイドホルモンの作用機構は、核内にあるステロイドの受容体に結合することによって、複数の標的遺伝子の発現を増やすというものでした。この概念はいくつかの脂溶性栄養素に拡大されて、たとえば脂溶性ビタミンのうち**ビタミンA**と**ビタミンD**は、核内受容体を介していろいろな遺伝子の発現を変化させ、生理作用を示すことがわかりました。また、生体内の脂溶性低分子である種々の**脂肪酸**（エイコサペンタエン酸やアラキドン酸など）も、転写因子型核内受容体に結合して、生理作用を示すことがわかってきました。第3章で飽和脂肪酸がコレステロールを増やし、多価不飽和脂肪酸がコレステロールを減らすことを紹介しましたが、こうした各脂肪酸がコレステロールの合成を増減させる働きもまた、核内受容体に結合して起こることがわかっています。

アミノ酸や**ペプチド**も、遺伝子の発現に関与していることがわかりました。たとえば、ロイシンはタンパク質の合成を促進するmTORという転写因子に作用して、アルブミンなどの合成を高めたり、筋肉などで糖の利用をさかんにしたりします。

こうした「ゲノミクス」という学問は、食品の分野では遅れており、これまでほとんど行われていませんでした。しかし、**トクホ**などの制度ができて、食品機能の裏づけが必要となり、最近さかんに行われるようになりました。これがニュートリゲノミクス、すなわちゲノミクスの栄養学への応用です。

ニュートリゲノミクスの方法

ニュートリゲノミクスの実際の研究方法について紹介しましょう。最近では、**DNAマイクロアレイ**（**DNAチップ**）がよく使われるようになりました。

DNAマイクロアレイは、1枚のプレートに数千種類の遺伝子を1種類ずつ並べたものです。栄養素を動物や組織に投与したのち、対象となる組織のサンプルをほんの少し使うだけで、数千の遺伝子の発現の変化を一度に見ることができます。今までは、研究者が「これぞ」と思った1つの遺伝子のみを検討していましたが、この方法によれば、複数の遺伝子の発現を一度に検討することができます。こうして、食品の機能や安全性についての情報を包括的に得ることができるようになりました。

たとえば、今までは食品の毒性（肝障害など）を見るためには、多くの動物を長期間飼育して、毒性の症状を観察する必要がありました。しかし、DNAマイクロアレイでは、組織を使うだけで、いくつかの遺伝子の発現が減ったり増えたりする現象が見られるので、簡単にその食品の毒性を予想することができます。

DNAマイクロアレイ（7-3）

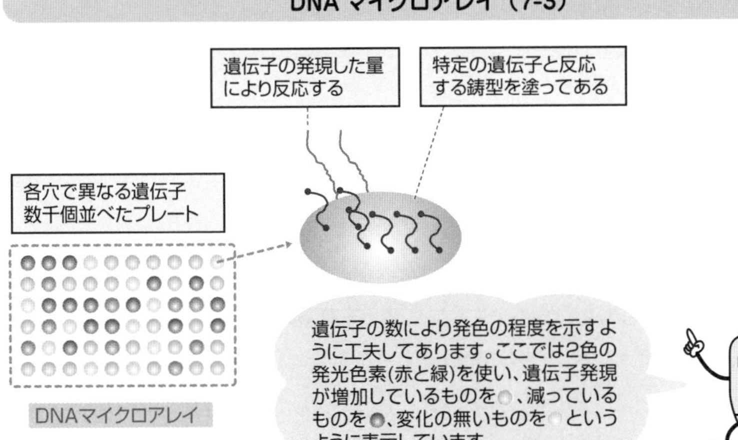

こうした研究方法は、**薬理学**の分野で薬の効果を調べたり、副作用の出方を調べたりする際に広く利用されています。とくに抗ガン剤は、ガン組織に添加してDNAマイクロアレイで調べると、一度に多くの遺伝子の変化がわかるので、その変化のパターンから、このガンには効くあるいは効かないということが判定できます。先に調べておけば、効く人にだけその薬を投与することができます。また、副作用の出やすさも調べることができるので、副作用が出やすい人には投与を控えることもできます。

■■ 集団の栄養指導から個別の栄養指導へ ■■

最近の栄養学の分野でめざましいのが、**栄養指導**の個別化です。たとえば、同じ物を同じように食べても、糖尿病になる人とならない人がいますが、これは遺伝子の違いによるところが大きいと考えられています。そこで、DNAマイクロアレイを用いて遺伝子の差（**遺伝子多型**）を一度に検査すれば、その人に対する食品の影響もわかります。つまり、遺伝子を解析することによって「この人はこの食品を減らすことで、病気のリスクを減らすことができる」というようなことがわかるわけです。

今まで経験的にしかわからなかったことが、ニュートリゲノミクスのおかげでそのメカニズムまで明らかになってきました。現在は誰に対しても同じ食事指導を行っていますが、栄養と病態に関係する原因の遺伝子がもっとわかれば、近い将来、さらに完成度の高い個別の養指導が行われるようになると考えられます。

こうした個別の栄養指導は**テーラーメイド栄養指導**と呼ばれています。テーラーメイドとは、「その人に合わせて背広を仕立ててもらう」という意味です。この分野で最も研究されているのは、糖尿病や高血圧、ガンなどの発症における遺伝子と栄養素との関係です。遺伝子の情報解析は、ごく少量のサンプル（たとえば白血球からの取り出した遺伝子）をDNAマイクロアレイに用いるだけです。テーラーメイド栄養指導は、すでにいくつかの会社が営業を開始しています。

■■ やせの大食いはあるのか？ ■■

食品に含まれる栄養素は、個人の条件によって質的、量的にその作用が異なります。すなわち、同じ物を同じ量だけ食べても、人によって**代謝反応**が大きく異なるのです。

実際に同じように食べても、「太りやすい人」「太りにくい人」が確かに存在することがわりました。たとえば、ピマインディアンというアメリカの原住民は、非常に肥満が起こりやすく、糖尿病が高率に見られます。調べたところ、食べる量や内容は普通なのですが、脂肪を燃焼して熱を産生するところに問題がありました。脂肪の燃焼にかかわる交感神経のβ_3受容体の遺伝子が少し変化していたのです。そのために脂肪が蓄積しやすくなっていました。

β_3受容体の遺伝子の他にも、肥満の原因となる遺伝子は多くあると考えられています。まだまだわかっていないことは多いのですが、少しずつこのような遺伝子が明らかになってきています。

Column 妊婦の栄養状態は胎児の遺伝子発現に影響を及ぼす

第2次世界大戦の時は多くの住民が飢餓にさらされましたが、皮肉にもこれが飢餓の影響を研究する機会となりました。中でも、1944年11月から1945年のドイツ降伏までの、オランダの冬季飢餓はよく知られています。半年間の短いけれども厳しい栄養不良が起こりましたが、このときに母親から生まれた子供は小さく、生まれて3ヶ月以内に亡くなるケースが通常の4倍にもなりました。

しかし事件から40年以上が過ぎてから、世界を驚かせる発表がありました。このときに子宮内にいた胎児に、中年になってから当時の影響が現れてきたのです。乳児期を生きのびた子供たちは、普通に成人まで成長しました。しかし、成人してから肥満になる確率が高く、糖尿病になる確率も高かったのです。

これは、遺伝子そのものは変わらないけれども、特定の遺伝子にメチル化が起こり、発現が調節されたからと考えられています。胎児期に飢餓にさらされると、生後の飢餓に対応するために、エネルギーを蓄えようとする能力を獲得し、それが肥満や糖尿病の原因となったと考えられています。この研究については始まったばかりですが、母親の栄養はこういった点からも重要なのです。

Column 「カロリーゼロ」は本当にゼロなの？

最近、カロリーをカットしたアルコール飲料が売られています。『ダイエットコーク』など清涼飲料水には、以前から多くありました。こうした飲料水には、「ノンカロリー」「カロリーゼロ」と表示されています。

「アミノ酸などが入っているのに、どうしてゼロなのか？」と不思議に思う人もいるかもしれません。それは、食品100g当たり5kcal未満であれば、「カロリーゼロ」と表示してよいことになっているからです。1缶350ccだと、17.5kcal未満ということになります。ほぼ無視してもよい量ということで、このようになっています。「カロリーオフ」だともっと多くなります。食品で100g当たり40kcal、飲料水だと20kcal未満です。「カロリーオフ」だからといってあまり多く食べたり飲んだりすると、結構なカロリーになります。

7-2 アルコール
—お酒を科学してみると……

アルコールは昔から存在して、人を楽しませ、また狂わせてきました。前節で遺伝子多型を紹介しましたが、アルコールを分解する酵素の遺伝子もまた各個人で異なり、「酒に強い」「酒に弱い」ということが起こります。

アルコールとは何か？

アルコールは人類が地上に現れるよりずっと前から存在していたと考えられています。器具などがとくに無くても、アルコールは自然発生的にできあがります。ブドウなどの糖分、水、空気中に存在する細菌（酵母菌）、そして温暖な気候があれば、自然にアルコールになってしまうのです。猿酒（さるざけ）は、岩のくぼみにたまった糖分の多い果実が、自然に発酵してお酒になったものです。熱帯地方には今でも、果実を容器に受けて発酵させただけのお酒があります。

ビールや日本酒は元が穀物（デンプン）であるため、デンプンを糖に変えるステップが必要です。日本酒は昔、お米を口の中で噛（か）み、唾液の酵素（マルターゼ）で小さな分子にして、それを容器に入れて発酵させていました。昭和以後、衛生面からこうしたことは行われなくなりました。

アルコールの構造

一般にアルコールというと、日本酒、ワイン、ビール、ウイスキーなどのアルコール飲料が思い浮かびます。

アルコール飲料の主な成分は**エタノール**です。アルコールは化学的にいうと、炭化水素（炭素と水素からなる化合物）の水素原子をヒドロキシ基（OH基）で置き換えた物質の総称です。アルコールは炭素の数で分類されており、炭素数が少ないものを**低級アルコール**、炭素数が多いものを**高級アルコール**といいます。炭素が1つのメタノール、炭素が2つのエタノール、消毒に使われるイソプロピルアルコールなどは低級アルコールです。蠟（ろう）などは、高級アルコールに分類されます。炭素数の少ないアルコールは液体で、多いものは固体となります。

本節では「アルコール」という表現を一般的な意味、すなわちアルコール飲料（酒類）という意味で用いています。

アルコールの化学構造（7-4）

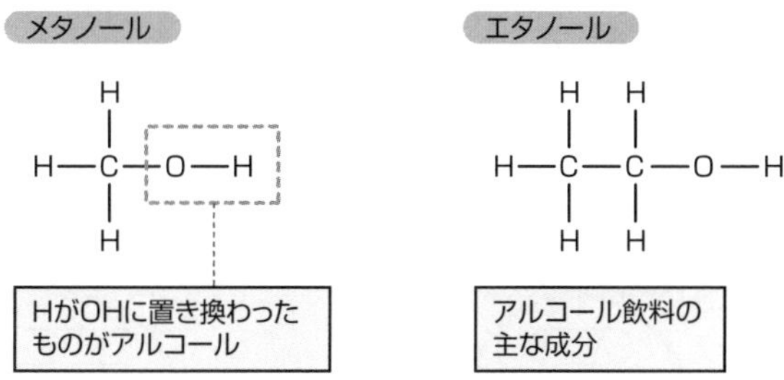

アルコールの栄養学

栄養学的にいうと、アルコールは非常にカロリーの高い栄養素です。肺などからの消失分を計算に入れても、1gにつき約7kcalとされています。

アルコールは、他の栄養素とはかなり違った性質をもっています。一つは、分子量が小さく気体になりやすいため、**単純拡散**により吸収されることです。つまり、特別な輸送機構を用いることなく、粘膜面から自然に細胞内へ入って行きます。胃からも腸からも吸収されるし、少量ですが肺からも吸収されます。逆に、肺から呼気として出て行ったり、尿や汗などから簡単に排泄されたりします。手術の際に用いられる吸入麻酔は、こうした性質を利用して行われています。

もう一つは、貯蔵されることなく、また体の成分になることもなく、完全に分解されることです。消化管から吸収されたアルコールは、大部分が肝臓で代謝されて**アセトアルデヒド**へ、さらには**酢酸**へと酸化されます。酢酸は最終的には水と二酸化炭素にまで分解されます。残りの2～10%は代謝を受けずに、尿や呼気、汗として体外へ排泄されます。

なお、アルコール飲料にはビタミンや微量元素がほとんど含まれていないため、アルコールだけを飲む人は微量栄養素の欠乏症が起こりやすくなります。

酒に強い、弱いは遺伝子で決まる（遺伝子多型）

アルコールはまず、**アルコール脱水素酵素**（ADH）によって、**アセトアルデヒド**に分解されます。このADHの遺伝子には個人差があり、現在6つ以上の**遺伝子多型**が報告されています。

活性の高いADHをもつ人は、アルコールがすぐに分解されるので、アルコールで酔いにくくなります（ただし、すぐにアセトアルデヒドになるので、頭痛や動悸などを起

アルコールの代謝（7-5）

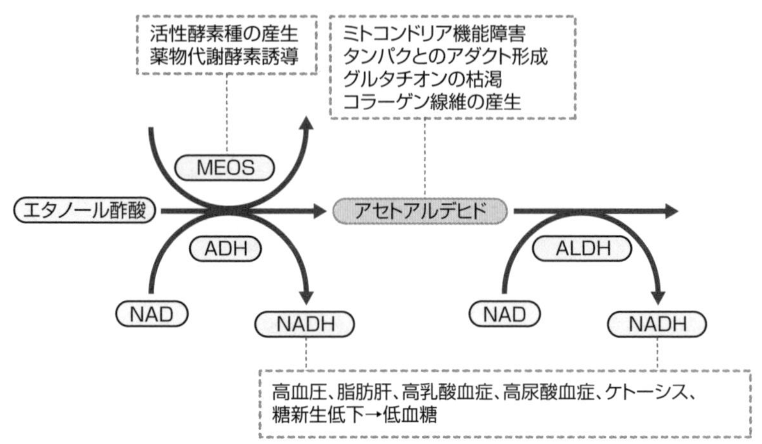

こしやすくなります）。したがって、ADHの遺伝子がどの型であるかが、酒に対して強いか弱いかのまず第一の分かれ目になります。日本人は、90％程度の人が活性の高いADHを持っています。活性の低いADHを持つ残りの10％の人は、非常に酔いやすいということになります。お酒に弱い人でも、飲み続けていると、多く飲むことができるようになります。しかし、食道がんの患者さんを見ていると、このような人が多いようです。飲むと顔がすぐに赤くなり、それでも飲み続けるような人は要注意です。

アルコールの分解によってできたアセトアルデヒドは、さらに**アルデヒド脱水素酵素**（**ALDH**）によって、**酢酸**に分解されます。このALDHの遺伝子にも遺伝子多型があります。わが国においては、こちらの遺伝子の方が酒飲みになるかどうかを決める因子としては大きいようです。アセトアルデヒドはきわめて反応性の高い物質のため、顔面の紅潮、動悸、頭痛などを起こす原因となります。アセトアルデヒドの分解が良いと、こうした症状が出にくいため、ついつい多く飲みがちになります。

ALDHの遺伝子多型

ALDHの遺伝子多型についてはかなり明らかになっているので、ここで紹介しておきます。図7-6を見てください。ALDHの遺伝子の487番目の塩基配列には、グアニン（G）とアデニン（A）の2種類があります。遺伝子が両方ともGの場合（**GG型**）は、ALDHの酵素活性が非常に高く、すぐにアセトアルデヒドを分解するので悪酔いしません。しかし、片方の遺伝子がAの場合（**AG型**）は、GG型に比べて16分の1程度の代

ALDHの遺伝子多型と酒に対する反応の差（7-6）

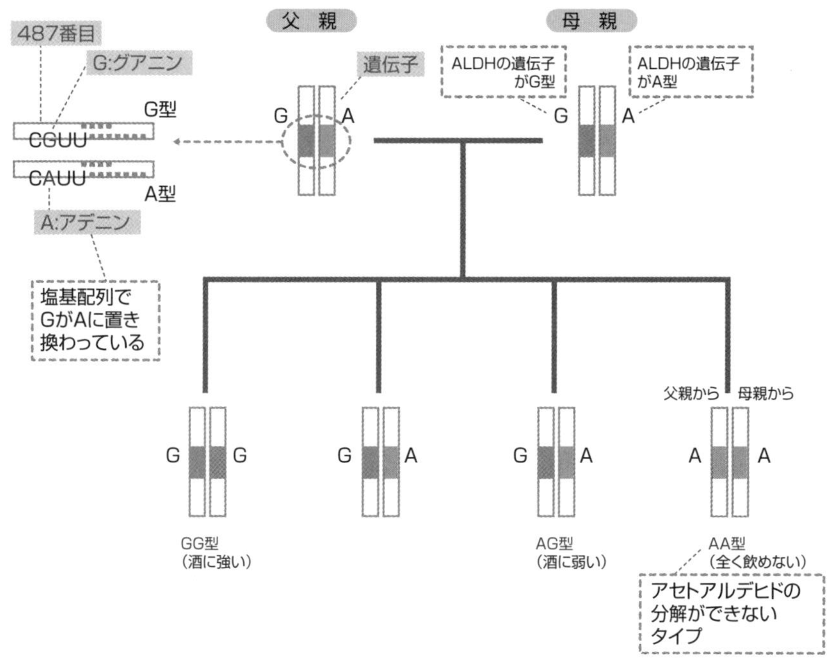

謝しか行えず、両方の遺伝子がAの場合（**AA型**）は、ほとんど代謝できません。

どのタイプであるかは、親からもらう遺伝子によって決まります。人は父親と母親から1つずつ遺伝子をもらいますが、2つとも酵素活性の良いものであればお酒に強くなるし、逆に2つとも酵素活性の低いものであればアルコールがなかなか分解されず、少量で酔うことになります。活性の高い遺伝子と低い遺伝子が一つずつあればその中間になります。日本人では、GG型が50%、AG型が40%、AA型が10%程度います。ところが、コーカソイド（白人）、ネグロイド（黒人）、オーストラロイド（オーストラリア原住民等）は、すべてGGタイプです。これを見ても、日本人（アジア人）は他の民族よりも、酒に弱いということがわかります。

ALDHがAA型の人は全くといってもよいくらいお酒が飲めない人です。また、AHDが活性型で、ALDHがAG型あるいはAA型の人は、アルコールが直ちにアセトアルデヒドに分解され、アセトアルデヒド濃度が高まりやすく、飲んでもすぐに気分が悪くなる体質ということになります。ちなみにアルコール中毒患者は、ADHが活性型で、かつALDHがGG型の人が圧倒的に多くなっています。

ほろ酔いの科学

ほどよいアルコールにより、幸せな気分になったり、よくしゃべるようになったりします。さらに多く飲むと、運動障害が起こって千鳥足になったり、嘔気などの不快感も起こったりするようになります。さらに多くの量を短時間に飲むと、**急性アルコール中毒**になり、意識がなくなります。

こうした症状が起こる量は個人差が大きく、また慣れも関係しています。平均的には、血中アルコール濃度が0.5～1.0mg/ml（日本酒で200～400ml程度）までは、愉快になり多弁になる楽しいお酒で、人格も保たれます。血中アルコール濃度が1.0～1.5mg/ml（日本酒で400～600ml程度）になると、軽度酩酊状態になり、気が大きくなって、注意力が減退します。このときに運転すると、大きな事故が発生します。1.5mg/mlを超えると、運動失調が著明になってきて、転倒する事故が増えてきます。

アルコールによる臓器障害

アルコールにより、種々の疾患が発症することがわかっています。アルコールが代謝される際は、NADからNADHの変換が起こります（図7-5）。NADHは多すぎると酸化ストレスなどを起こし、種々の病気の原因となります。人の体は酸素を利用してエネルギー産生などを行っていますが、その酸素も多すぎると障害を起こすというわけです。**アルコール依存症**になると、自分自身が病気で苦しむだけでなく、家庭も崩壊してしまいます。お酒は節度を持って飲むことが大事です。

アルコールによる疾患（7-7）

消化器疾患	肝疾患(アルコール性肝炎、肝硬変)
	胃潰瘍、十二指腸潰瘍
	食道ガン、胃ガン
	膀胱炎、膵臓ガン
心血管系	高血圧
	心筋梗塞、狭心症
	不整脈
	脳卒中
神経疾患	ビタミン欠乏症によるもの
	アルコール中毒によるもの
	末梢神経障害、筋肉障害
胎児に及ぼす影響	低体重児
	胎児死亡

chapter

8

病気と栄養

食生活に関連する病気としては、糖尿病、脂質異常症、高血圧、痛風、ガンなどがよく知られています。わが国の病気の様相は、食生活の欧米化と共に変わってきました。とくに最近は、メタボリックシンドロームを始めとする、過食によって起こる病気が増えてきました。本章では、病気の発症や治療と、食事との関係を説明します。

8-1 メタボリックシンドロームと栄養 ―食べ過ぎはなぜいけない？

人類200万年の歴史は、常に飢餓との戦いでした。ところが20世紀の末以降、かつてなかった食物の摂り過ぎによる肥満から、人類は新たな病気に脅かされることになりました。メタボリックシンドローム（代謝症候群）です。

メタボリックシンドロームとは？

メタボリックシンドロームは、2005年にWHOによってこの名前に統一される以前は、わが国では「生活習慣病」「内臓脂肪蓄積症候群」などと呼ばれていました。**内臓脂肪**の蓄積がもとになって糖尿病や高血圧、脂質異常症などを発症し、最終的には**心筋梗塞**や**脳卒中**などを発症する、命に関わる病気です。

人類の進化と現代人の肥満（8-1）

人類の進化

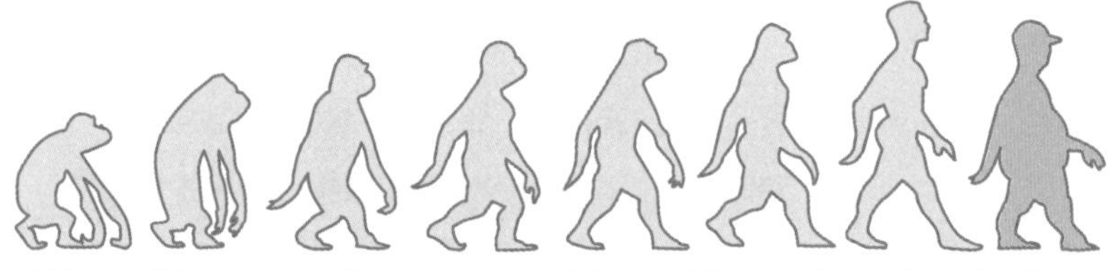

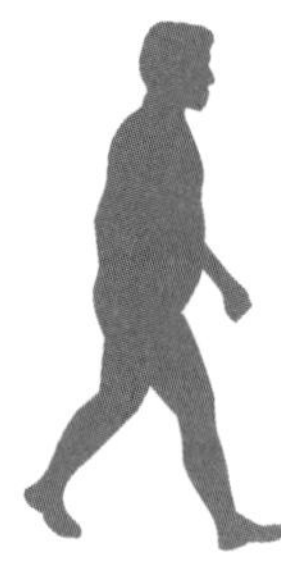

日本人

肥満の基準
BMI≧25

（日本肥満学会による）

アメリカ人

肥満の基準
BMI≧30

（WHOの診断基準による）

メタボリックシンドロームの診断基準①

メタボリックシンドロームの診断は、まず**腹囲**（ウエスト周囲径）を測定します。軽く息を吐き、いちばん細いところではなく、おヘソの高さで測ります。ただし、お腹は自分の意思で出したり引っ込めたりできるので、正確に測るのは難しいという欠点があります。日本の基準では、腹囲が男性で85cm以上、女性で90cm以上になると「内臓脂肪が多い」と判断されます。

この日本の基準は世界とはかなり異なっていて、他国の基準では男性の方が大きい数字になっています。そのため、日本の基準値は変更される可能性が高いようにいわれています。しかし日本の基準は他国と異なり、科学的な根拠に基づいています。というのは、CTの断面図をもとにコンピュータを用いて内臓脂肪の面積を測定して決めているからです（図8-2）。内臓脂肪の面積が100cm^{2}を超すと、糖尿病、高血圧などの発症率が高くなることが疫学調査でわかっています。この内臓脂肪の面積が、男性で腹囲85cm、女性で90cmに相当するのです。女性は皮下脂肪が厚いため、同じ面積でも腹囲は大きくなります。

CT 画像で内臓脂肪を見てみると……（8-2）

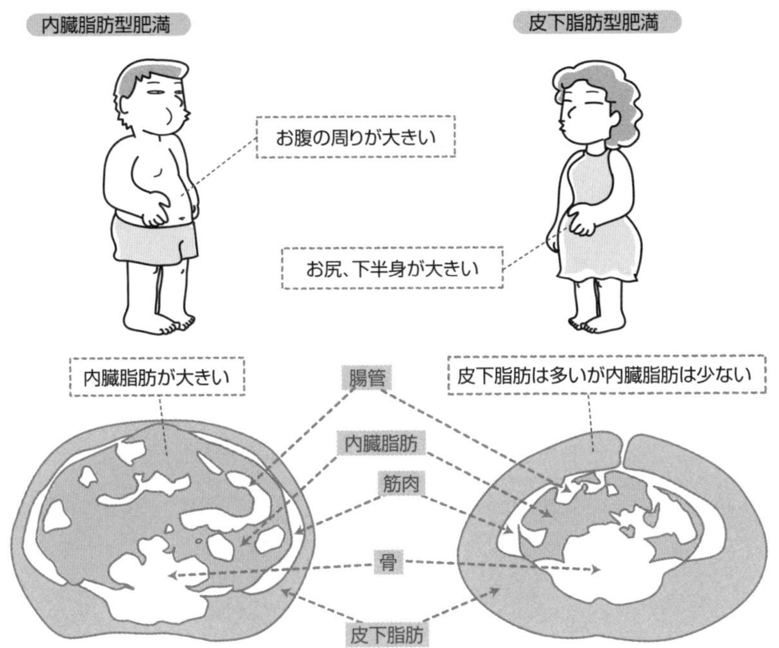

もう一つ、この図で注目していただきたい点があります。それは、男性は太ってくるとお腹の周りが大きくなりやすく、女性ではお腹よりもお尻が大きくなりやすくなることです。ただ、女性も年を取ると、お腹の周りが大きくなりやすくなります。

メタボリックシンドロームの診断基準②

この腹囲の基準を満たしていることが、まずメタボリックシンドロームを診断する際の前提となります。これに加えて、**脂質**、**血圧**、**血糖**の3項目のうち2項目以上に該当すると、メタボリックシンドロームと診断されます（図8-3）。

収縮期血圧が130mmHgであっても高血圧症とは診断されませんし、空腹時の血糖が110mg/dLであっても糖尿病とは診断されません。しかし、これらは**境界域**といわれる値です。軽い高血圧や高血糖でも、将来に病気を発症するリスクがあります。わが国の診断基準には、こうした人たちを拾い上げる目的があり、生活指導も義務づけられています。

また、世界のメタボリックシンドロームの診断基準はマチマチです。内臓脂肪の蓄積が必須項目になっているのは日本だけで、他国では他の項目が重複して備わっていればメタボリックシンドロームと診断しているケースが多いようです。

わが国のメタボリックシンドロームの診断基準（8-3）

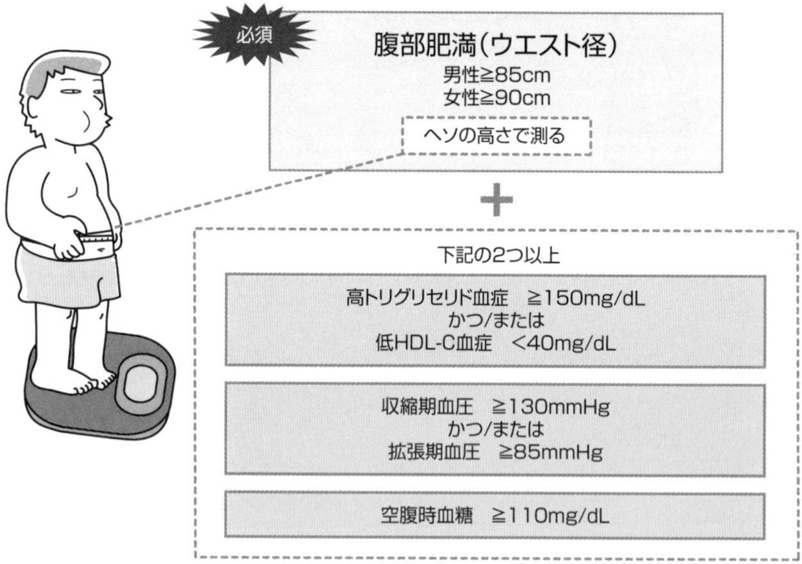

必須

腹部肥満（ウエスト径）
男性≧85cm
女性≧90cm
ヘソの高さで測る

＋

下記の2つ以上

高トリグリセリド血症　≧150mg/dL
かつ/または
低HDL-C血症　＜40mg/dL

収縮期血圧　≧130mmHg
かつ/または
拡張期血圧　≧85mmHg

空腹時血糖　≧110mg/dL

内臓脂肪がたまるとなぜ悪いのか？

わが国では現在、メタボリックシンドロームが激増していますが、その根本的な要因は過剰なエネルギー摂取や運動不足による**内臓脂肪蓄積型肥満**の増加です。では、内臓脂肪の蓄積は、なぜいけないのでしょうか？

脂肪細胞は細胞質がほとんど無く、大部分が**中性脂肪**で占められています。そのため従来、脂肪細胞は中性脂肪をエネルギーとして貯蔵する機能のみを持つ細胞と考えられていました。ところが最近の研究で、脂肪細胞は多くの**分泌タンパク**の遺伝子を発現していることが明らかになりました（図8-4）。脂肪細胞で発現している遺伝子は、その20～30%がホルモン、増殖因子、サイトカインといった、いわゆる内分泌タンパクだったのです。脂肪組織は体の10～30%の容量を占め、血流分布も多い臓器です。つまり、脂肪組織は「体内で最も大きな内分泌臓器」といえるのです。

細胞から分泌されて、周りの組織に作用するホルモンのような物質（生理活性物質）を**サイトカイン**といいますが、そのうち脂肪組織に由来するものを**アディポサイトカイン**あるいは**アディポカイン**（アディポ＝脂肪）と呼んでいます。アディポサイトカインには種々があって、体に悪い作用をするものを**悪玉アディポサイトカイン**、良い作用をするものを**善玉アディポサイトカイン**と呼んでいます。

悪玉アディポサイトカインは、とくに生活習慣病に関係の深い、糖や脂質の代謝異

脂肪組織由来生理活性物質（アディポサイトカイン）（8-4）

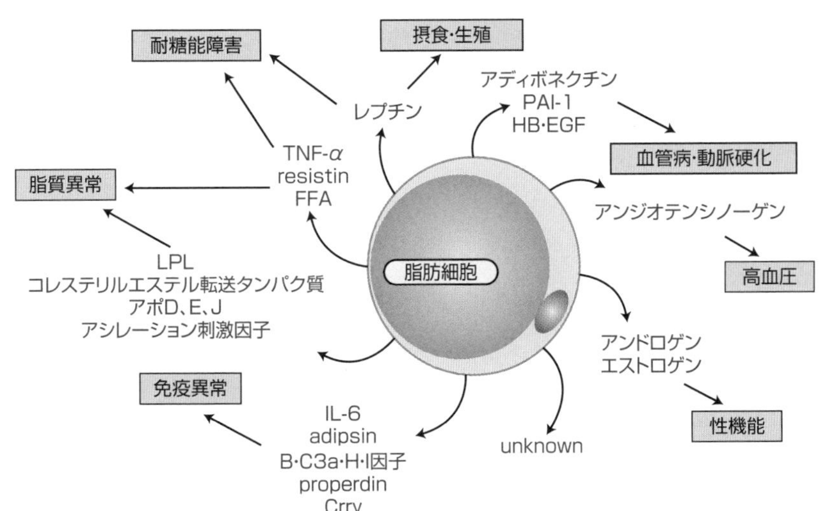

脂肪細胞の肥大とアディポサイトカイン分泌（8-5）

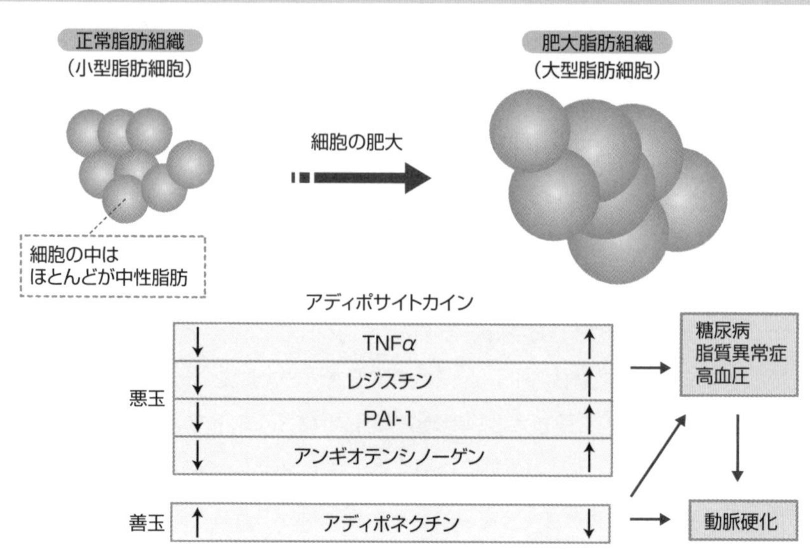

常、血圧の調節、動脈硬化の発症・進展などに関わっています。たとえば、TNF-αやレジスチンは、インスリンの効きを悪くし（**インスリン抵抗性**）、糖尿病を発症させます。また、PAI-1は動脈硬化を促進し、アンギオテンシノーゲンは血圧を上昇させます。

善玉アディポサイトカインは**アディポネクチン**と呼ばれ、インスリンの作用を改善したり、動脈硬化を抑制したりする多くの作用があります。

肥満になると、悪玉アディポサイトカインの血中濃度が増加し、反対に善玉アディポサイトカイン（アディポネクチン）の血中濃度が低下することがわかっています（図8-5）。体重が減ると、アディポネクチンが増加します。

アディポサイトカインの働き①

善玉アディポサイトカインのアディポネクチンは、**動脈硬化**を抑制する作用を持っています（図8-6）。動脈硬化は、白血球の一種である**単球**が血管壁に入り込むことから始まります。正常な血管では、白血球は血管の中を勢いよく流れていて、血管内から外に出にくくなっています。単球が血管壁の中に入る際、血管内皮細胞と単球に**接着分子**という分子が発現し、これにより単球は血管内皮とくっついて、動脈壁内へ進入します。アディポネクチンは血管内皮細胞と単球に作用して、接着分子の発現を抑制し、血

アディポネクチンの抗動脈硬化作用（8-6）

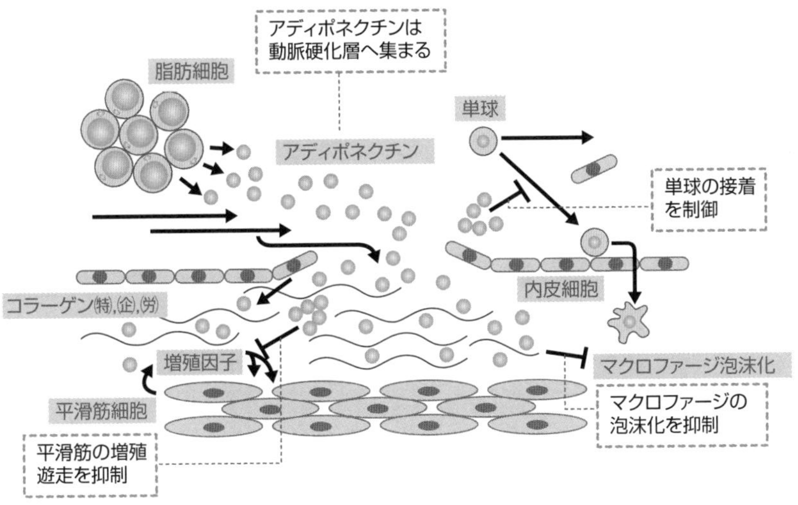

管内皮細胞と単球との接着を阻害します。

単球は動脈壁内に入ると**マクロファージ**に変化します。マクロファージはいろいろな化学物質を分泌して炎症性の細胞を呼び寄せ、血管に炎症を起こして動脈硬化を発症させます。マクロファージは**コレステロール**を貪食（どんしょく）して大きくなり、やがて死んでしまいますが（**泡沫化**（ほうまつか））、アディポネクチンはこの過程を抑制します。

アディポネクチンは正常の血管にはあまり認められませんが、傷害された動脈には多く認められます。そして、強力な動脈硬化抑制作用を発揮しています。したがって、肥満によってアディポネクチンが低下すると、動脈硬化が起こりやすくなります。実際、動脈硬化性疾患や冠動脈疾患（心筋梗塞、狭心症）の患者は、血中のアディポネクチン濃度が低下しています。

アディポサイトカインの働き②

また、アディポネクチンには、**インスリン**の作用を改善する働きがあります。肥満によってアディポネクチンの分泌が減ると、インスリンの作用が悪くなって**糖尿病**を発症しやすくなります。

従来、生活習慣病とくに動脈硬化や高血圧と**インスリン抵抗性**との関係について、そのメカニズムは明らかになっていませんでした。しかし脂肪細胞の研究によって、インスリン抵抗性を示す状態では、脂肪細胞の蓄積が見られることがわかりました。また、脂肪細胞からは、インスリン抵抗性を来たすサイトカインや、動脈硬化の発症に関係するサイトカインが分泌されていることもわかりました。そのため、内臓脂肪が蓄積した肥満患者には、動脈硬化性の疾患が多発するということが明らかになりました。

メタボリックシンドロームといわれたら？

メタボリックシンドロームの一つ一つの症状は軽いものですが、これらが組み合わさると、心筋梗塞や脳卒中などを起こす可能性が非常に高くなります。

例を示して説明します（図8-7）。この患者は、54才で急性心筋梗塞の発作を起こしています。しかしよく見てみると、その前からいくつかの前ぶれがありました。まず、40才前から肥満があり、40才以降で高血圧と脂肪肝（高GPT）が見られます。脂肪肝は肝臓に脂肪がたくさんたまっている状態なので、内臓脂肪の蓄積を表すよい指標です。その後、高TG血症や高血糖が見られ、典型的なメタボリックシンドロームになっています。50才になると、心電図でも心臓の肥大や冠動脈の異常を示す所見（ST-T異常）が出てきています。そして、最後に心筋梗塞を発症しました。もっと早く対処しておけば、この患者は心筋梗塞にはならなかったものと思われます。

メタボリックシンドロームの恐ろしさをまとめておきます（図8-8）。メタボリック症候群では、インスリンが効きにくくなる**インスリン抵抗性**のため、糖尿病になりやすくなります。また、悪玉アディポサイトカインの作用により、他の生活習慣病である高

54歳で心筋梗塞を発症した人の病歴（8-7）

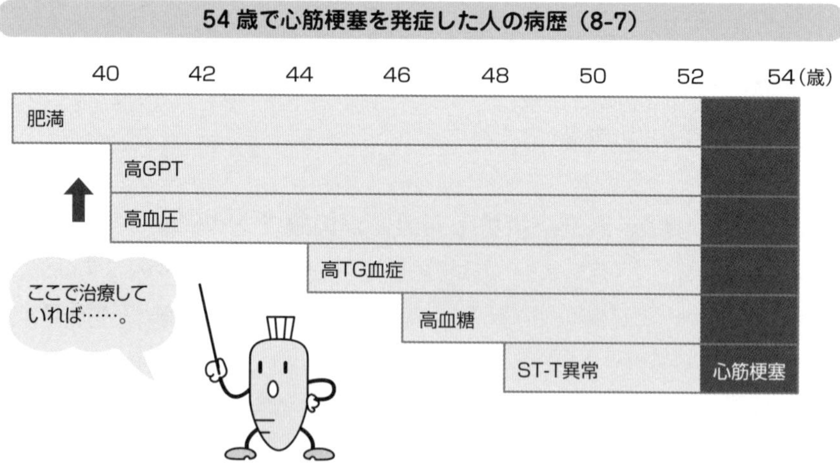

メタボリック症候群にひそむ 3 つのキケン（8-8）

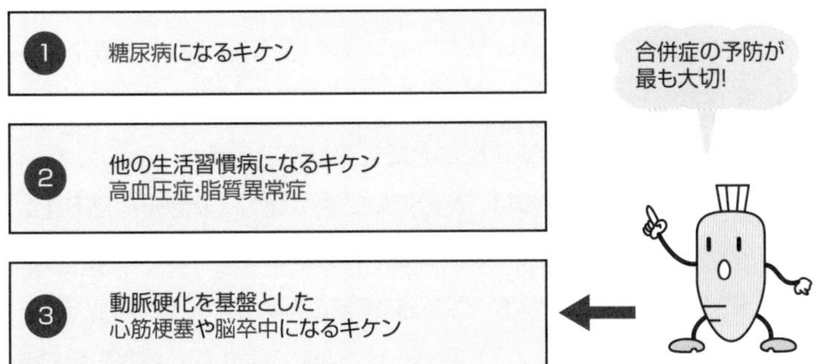

血圧や脂質異常症も起こします。さらに重要なことは、脳卒中や心筋梗塞という、生命に危険が及ぶ病気を発症することです。脳卒中を発症すると、死に至らなかったとしても、**後遺症**を残して不自由な生活を送らなければならなくなります。したがって、メタボリックシンドロームにおいて重要なことは、症状が無くても普段から管理することです。

どのように治療するか？

メタボリックシンドロームはよく氷山に例えられます（図8-9）。氷山は水面から出ている部分よりも、水中に隠れている部分の方が何倍も大きいことが知られています。メタボリックシンドロームでは、症状として出ている高血圧や糖尿病などは水面上の

メタボリックシンドロームの管理（8-9）

今まで行ってきた保健指導

高血圧 → 塩分を減らす

高血糖 → 食べ過ぎないように
バランス良く

高TG血症 → 甘いものを減らす
運動

悪玉アディポサイトカインを減らす ← 体重を減らす
内臓脂肪を減らす ←

メタボリックシンドロームがある時の管理

薬で血圧を下げただけでは、
心筋梗塞は減らない

高血圧
高血糖
高TG血症
内臓脂肪 → 動脈硬化を
起こす

もので、水面下に**内臓脂肪**という大きな問題が存在しているのです。

内臓脂肪がたくさん存在していると、たとえば高血圧を薬や塩分制限などで治療しても、悪玉アディポサイトカインがドンドン分泌されて、動脈硬化は進行してしまいます。ですから、メタボリックシンドロームの人は、従来の血圧の治療に加えて、運動や食事療法によって内臓脂肪を減らすことが必要になってきます。

メタボリックシンドロームの治療は、滝の流れで説明されています（図8-10）。大元は**内臓脂肪**で、その下流に**脂質異常症**、**高血圧**、**糖尿病**があります。そして、そのまま流れ続けると、滝から落ちてしまいます（**心筋梗塞**にかかる）。これを見ると、高血圧などの治療を個別に行うだけでなく、上流からせき止める、すなわち内臓脂肪を減らすという努力が必要であることがわかります。

メタボリックシンドロームの治療を滝の流れに例えると……（8-10）

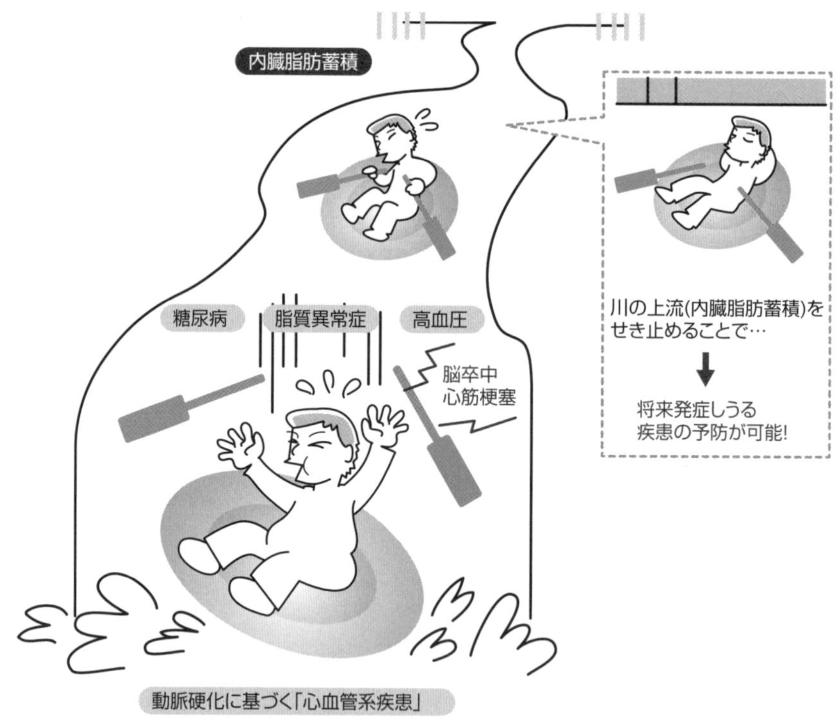

食事療法と運動療法

摂取エネルギーよりも使うエネルギーを大きくすれば、体重は減少します。つまり、食事量を減らすか、運動量を増やすか、もしくはその両方を行うかです。エネルギーの出納を計算する方法はいろいろありますが、もっとも確実なのは**体重**の測定です。体重が重ければ食べ過ぎということになるので、**理想体重**になるように食事の量を調節します。しかし、これは必ずしも容易なことではないようです。理想体重まで減量しなくとも、5%以上減量することでも効果はあるとされています。

減量の際、すべての栄養素を全体的に減らした方が効果的なのか、それとも糖質だけ、脂質だけといったように、特定の栄養素だけを極端に減らした方が効果的なのかについては、現在のところ結論が出ていません。今のところ安全に減量するためには、各栄養素をバランスよく減らすことがよいと思われます。いずれにしても減量では、総エネルギーを制限することがもっとも重要です。

減量を行う際は、エネルギー制限とともに、必ず**運動**を行うようにしてください。運動をしないと、脂肪だけでなく筋肉も一緒に減ってしまいます。また、運動は皮下脂肪よりも内臓脂肪を多く燃やすので、たとえ体重は減らなくても、内臓脂肪から出る悪玉アディポサイトカインが減り、糖尿病などの病気が起こりにくくなります。

Column 内臓脂肪と皮下脂肪の違い

内臓脂肪も皮下脂肪も同じ脂肪ですが、なぜ内臓脂肪だけが悪いのでしょうか?

内臓脂肪は、皮下脂肪とは解剖学的に差があります。皮下脂肪から出る脂肪は、静脈を通って全身を巡りますが、内臓脂肪から出る脂肪は、門脈を通って**肝臓**へ流れます。肝臓は体の代謝の中心ですから、大きな代謝上の変化を及ぼすことになります。

また、内臓脂肪は皮下脂肪よりも**分泌タンパク**の発現が多いことが、遺伝子の研究により明らかになりました。内臓脂肪は遺伝子的にも活発な内分泌臓器といえます。

さらに、内臓脂肪は**交感神経**の支配が大きく、種々の刺激に反応しやすい性質を持っています。ですから、運動をすると先に内臓脂肪が使われることになりますし、逆に脂肪の合成も亢進します。また、太る場合には内臓脂肪から増えることになります。皆さんも、太ってくると最初に気がつくのが、ベルトの穴が大きい方へずれることだと思います。

8-2 糖尿病と栄養 —食べてはいけない物はある？

わが国では、糖尿病の患者が急激に増加しています。日本人はアメリカ人よりも体が細いのに、日本人の方が糖尿病の患者が多くなっています。なぜでしょうか？どのように対処すればよいのでしょうか？

減らない糖尿病

厚生労働省の国民健康・栄養調査によると、糖尿病が強く疑われる人および可能性が否定できない人の数は、2007年まで増え続け、その後は横ばい状態になっています。2007年では、「強く疑われる人」が約890万人、「可能性が否定できない人」が約1,320万人で、合計約2,210万人もいます（図8-11）。赤ちゃんからお年寄りを含めて、実に日本人の5人に1人が、糖尿病が疑われるか、すでに糖尿病になっているということになります。糖尿病が啓発されて国民の関心が深まっても、糖尿病はあまり減ることはありませんでした。

糖尿病は、大きくは**1型糖尿病**と**2型糖尿病**に分かれます（ほかに妊娠糖尿病や膵臓の手術による糖尿病などもあります）。1型は小児期に発症することが多い糖尿病で、

わが国の糖尿病患者数の変移（8-11）

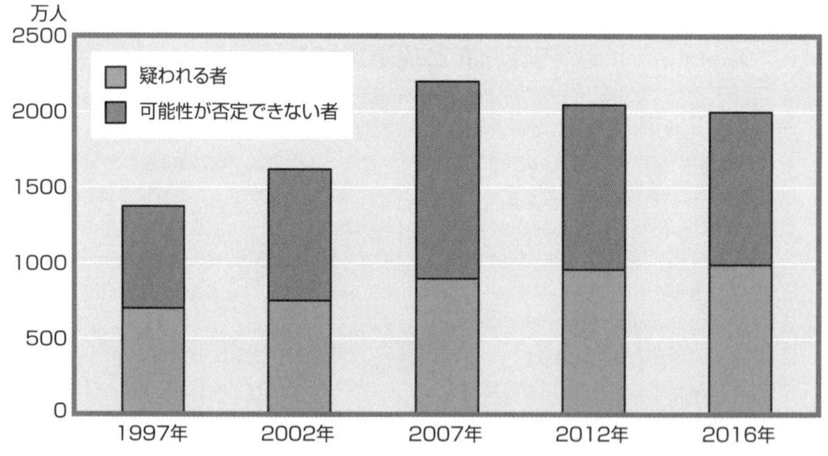

①「糖尿病が強く疑われる人」とは、HbA1cの値が6.1％以上、または質問票で「現在糖尿病の治療を受けている」と答えた人。
②「糖尿病の可能性を否定できない人」とは、HbA1cの値が5.6％以上、6.1％未満で、①以外の人。

インスリンを分泌する細胞が壊れてしまって、インスリンが分泌できないため、インスリンの注射が必要です。2型は成人になってから発症する糖尿病で、インスリンの効きが悪くなるインスリン抵抗性によるものであり、過食や運動不足を原因とする場合がほとんどです（図8-12）。わが国では、9割以上の糖尿病患者が2型です。以下、食事との関係が深い2型糖尿病についてお話しします。

糖尿病とは、どんな病気？

糖尿病は血液中の**グルコース**の濃度（**血糖値**）が高くなる病気です。起こり始めはあまり自覚症状がありません。自覚症状は「のどが渇く」「尿量が多い」などですが、こうした症状が出たときには、すでに病気はかなり進行しています。

糖尿病で問題となるのは、種々の**合併症**（がっぺいしょう）です。糖尿病の合併症としては、昔は血糖が非常に高くなって意識がなくなったり（糖尿病性昏睡）、免疫能が低下して感染症で亡くなったりする人が多かったようですが、現在では血管の障害が重要です。大きな血管の障害では、**心筋梗塞**や**脳卒中**が起こります。また、小さな血管の障害も多く見られ、これは**細小血管障害**と呼ばれます。細小血管障害は、眼の網膜（**網膜症**）、腎臓の糸球

2型糖尿病の病態（8-12）

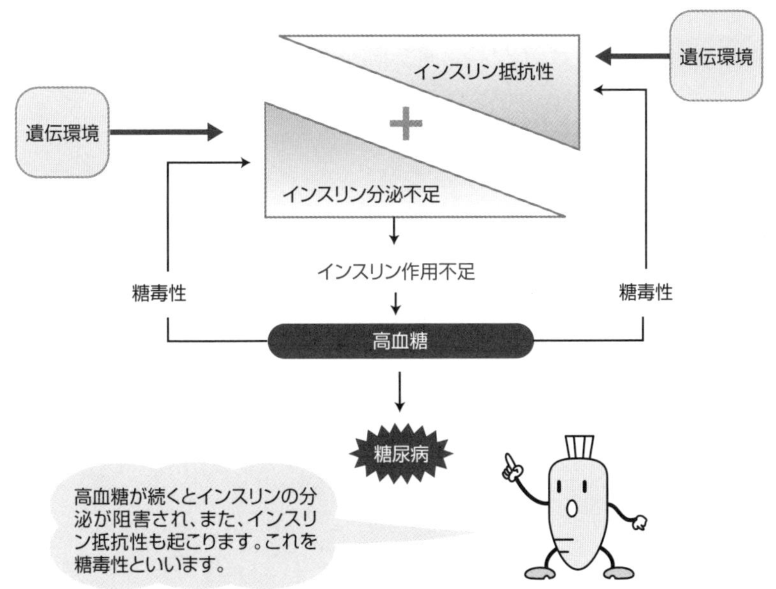

体の血管（**腎症**）、神経への血管（**神経障害**）などに起こります。糖尿病により血管に障害が起こる理由は、酸化ストレスや糖の代謝産物による障害などが考えられていますが、完全にはわかっていません。

糖尿病の治療は、この合併症を起こさないように、血糖値を正常に近づけることです。

インスリンの働き

まず、**インスリン**という、**血糖値**をコントロールするホルモンについて説明します。食事を摂ると、消化管から吸収されたグルコースが血液中に入り、血液中のグルコース濃度（血糖値）が上昇します。すると、膵臓からこのインスリンが分泌されます。

インスリンには、二つの大きな作用があります（図8-13）。一つは、上昇した血糖を**筋肉**や**脂肪**細胞に取り込ませる作用です。もう一つは、**肝臓**からのグルコースの放出を抑制する作用です。肝臓は食後、グルコースを大量取り込んで、**グリコーゲン**に変えて蓄えます。そして空腹時に、これを分解してグルコースとして血液中に放出しています。インスリンは血糖が上昇し過ぎないように、肝臓からのグルコースの分泌を抑制します。

このようにインスリンは血糖を下げる働きをしています。したがって、インスリンの

インスリンの血糖調節作用（8-13）

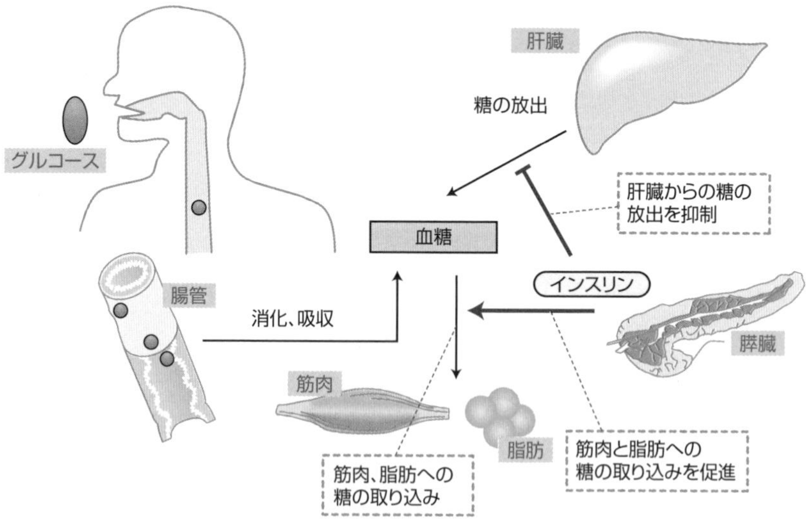

作用が不十分になれば血糖値は上昇し、これが続くと糖尿病と診断されます。インスリンの作用が不十分になるのは、二通りが考えられます。一つはインスリンの分泌が少ない場合（**インスリン分泌不全**）で、もう一つは分泌されてはいるが、作用が低下してしまっている場合（**インスリン抵抗性**）です。糖尿病の患者の大部分は、この両方が重なっています。

インスリン抵抗性とは

インスリン抵抗性は重要なので、少し詳しく説明します。図8-14は、糖を経口投与したときの血糖とインスリンの変化を示したものです。正常な人（黒線）では、血糖、インスリンとも30～60分後にピークに達し、その後に低下してきています。ところが、**境界型**の人（赤線）では、血糖は空腹時はそれほど高くありませんが、食後は高く、しかもなかなか下がってきません。インスリンは食後2時間経っても下がらず、正常な人よりもかなり高くなっています。つまりこの人の高血糖は、インスリンが出ないからではなく、インスリンが出ているにも関わらず、その作用が低下しているためということがわかります。これがインスリン抵抗性です。インスリン抵抗性は、脂肪細胞から分泌される**アディポサイトカイン**などの影響により起こります。

インスリン抵抗性も、インスリン分泌不全も、遺伝的な素質（**素因**）、**過食**、**運動不足**などの環境因子により起こります。素因として、日本人は欧米人と比べてインスリンの分泌能力が低く、糖尿病になりやすいことが知られています。つまり、少し太って軽い

糖負荷時の血糖値とインスリン値（8-14）

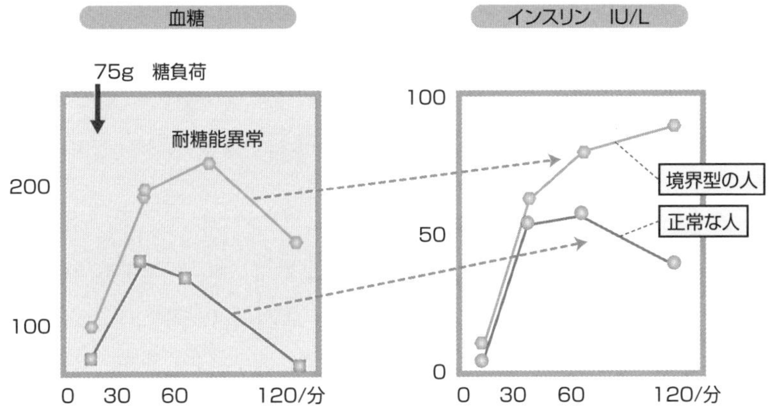

インスリン抵抗性が起こるだけで、糖尿病を発症してしまうことになります。動物性の脂肪をあまり摂らず、動き回っていた時代は、わが国に糖尿病はほとんどありませんでしたが、食生活や身体活動量が変化したために劇的に増えてきたというわけです。

糖尿病はなぜ治療が必要か？

治療のいちばんの目的は、恐ろしい**合併症**を予防することです。合併症には血管の病気があるといいましたが、**心筋梗塞**や**脳卒中**は生命に危険を及ぼす疾患ですし、**網膜症**は失明の原因となります。また、**糖尿病性腎症**は、重症になると血液透析が必要になります。神経障害では、痛みやしびれが起こるだけでなく、**勃起不全**（**インポテンツ**）や**起立性低血圧**などが起こります。糖尿病の治療目的は、生涯にわたって適正な治療を続けることによって、いろいろな合併症を予防することといえます。

糖尿病であっても、活動的で充実した人生を送ることはできます。たとえば、阪神の岩田投手はインスリンを注射しながらプロ野球選手として2021年まで16年間活躍しました。オリンピックでもインスリン治療を行っている人はたくさんいます。糖尿病があっても治療を適切に行えば、健康な人と同様に活動的な日常生活や充実した人生を送り、寿命をまっとうすることができます。

糖尿病治療には、3つの方法があります。**食事療法**、**運動療法**、**薬物療法**（経口薬、インスリン注射等）です。このうち栄養と関係の深い、食事療法と運動療法を見ていくことにします。

食事療法

食事療法はすべての治療の基本となります。薬を使っているからといって、食事療法をおろそかにしてはいけません。食事療法の食事は、糖尿病の患者だけでなく、一般の人にとってもよい食事です。食事療法では、二つのことが大切です（図8-15）。適切なエネルギー量を摂ることと、バランスよく栄養素を摂ることです。

❶ 適正なエネルギー量の食事

1日の必要エネルギー量は、**標準体重**に生活活動度に基づいた指数（**労作別エネルギー所要量**）をかけて求めます。標準体重は、BMI22を理想とするので、身長の2乗に22をかけて求めます。ただしこの方法は、式は簡単ですが、どの食べ物が何kcalかを知ることが難しく、よほど勉強しないと計算できません。したがって、一

糖尿病の食事療法（8-15）

適正なエネルギー量の食事
年齢、性別、身長、体重
日常生活の活動量
栄養のバランス
コレステロール、飽和脂肪酸を多く含む食事を控える
食塩を減らす
食物繊維を多く摂る

適正なエネルギー量の食事（8-16）

①標準体重:　身長(m)^2×22
②エネルギー所要量:
=標準体重　×　労作別エネルギー所要量

労作別エネルギー所要量（体重あたり）

軽作業	25～30 kcal
普通の労作	30～35 kcal
やや重い労作	35～40 kcal

③目標摂取カロリー（1日）:肥満者の場合は　目標体重×25～30 kcal

般の人には実際的ではないかもしれません。
簡単で確実な方法は、**体重**によって判断することです。体重が理想体重より多いときは、現在の食事量は多すぎると考えて量を減らすか、運動して余分にエネルギーを使うかをします。難しい計算をしなくても、体重を測ってその変化を見れば、多いか少ないかが結果として現れてきます。

近年、高齢の糖尿病患者が増えてきました。高齢者がエネルギーを制限すると、サルコペニア（筋肉量が減少して筋力や身体機能が低下している状態）が起こりやすくなります。ADL（日常生活動作）が低下して、寝たきりになったり、誤嚥性肺炎を繰り返すようになったりして、それらによる障害が大きくなります。そのため高齢者の場合は、あまり制限をしない方向になっています。

❷ 各栄養素のバランス

好ましいとされている栄養素の比率は、エネルギー換算で糖質 60％、タンパク質 15 ～ 20％、脂質 20 ～ 25％程度とされています。わが国では、この 50 年間、エネルギー摂取量自体はほとんど変わってきていませんが、最近、比率が変わってきています。ご飯（炭水化物）が減り、動物性食品（タンパク質、飽和脂肪酸）が増えてきています。糖尿病を予防するためには、少し米を増やし、動物性食品を減らす必要があるのかもしれません。

糖質については、消化吸収が早いとされる**単純糖質**（ショ糖、果糖）を減らした方がよいとされています。精製していない穀類やマメ類の方が消化吸収に時間がかかるため、急激な血糖の上昇を防ぐことができるとされています。砂糖は以前、糖尿病の食事にはダメとされていましたが、現在では量を考えれば問題ないとされています。

タンパク質については、**植物性タンパク**を増やすようにします。**動物性タンパク**は三分の一程度として、過量とならないように気をつけます。腎臓が悪くなると、タンパク質を制限する必要があります。

脂質は、**飽和脂肪酸**の多い動物性脂肪を減らして、**n-3 系多価不飽和脂肪酸**の多い魚油を多く摂るようにします。**n-6 系の多価不飽和脂肪酸**の多い植物性脂肪は、油炒めや天ぷらなどに大量使用されていますが、これもできれば減らすようにします。n-3 系多価不飽和脂肪酸には、トリグリセリドを下げる効果や動脈硬化を抑制する作用があります。

ビタミン、ミネラル、食物繊維は野菜類に多く含まれていますが、わが国の平均摂取量は所要量を満たしていないので、心がけて多く摂るようにします。高血圧を合

Column 栄養素のバランスから考えた減量の方法

エネルギー制限による減量法としては、バランスのとれた低エネルギー食にする方法のほかに、脂肪や糖質など特定の栄養素を極端に減らした**高糖質低脂質食**や**低糖質高脂質食**にする方法もあります。どれがよいかという優劣については、まだ結論は得られていません。

最近では、減量や糖尿病の治療に、糖質を極端に減らした**高脂肪高タンパク食**がよく用いられています。これは体重減少効果が大きい上、脂肪は腹持ちがよく空腹感が少ないため、減量を続けやすいという特長もあります。ただし残念ながら、この方法でもリバウンドが多いことが報告されています。また、相対的に脂肪やタンパク質が多くなることから、脂質異常症や腎障害などに注意が必要となります。

日本人にとってどの方法がよいのか、残念ながら臨床試験はほとんどありません。今のところ、脂肪と糖を少し制限するほかはバランスの取れた内容として、徐々に減らすのがいちばん安全な方法とされています。

併している人は、食塩制限（1日5～8g）も必要です。

糖尿病の食事では、全体のカロリーを守って、できるだけ多種類の食品をバランスよく摂ることが大事です。とくにこれを摂ってはいけないというものはありません。普通の人が食べるものは、原則として何を食べてもかまいません。ただし、たとえばお菓子を食べた場合は、同じ炭水化物源であるご飯を減らすなどの工夫が必要です。

なお、アルコールについては、血糖のコントロールが不良の人は原則禁止とされていますが、コントロールされている人ならば少量であれば可能です。適量としては、ビール350cc、日本酒1合、ウイスキーシングル2杯までとされています。

運動療法

以前は、運動療法は食事療法ほど効果はないとされていました。運動による消費カロリーはそれほど多くはなく、運動しても食べてしまうため体重減少があまり見られないからです。しかし最近、体重が減少しなくても、運動療法は食事療法以上に効果があることがわかってきました。

運動が糖尿病に良いことについては、多くの研究があります。まず、運動は筋肉での**インスリン**の効きを良くします。この効果は20分程度の軽い運動でも見られます。ただし、効果は長続きしないため、最低でも2日に1回は行わなければいけません。また、食事療法と併用した場合、筋肉を失うことなく**内臓脂肪**を効率的に減少させます。内臓脂肪が減ると**インスリン抵抗性**が改善することは、以前に述べました。

このように、運動の目的は単に体重を減らすことではなく、内臓脂肪を減らしてインスリン抵抗性を改善し、糖尿病を改善することにあります。具体的には、以下のような運動が勧められています。なお、まとめた運動をしなくても、日常生活で身体活動を増やすことが大事です。「できるだけ階段を使う」「車を使わずに歩く」などの工夫をして活動量を増やすだけでも、糖尿病には効果があります。

❶ 運動量

1日の運動量は、200～300kcal相当が適正と考えられています（第9章を参照）。

糖尿病の薬物療法を受けている患者の場合は、低血糖防止のために空腹時の運動は避けて、食後1～3時間に運動を行うようにします。

❷ 運動の種類

運動の種類としては、**有酸素運動**（散歩、ジョッギング、水泳、サイクリングなど）を中心に行います。有酸素運動はインスリン抵抗性を改善することが証明されています。軽い静的運動（ダンベルなど）も加えると、筋肉量が増して、インスリン抵抗性のさらなる改善が見込めるとされています。

Column 糖尿病の歴史―藤原道長も糖尿病だった

紀元1世紀頃のローマの本『アンタレオス』に、「尿が大量に出る病気」（diabetes）についての詳細な記述があります。このdiabetesが、糖尿病の英語の語源になりました。正確にはdiabetes mellitusといいます（mellitusは「蜂蜜のように甘い」という意味）。

わが国における糖尿病の最初の記述は、奈良時代の貴族であった藤原道長のものです。藤原道長が詠んだ歌に、次のようなものがあります。

この世をば　我が世とぞ思ふ　望月の
かけたることも　無しと思へば

「この世は全て私のものである。満月が欠けることがないように、全て満たされている」という意味です。藤原道長は、当時の政治中枢であった宮中を権力下に置いて、藤原家の全盛を築きました。そして、自分の子供（彰子）を天皇の嫁にして、孫（後一条天皇）を天皇にしました。すべてが自分の思うがままになった人です。

紫式部は道長に仕えていましたが、源氏物語の光源氏は道長をモデルとしたのではないかといわれています。道長の姿を絵で見ると少し太り気味に描かれていますが、この頃は太めの人が好まれていたようです。道長は頭も良く、若い頃からプレイボーイで、女性に非常にモテたのでしょう。

道長の日記（御堂関白記）に見られる、彼の糖尿病に関する記述を簡単にまとめてみます。伯父（伊尹）、長兄（道隆）、その子（伊周）が飲水病（現在の糖尿病）で死亡しています。道長には、53歳の時に胸痛発作（動脈硬化→狭心症）が起こっています。そして望月の歌を詠んだ翌日、汝の顔がよく見えないと言い出しました（糖尿病性網膜症）。62歳で死亡しましたが、背中の腫れ物が化膿し、敗血症から多臓器不全になったものと考えられます（糖尿病による免疫能の低下）。

遺伝的に糖尿病になりやすい家系に生まれ、非常に贅沢な食事をした上に、多くのライバルを押しのけてトップへ駆け上がるという政争によるストレスもあったでしょう。こうした因子が重なって、糖尿病を発症したものと思われます。

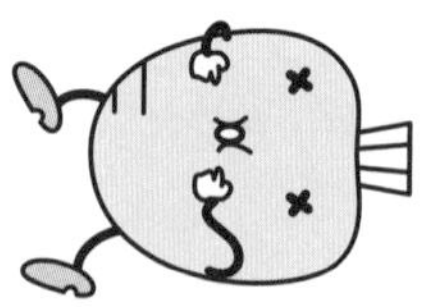

8-3 コレステロールと栄養 —タマゴは本当に悪いもの？

コレステロールはメタボリックシンドロームの基準には入っていませんが、心筋梗塞のもっとも重要な危険因子とされています。最近、コレステロールよりももっと悪い脂質があることもわかってきました。

脂質異常症

血液中の脂質（コレステロール、中性脂肪）の量が異常になった状態を**脂質異常症**といいます。血管が詰まって、**脳梗塞**や**心筋梗塞**の原因となります。脂質異常症は以前、「高脂血症」と呼ばれていました。しかし、LDL-コレステロール（悪玉コレステロール）と中性脂肪は高い場合が異常ですが、HDL-コレステロール（善玉コレステロール）は低い場合が異常であるため、「高脂血症」という呼び方はふさわしくないということで、名前が変わりました。

脂質異常症は血液検査によって診断されます。以前は「総コレステロール」が用いられていましたが、新しい診断基準では、コレステロールの代わりに**LDL-コレステロール**が用いられています。LDL-コレステロールの値が140mg/dl以上、HDL-コレステロールの値が40mg/dl未満で異常と診断されます。**中性脂肪**（**トリグリセリド**：以下「**TG**」）は150mg/dl以上で異常とされます。

脂質異常症の診断基準（空腹時採血）（8-17）

LDLコレステロール	140mg/dl以上
HDLコレステロール	40mg/dl未満
トリグリセライド	150mg/dl以上

脂質を輸送するタンパク質：リポタンパク

脂質は水にほとんど溶けないため、脂質の大部分は**リポタンパク**と呼ばれる特殊な運搬体によって、血中を運ばれていきます（図8-18）。リポタンパクは、表面に両親媒性の脂質（**リン脂質**）と**タンパク質**を持ち、内部に水に溶けない**TG**と**コレステロール**を含んでいます。

リポタンパクの構造（8-18）

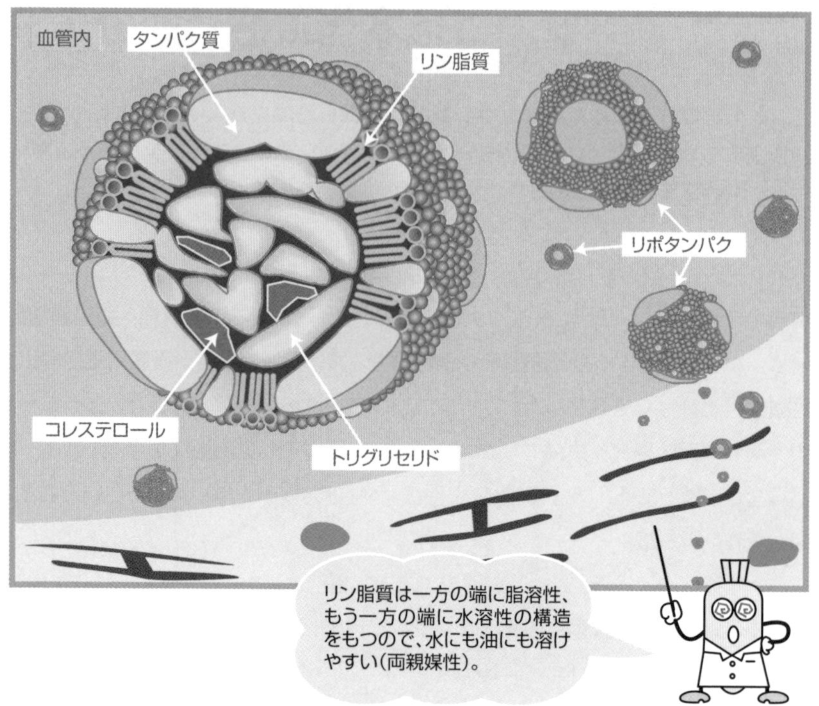

リポタンパクはその比重により**キロミクロン**、**VLDL**（超低比重リポタンパク）、**LDL**（低比重リポタンパク）、**HDL**（高比重リポタンパク）に分類されます。LDLは末梢組織にコレステロールを運搬します。このLDLに含まれるコレステロールは**LDL-コレステロール**（悪玉コレステロール）と呼ばれています。他方、HDLは末梢組織からコレステロールを引き抜き、動脈硬化を抑制する作用があります。このHDLに含まれるコレステロールは**HDL-コレステロール**（善玉コレステロール）と呼ばれています。

脂質の代謝

生体内にある脂質は、❶食事から摂取した脂質、❷体内で合成した脂質の二つがあります。これらの脂質の体内での代謝について説明します。

❶ 食事から摂った脂質

食事中に含まれる脂質の大部分は、**TG**の形で存在しています。TGは消化管内で**胆**

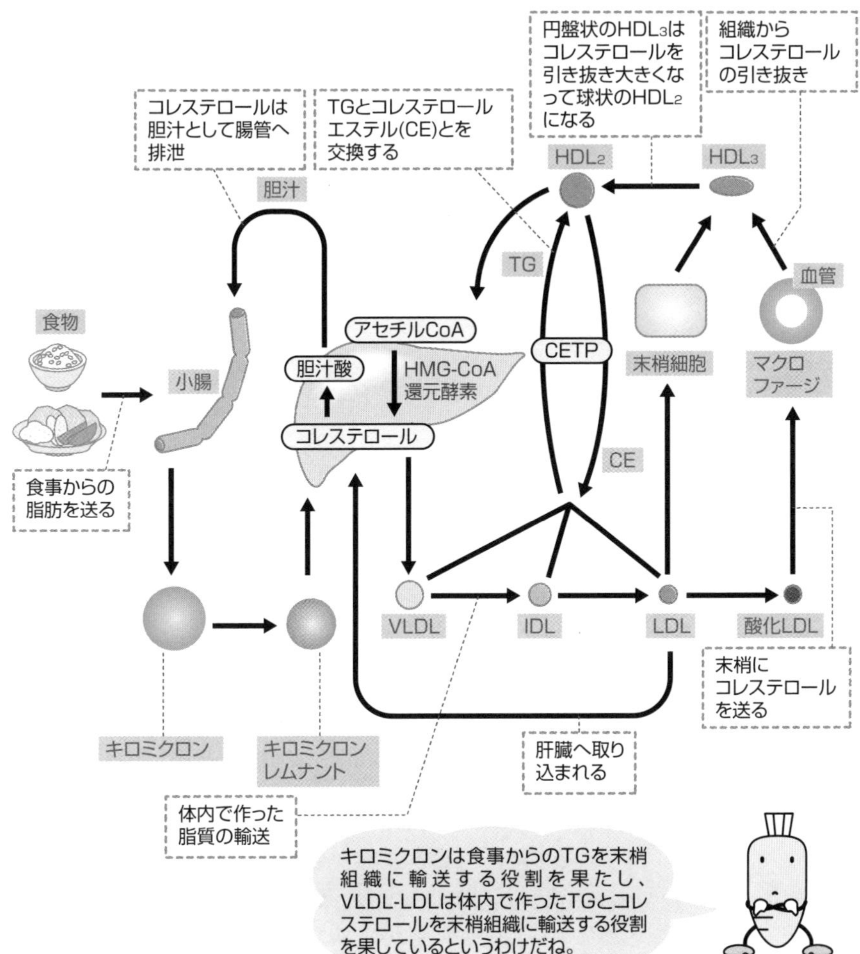

汁酸と消化酵素（**リパーゼ**）により**モノアシルグリセロール**と**脂肪酸**に分解されて小腸上皮細胞により吸収され、その後、小腸内で再びTGに合成されます。

再合成されたTGは、コレステロールと共にリポタンパクの**キロミクロン**の中に封入され、小腸からリンパ管へ放出されて、静脈へ送られます。そして、末梢組織で**リポプロテインリパーゼ**（LPL）という酵素の作用により**グリセロール**と**脂肪酸**に分解されて、脂肪酸を細胞内に取り込まれます。

コレステロールの生体での役割（8-20）

細胞膜を補強する成分として

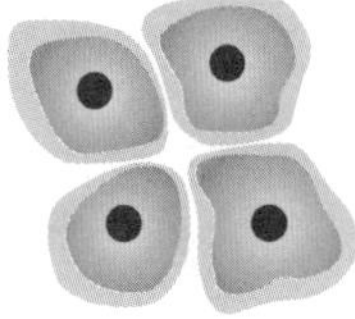

ステロイドホルモンを合成する原料として

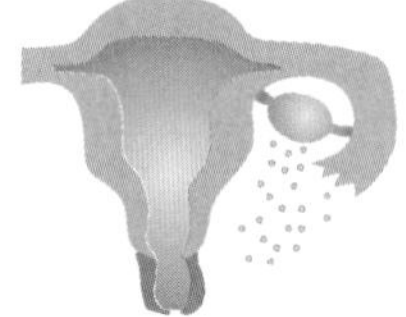

消化吸収に必要な胆汁酸の原料として

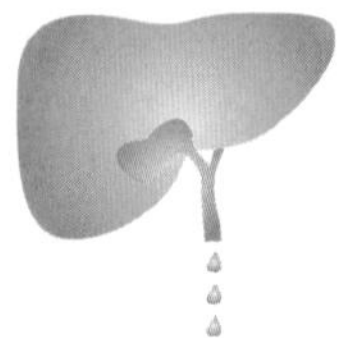

コレステロールは脂質の一つで、もともと体の中にある成分です。しかし、増えすぎると動脈硬化性疾患を引き起こします。

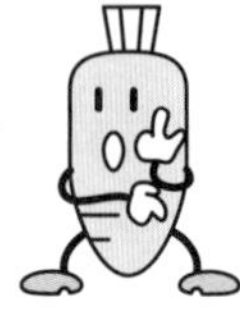

❷ 体内で合成した脂質

肝臓では**コレステロール**が合成されています。このコレステロールは TG と共にリポタンパクの **VLDL** に封入され、肝臓から分泌されて、末梢組織へ輸送されます。末梢組織では、まず TG が脂肪組織に取り込まれます。TG を失った VLDL は、**IDL**（中間比重リポタンパク）を経て、TG が少なくコレステロールに富む **LDL** へと代謝されます。LDL は末梢組織に取り込まれて、組織にコレステロールを供給します。

VLDL が代謝された LDL は、コレステロールを多く含んでおり、動脈硬化を起こす脂質と考えられています。このため、LDL に含まれるコレステロール（LDL- コレステロール）は「悪玉コレステロール」と呼ばれています。

ただ、諸悪の根源と考えられているコレステロールですが、実は体内では重要な働きをしています。細胞膜の構成成分、ホルモンの原料、胆汁酸として、体内で重要な働きをしています（図 8-20）。摂りすぎると問題が起こるということです。

脂質異常症と動脈硬化

脂質異常症そのものには通常、症状がありません。しかし、脂質異常症は動脈硬化の原因となり、やがて心筋梗塞や脳卒中を引き起こします。そのため、サイレントキラー（静かな殺し屋）と呼ばれています。では、脂質異常症はなぜ動脈硬化を起こすのでしょうか？

動脈硬化は動脈壁に脂質が蓄積して、血管の弾力性が低下したり、血管内腔が狭くなったりするために起こります。図8-21に、LDL-コレステロールによる動脈硬化発症のメカニズムを示します。

❶ 血管内皮の障害

血管内皮が**血圧**や**酸化ストレ**スなどによって障害されると、**単球**が接着しやすくなり、一部は血管壁内へ進入します。単球は組織内では分化して**マクロファージ**となり、細菌や種々の異物の貪食(どんしょく)を始めます。

❷ 酸化ストレスによるLDLの変性

LDLが血管内皮を通過する際に酸化ストレスを受けると、LDLが変性されます（**酸化LDL**）。正常のLDLはマクロファージにより貪食されませんが、変性したLDLは異物として認識され、マクロファージに貪食されます。LDLを多く貪食したマクロファージ内には**コレステロール**が蓄積し、最終的にはコレステロールを多く含む**泡沫細胞**となり、死滅します。

❸ プラークの形成

このようにして血管内皮下にはコレステロールが蓄積し、**プラーク**といわれる初期の動脈硬化層を形成します。この部分には、さらに炎症性の細胞が集まってきて、**炎症**を起こし組織を溶かします。このため、動脈硬化は炎症によって起こるとされています。この部分がもろくなり、破裂すると、**血栓**が作られ、血管が閉塞してしまいます。

動脈硬化を起こす危険因子としては、高LDL-コレステロール血症がまずあげられますが、それ以外に加齢（男性＞45才、女性＞55才）、高血圧、糖尿病、喫煙、冠動脈疾患の家族歴、低HDL-コレステロール血症、肥満、ストレス、高尿酸血症、運動不足などがあります。家族歴というのは、家族の人に心筋梗塞を起こした人がいるということを指します。心筋梗塞を起こしやすい家系に生まれると、心筋梗塞になりやすいようです。

動脈硬化発症のメカニズム（8-21）

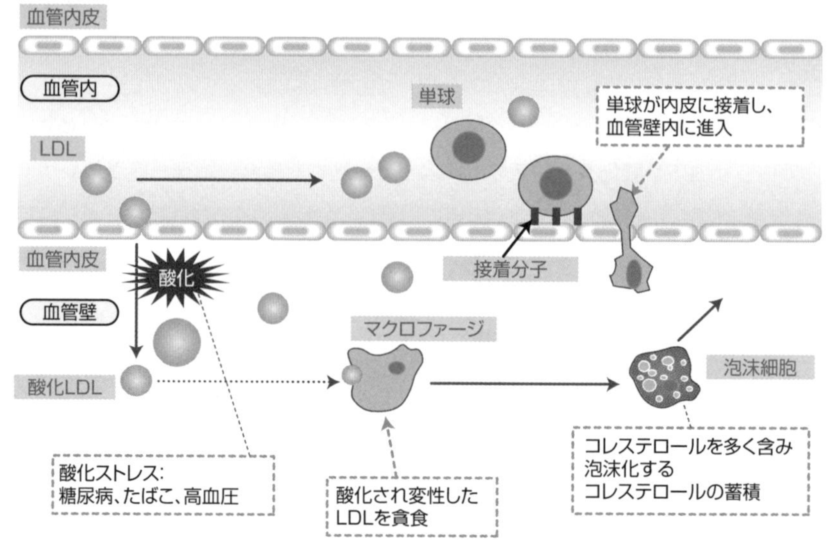

■ ■ 食事療法 ■ ■

脂質異常症の治療の基本は、糖尿病や肥満症、メタボリックシンドロームと同様に、**食事療法**と**運動療法**です。食事療法について、動脈硬化学会は、図8-22に示すような二段階の食事療法を勧めています。

第一段階では基本的に、エネルギーの摂取を適正にすること、脂質構成（多価不飽和脂肪酸、単価不飽和脂肪酸、飽和脂肪酸）を考えること、コレステロールの摂取を制限すること、食物繊維を多く摂ることが挙げられています。このように、脂質異常症の食事療法の内容は、糖尿病のものとよく似ています。

これで改善しない場合は、第二段階へ移ります。第二段階では、LDL-コレステロールとTGのどちらが多いかによって、強調する点が異なります。LDL-コレステロールが高い場合は、脂肪全体の摂取を減らすとともに、とくにコレステロールと飽和脂肪酸の摂取を減らします。TGが高い場合は、エネルギー摂取量を減らすとともに、糖質を減らします。アルコールを減らすだけで改善する人もいます。脂肪を減らすためになぜ糖分を減らすかというと、糖から脂肪への合成経路が存在していて、過剰なエネルギーは脂肪へ合成されるからです。

ただし、コレステロールの大部分は、体内で合成されます。したがって、コレステロールの摂取量を減らしても、体内の合成がさかんであると、血清LDL-コレステロール値は上昇します。また、コレステロールの摂取と血清コレステロール値の上昇との関係については、大きな個人差があります。すぐにコレステロールが上昇する人もいれば、たくさん食べても（たとえば、タマゴを1日3個、毎日など）、その分体内での合成が減るため、血清LDL-コレステロール値にはほとんど影響がないという人もいます。

脂質異常症における食事療法の基本（8-22）

第一段階（総摂取エネルギー、栄養素配分およびコレステロール摂取量の適正化）

❶ 総摂取エネルギーの適正化

適性エネルギー摂取量＝標準体重×25～30 kcal

❷ 栄養素配分の適正化

炭水化物	60%
タンパク質	15～20%（獣鶏肉より魚肉、大豆タンパクを多くする）
脂肪	20～25%（獣鳥性脂肪を少なくし、植物性・魚肉性脂肪を多くする）
コレステロール	1日300mg以下
食物繊維	25g以上
アルコール	25g以下（他の合併症を考慮して指導する）
その他	ビタミン（C、E、B6、B12、葉酸等）やポリフェノールの含量が多い野菜、果物などの食品を多く摂る（ただし、果物は単糖類の含量も多いので、摂取量は1日80～100kcal以内が望ましい）

第一段階で血清脂質が目標値とならない場合は第二段階へ進む

第二段階（病型別食事療法と適正な脂肪酸摂取）

❶ 高LDL-C血症（高コレステロール血症）が持続する場合

脂質制限の強化:脂肪由来エネルギーを総摂取エネルギーの20%以下
コレステロール摂取量の制限:1日200mg以下
飽和脂肪酸/一価不飽和脂肪酸/多価不飽和脂肪酸の摂取比率:3/4/3程度

❷ 高トリグリセリド血症が持続する場合

アルコール:禁酒
炭水化物の制限:炭水化物由来エネルギーを総摂取エネルギーの50%以下
単糖類:可能な限り制限、出来れば1日80～100kcal以内の果物を除き調味料のみでの使用とする

❸ 高コレステロール血症と高トリグリセリド血症がともに持続する場合

❶と❷で示した食事療法を併用する

❹ 高キロミクロン血症の場合

脂肪の制限:15%以下

アメリカでは以前、タマゴの数を制限するよう指導されていましたが、コレステロールを上昇させる作用があまりないことから、現在では制限が無くなっています。

食事のうち、確実に血清LDL-コレステロール値を上げるものは、**飽和脂肪酸**と**トランス脂肪酸**です。第3章で説明したように、飽和脂肪酸とトランス脂肪酸は、コレステロールの合成を促進します。したがってコレステロールを下げるためには、動物性の脂肪や、マーガリンやポテトチップスなどトランス脂肪酸を多く含む製品を減らすことが重要です。

脂質異常症のうち、低HDL-コレステロール血症を伴う場合は、**運動療法**が効果的です。食事療法や運動療法を1～2ヶ月継続しても改善が見られない場合は、**薬物療法**を併用することになります。

薬物療法

コレステロールを下げる薬についても少しお話ししておきます。血清LDL-コレステロール値を低下させておくことが、動脈硬化や虚血性心疾患等の発症予防に有効であることは、大規模試験により証明されています。

血清LDL-コレステロール値を低下させる薬物としては、**HMG-CoA還元酵素阻害薬**（プラバスタチン、シンバスタチン、アトロバスタチンなど）が最も広く使用されています（図8-23）。HMG-CoA還元酵素阻害薬は、肝臓でのコレステロール合成を強力に阻害します。すると肝臓は、胆汁の合成等に必要であるため、コレステロールを血液から多く取り込むようになります。LDLレセプターの数を増やしてLDLを取り込み、血清コレステロール値を低下させます。

小腸からのコレステロールの吸収には**小腸コレステロールトランスポーター**が関与していますが、最近このトランスポーターの働きを阻害する薬剤（エゼチミブ）が開発されています。この薬剤によっても、血清コレステロール値の低下が期待できます。

脂質異常症の治療については現在、血清脂質値以外の危険因子も加味して、各個人に合わせた治療方針が決められています（**テーラーメイド治療**）。たとえば、冠動脈疾患がなく、危険因子もない場合は、LDL-コレステロールが少し高くても治療は行いませんが、危険因子がある場合は、その危険因子の数によって、LDL-コレステロールの治療目標を厳しく、140mg/dl以下の低い値に設定します。すでに冠動脈疾患のある場合は、心筋梗塞を再発する危険が高いため、LDL-コレステロール100mg/dl以下と、さらに厳しくコントロールするようにしています。食事指導についても個人に合った方法があるはずですが、残念ながら、まだまだこの分野は研究途上です。

コレステロール低下のメカニズム（8-23）

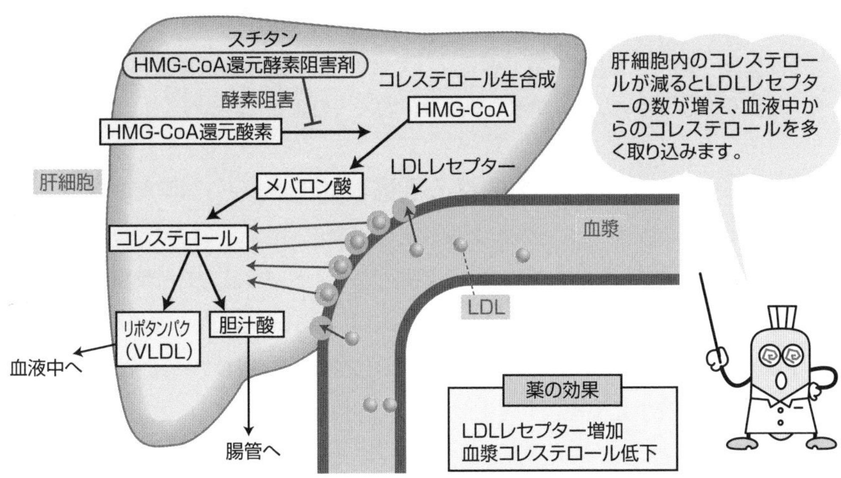

Column　タマゴと血清 LDL- コレステロール値

現在、食事のうち、LDL-コレステロールを上昇させる作用が最も強いのは、**飽和脂肪酸**と**トランス脂肪酸**と考えられています。飽和脂肪酸は核内の受容体（PPAR）に作用して、コレステロールの合成を増やします。

他方、コレステロールの摂取の影響については、個人差が多いことが知られています。コレステロールを摂取すると血清LDL-コレステロール値は上昇しますが、食事からの摂取量が多いと肝臓での合成が低下します。そのため、食事からのコレステロールの摂取は、飽和脂肪酸に比べると、血清LDL-コレステロール値の上昇作用はそれほど強くないことがわかってきました。

たとえば、タマゴを食べても、血清LDL-コレステロールが上昇する人と、しない人がいます。上昇する人は制限すべきでしょう。上昇しない人は、1日2個程度までなら心配ないようです。同じコレステロールを多く含む食品でも、レバーなどはコレステロールだけでなく、飽和脂肪酸も多く含むため、制限する必要があります。

他方、LDL-コレステロールを低下させる食物には、**多価不飽和脂肪酸**や**一価不飽和脂肪酸**などがありあります。食物線維、大豆タンパクなども、弱いけれども効果が認められています。なお、タマゴの黄身にはコレステロールが多く含まれていますが、卵白にはLDL-コレステロールを低下させる作用があります。

8-4 虚血性心疾患と栄養 ―心筋梗塞を予防するには？

心疾患は欧米では死亡原因のトップで、わが国でもガンに続く第2位です。心疾患の原因は、最近では心筋梗塞が多くなっています。心筋梗塞は食事との関係が深く、食事の欧米化により、わが国でも急激に増えてきました。

虚血性心疾患とは

心臓は血液を送り出す組織ですが、心臓にも血液が供給されています。心臓に血液を供給する血管は、「心臓の周りを冠（かんむり）のように取り巻く」という意味で**冠動脈**と呼ばれます（図8-24）。心筋梗塞症は冠動脈で動脈硬化による狭窄（きょうさく）が起こり、血流量が低下、あるいは途絶することにより生じます。死亡率の高い病気で、最後は不整脈、心不全、心破裂などによって死亡します。

血流が途絶すると、酸素や栄養素を細胞に送ることができず、また老廃物が蓄積してきます。この状態が長く続くと、組織は死んでしまいます。医学では、血液の流れが悪くなって十分に血液が行かないことを**虚血**（きょけつ）と呼び、それが高度になって組織が死んでしまうことを**壊死**（えし）と呼んでいます。

虚血性心疾患は**心筋梗塞**と**狭心症**に大きく分かれます（図8-25）。心筋梗塞は、冠動脈が完全に閉塞し、血流が途絶えて心筋が壊死したものをいいます。非常に強い胸痛が何時間も続きます。他方、狭心症は、数分程度の一時的な胸痛が見られまが、心筋の壊死はなく、原因が取り除かれると改善するものをいいます。たとえば、冠動脈が細くなった人が強い運動をすると、一過性に心筋への血流が不足して虚血が起こり、胸痛（狭心痛）が起こります。この際、安静にするなどして原因が取り除かれると、狭心症は改善します。心筋梗塞や狭心症で強い痛みが起こるのは、虚血が起こると生体が危機を感じてアラームを出すためと思われます。他の血管の閉塞（たとえば腸管、腎臓）によっても、同じような痛みが起こります。

心筋梗塞の予防のための食事

高血圧や糖尿病、脂質異常症、これらの集合体であるメタボリックシンドロームなどの代謝疾患では、心筋梗塞が起こるという話をしました。逆に、血管の病気は、代謝異常によって起こるものが大部分です。したがって、心筋梗塞を予防するためには、メタ

冠動脈（8-24）

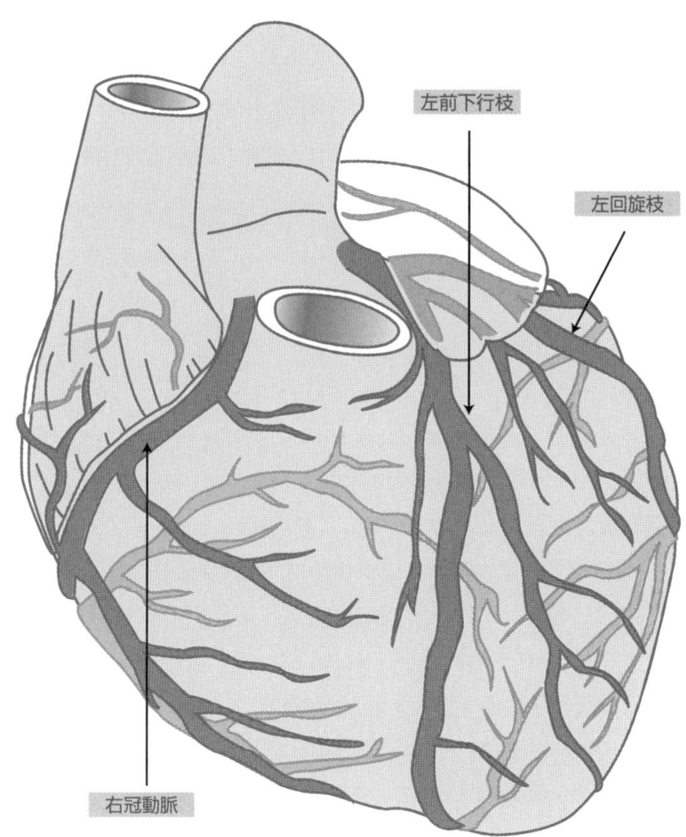

心筋梗塞と狭心症の違い（8-25）

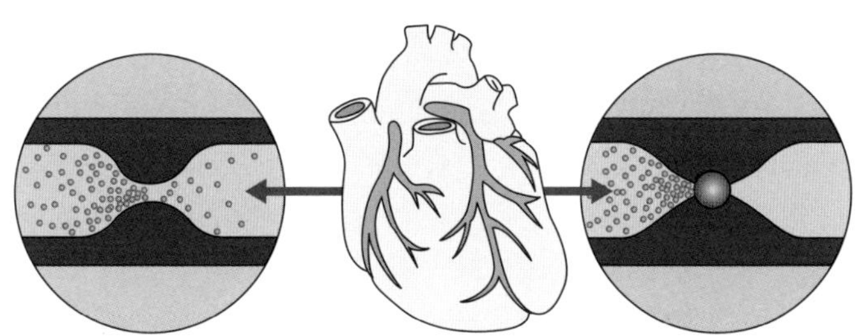

狭心症は一時的な酸素不足の状態である

心筋梗塞は血栓などで冠動脈が完全に閉塞し、その先の心臓の筋肉が死んでしまう

脂質管理のための食事（8-26）

① 食事から摂取するコレステロールより、体内で合成されるコレステロールが重要である。また、食事中のコレステロール制限による血清コレステロール低下作用効果は、個人差が大きい。
② 飽和脂肪酸の摂取はコレステロール合成を促進することにより、コレステロールの低下には飽和脂肪酸の制限が有効である。
③ 多価不飽和脂肪酸は短期のコレステロール低下作用には有効であるが、長期の効果については疑問視されている。
④ ω-3脂肪酸はトリグリセリドを低下させ、動脈硬化性疾患の発症を抑制する。
⑤ 野菜は抗酸化ビタミンを含み、虚血性心疾患の予防が期待できる。
⑥ 多因子により冠動脈硬化が進行するため、脂質異常症に対する治療のみならず、高血圧、糖尿病などの治療も十分に行う。

ボリックシンドロームの場合と同様に、まず適正体重にするための**運動**と**エネルギー制限**が必要です。

運動は減量や減量した体重の維持に有用です。安全に行うことができ、最も取り入れやすいものは散歩でしょう。運動療法については後で説明しますので、ここでは「減量には必ず運動を併用する」ことだけを強調しておきます。

メタボリック症候群には含まれていませんが、動脈硬化の発症には血清コレステロール、とくにLDL-コレステロールの高値と、LDLの酸化変性も重要であることも忘れてはいけません（8-3節参照）。血清コレステロールを低下させるスタチンなどの薬物により、心筋梗塞の発症率が低下することは多くの研究で証明されています。ただし、薬物のみで解決しない問題もあるので、脂質の管理において食事療法は最も重要な治療法です。図8-26に脂質管理のための食事療法を示します。

❶ LDL- コレステロールを減らす食事

まず大事なことは、コレステロールを増やす**飽和脂肪酸**の摂取を減らすことです。飽和脂肪酸は**動物性脂肪**に多く含まれています。図8-27に動物性脂肪を減らす工夫を紹介します。まず、脂肪がたくさんある霜降りの肉は買わず、脂肪の少ない肉を買います。そして、調理前に目に見える脂肪は取り除いてしまいます。調理は脂が出てしまう方法を用います。たとえば、バーベキューは脂を下に落としてしまうので良い方法です。煮汁も捨てることが大事です。カツはさらに油がつくので、とんでもない方法です。

地中海沿岸諸国の人は、オリーブ油の摂取が多いため、総脂肪摂取量が多いのですが、それにもかかわらず、総コレステロール値が低く、虚血性心疾患の発症頻度が低いことが知られています。オリーブ油には**オレイン酸**（一価不飽和脂肪酸）が多く含

動物性脂肪の摂取を減らす工夫（8-27）

① 脂肪の少ない肉を選ぶ。
② 肉を料理する前に見える脂肪を除く。
③ 皮膚および皮下脂肪を除く。
④ 油で揚げず、焼く、煮るなどし、調理法を工夫する。
⑤ 脂を除いた肉汁を使う。
⑥ 飽和脂肪酸の少ない加工食品を選ぶ。
⑦ 動物性タンパク質の代わりに大豆タンパク質、魚類などを用いる。
⑧ 卵を食べる場合にはベーコン、ハムなどを一緒に食べない。

まれており、そのLDL-コレステロール低下作用が注目されています。

また、第3章で述べたように、最近、**トランス脂肪酸**がコレステロールを増やす食品として知られるようになりました。トランス脂肪酸はマーガリン、ポテトチップスなどの加工食品に多く含まれています。以前は、動物性食品のバターを使わず、マーガリンを使うよう指導されていましたが、実は間違いであったことがわかってきました。

❷ 中性脂肪（TG）を減らす食事

中性脂肪（TG）は心筋梗塞につながるメタボリックシンドロームの原因となります。高TG血症は肥満、運動不足、単純糖質の摂りすぎ、ビールの飲みすぎなど、エネルギーの過剰摂取が原因となります。

魚介類に多く含まれる**ω-3系多価不飽和脂肪酸**には、TGを低下させる作用があります。魚以外には、冬野菜やシソ油に多く含まれています。とくにω-3系脂肪酸の**EPA**（エイコサペンタエン酸）は、中性脂肪を低下させるだけでなく、血栓形成抑制や免疫反応低下などの作用により、動脈硬化の進展を抑制します。動物性の油を減らし、魚油を増やした、昔の日本食がよいことになります。

❸ HDL-コレステロールを増やすには？

心筋梗塞を発症した患者のうち約25%は、総コレステロール値は正常で、HDL-コレステロールの低い人です。わが国の統計によると、HDL-コレステロール低値も、冠動脈疾患の大きな危険因子であると考えられます。

しかしながら食物の中には、HDL-コレステロールを上昇させる作用が認められたものはありません。少量のアルコールが少し効果があるとされていますが、あまり期待しない方がよいと思います。中性脂肪を低下させることによりHDL-コレステロールの上昇が見られることが多いので、HDL-コレステロールの低下を防ぐためには、糖質の制限や運動などがもっとも良い方法と考えられます。

❹ 抗酸化ビタミン、食物線維の摂取を増やす

胆汁酸は脂肪の消化・吸収を助けるために肝臓で作られて小腸へ分泌されますが、大部分が回腸の末端で再吸収（腸肝循環）されて再利用されます。食物線維にはこの胆汁酸中のコレステロール再吸収を阻害する作用があるので、1日25～30g摂取するようにします。野菜を1日350g以上摂れば、だいたいこの量になります。

野菜には抗酸化作用のあるビタミンA、C、Eが多く含まれています。抗酸化ビタミンは、脂質の酸化を抑制し、動脈硬化の発生を抑制します。さらに、野菜にはポリフェノール系抗酸化物も多く含まれています。ポリフェノールはビタミン類よりさらに強力な抗酸化作用を持ちます。紅茶やお茶、赤ワインにも、ポリフェノールは多く含まれています。

■■ 日常生活管理 ■■

治療法の進歩により、最近では心筋梗塞を発症しても助かることが多くなりました。しかし生活習慣を変えなければ、再び心筋梗塞を起こすことも多いのが現状です。こうした人には、一ヶ所のみでなく、多くの部位に動脈硬化が見られます。

❶ 禁煙

喫煙は心血管に対する重要な危険因子です。わが国では、40才以下の心筋梗塞の患者は、ほぼ全員がヘビースモーカーです。タバコの酸化ストレスによる血管障害が原因と考えられています。タバコはガンの原因になるだけでなく、動脈硬化を発生させる強力な因子でもあります。ぜひ禁煙すべきです。**受動的喫煙**の影響も報告されていますから、職場での禁煙を徹底すべきです。

❷ 運動

運動はメタボリック症候群を改善するだけでなく、血流量を増して血管内皮の機能を改善し、血管イベント（血管内の血が流れにくくなって起こる病気）の発症を抑制します。充分な運動時間が取れない場合は、日常生活の中で活動性を上げるように心がけましよう。テレビを見てジッとしている時間などを減らすようにすることが大事です。

エネルギーの出納から見れば食事制限も運動も同じことですが、運動には筋肉量の増加等による**インスリン抵抗性**の改善や、血管内皮の機能の改善など、食事制限に

はない好ましい効果がたくさんあります。ですから、とくに体重維持のプログラムには必ず取り入れるべきです。

生活習慣の修正（8-28）

食塩制限6g/日未満

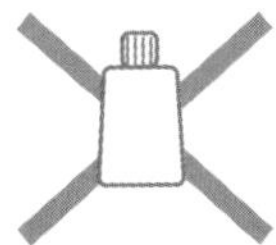

禁煙

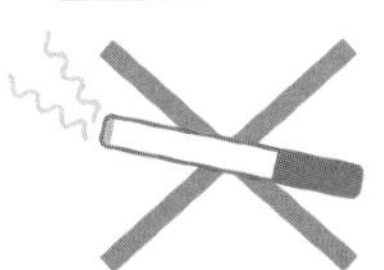

適正体重の維持
BMI:体重(kg)÷[身長(m)]^{2}で
25を越えない

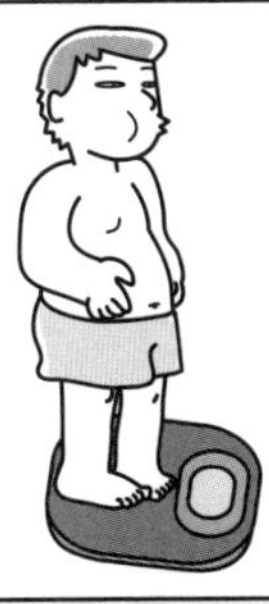

アルコール制限
エタノールで
男性は20～30mℓ/日以下
女性は10～20mℓ/日以下
ビール中瓶1本程度

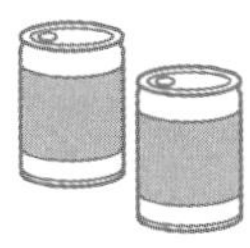

運動
運動強度が軽度の
有酸素運動を、毎日30分以上
を目標に定期的に行う

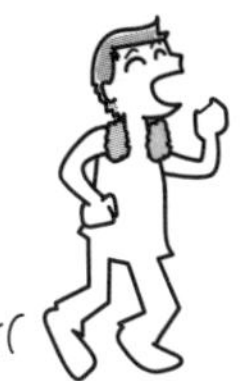

寒さは血圧上昇の原因になるので、冬季は暖房・防寒が必要

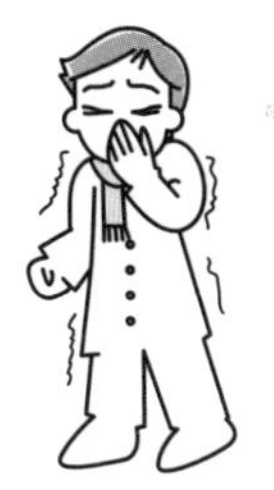

野菜・果実の積極的な摂取

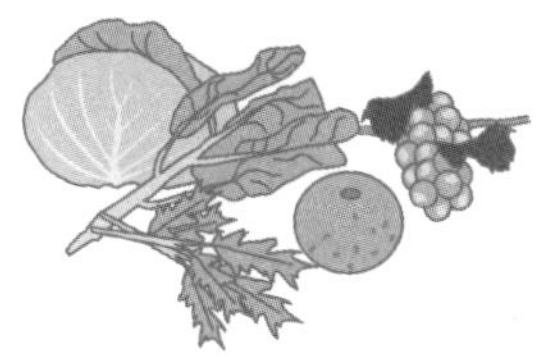

コレステロールや飽和脂肪酸の摂取を控える

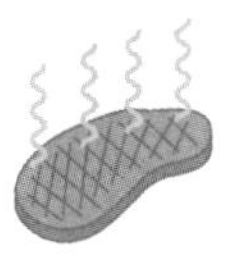

日本高血圧学会　高血圧ガイドライン2004より作成

普段から運動習慣のない人は、まず30分ぐらいのゆっくりした散歩から始めてみましょう。心疾患のある人は、心筋梗塞の再発や不整脈死などの事故も起こりやすいので、急に運動量を増やさず、時間をかけて徐々に運動量を上げるようにします。精神的な**ストレス**も虚血性心疾患の誘因となることがありますから、適切な休養も必要です。

❸ 薬物療法

コレステロールを下げる効果が強い薬は、**HMG-CoA還元酵素阻害薬**（スタチン）です。スタチンは大規模臨床試験で心血管イベント発症の抑制が証明されており、わが国でもよく使用されています。コレステロールを下げるだけでなく、抗炎症作用もあり、これよっても動脈硬化を抑制します。

血管の閉塞は血小板の凝集により起こるため、心筋梗塞の再発作の予防には他に**抗血小板薬**（アスピリン）も有効です。

リスクの高い患者への指導

すでに動脈硬化疾患がある人や、糖尿病や高血圧などがある人は、とくに厳重な管理が必要です。こうした疾患が合併しているときは、心筋梗塞発症のリスクが通常の何倍にもなるからです。薬物療法と同時に、食事療法も厳格に行う必要があります。なお、最近は遺伝子の解析等により、心筋梗塞発症のリスクの高い人や、食事療法への反応性の悪い人を選別することが可能になってきています。

糖尿病はわが国で最も重要な心血管の危険因子ですが、摂食制限と運動によるごくわずかの体重減少（あるいは内臓脂肪の減少）でも、インスリン抵抗性は改善されますし、それとともに多くの危険因子の改善も期待できます。**高血圧**もわが国に多い疾患ですが、血圧を管理することにより、心血管合併症の低下が報告されています。心筋梗塞だけに目を向けるのではなく、脂質管理、血糖管理、血圧管理が大切だということを忘れないでください。

最近わかった心筋梗塞発症のメカニズム―動脈硬化は炎症だった

心筋梗塞は以前、動脈硬化層によって徐々に血管内腔が狭くなり（**狭窄**）、最後には閉塞して発症するとされていました。ところが、発症前にたまたま冠動脈の造影検査を行っていた人の血管の様子から、心筋梗塞は今まで考えられていたものとは全く違う過程で発症することがわかりました。

図8-29Cの右のグラフは、心筋梗塞前の冠動脈の狭窄度を示しています。冠動脈の太さにはかなりの余裕があるため、狭心症として症状が出るのは通常、90%以上の狭窄となった場合です。そのため従来は、70%以上の狭窄を問題とし、50%以下ではほぼ正常と扱われていました。しかしこのグラフを見ると、心筋梗塞の患者のうち、70%以上の狭窄の人は1/4程度しかいません。ほとんどの人は高度な狭窄から心筋梗塞を発症するのではなく、ごく軽度の動脈硬化病変（**プラーク**）から発症しているのです。

図8-29A、Bは、冠動脈狭窄の二つのタイプを示したものです。Aは破れにくいプラークが、時間をかけて徐々に大きくなったものです。以前は、このような人が心筋梗塞を発症すると考えられていました。他方、Bは軽い狭窄ですが、コレステロールが多く含まれた破れやすいプラークです。このコレステロールの多い、破れやすいプラークを**不安定プラーク**と呼びます。不安定プラークが破れると、コレステロールが血管内にむき出しになります。そしてこれが「異物」と認識され、止血機能が働いて血栓ができ、場合によっては完全に閉塞してしまうのです。これが最近わかった心筋梗塞のメカニズムです。

図8-31は、不安定プラークの部位を拡大たものです。プラーク内には、マクロファージやその他の白血球細胞が多く見られ、**炎症**と同じ所見を示しています。このため動脈硬化は炎症に例えられます。白血球は多くのタンパク分解酵素を出し、コラーゲンなどを分解して、組織をもろくします。血管が破けて異物が血管内に出ると、これに血小板が付き、その周りに赤血球が加わって血栓ができて、これがだんだん大きくなっていきます。ケガで血が固まるしくみと同じで、血管内であっても、異物があれば同じことが起こります。

スタチンは炎症を抑えることで、アスピリンは血小板の凝集を抑制することで、血栓の形成を抑制します。

心筋梗塞の発症メカニズム（8-29）

A 動脈硬化が進行して狭窄

（血管の断面図）

線維性プラーク

血液中のコレステロールが長い時間をかけて沈着するため、硬く線維化した線維性プラークが生じる。

B 脂質異常症による動脈硬化

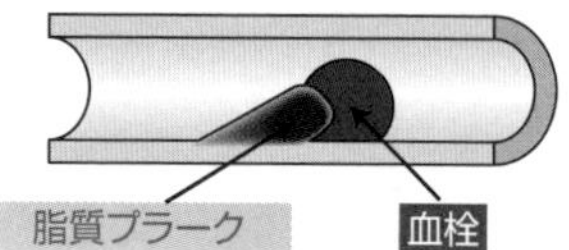

大量のコレステロールが短時間に沈着し、脂質プラークを作る。脂質プラークは柔らかく、皮膜が破れやすいため、血栓が生じやすい。

C 心筋梗塞発症時の冠動脈狭窄度

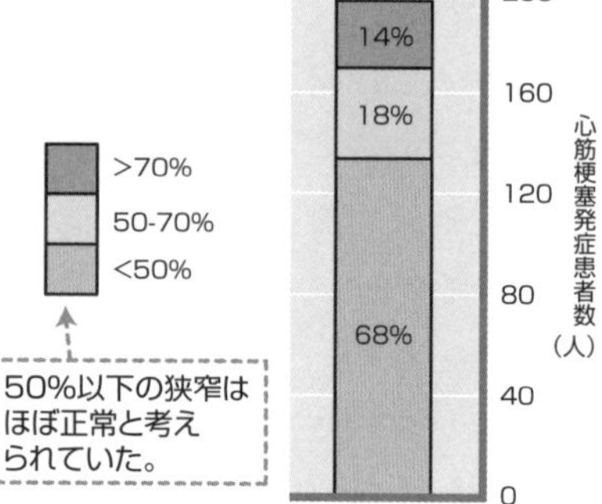

Falk E.et al.:Circulation,92,657,1995.

安定なプラークと不安定なプラーク（8-30）

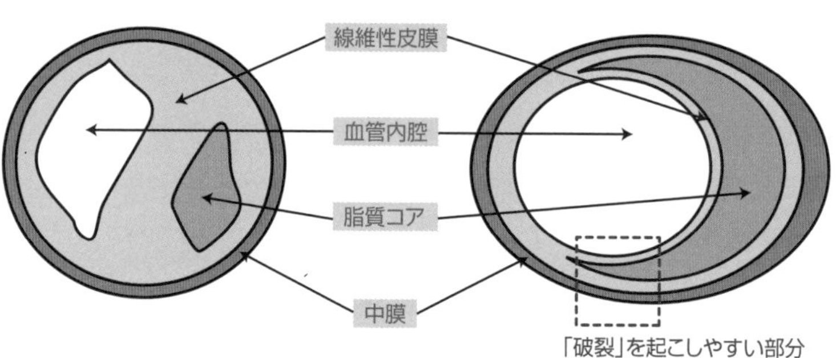

プラークはコレステロールなどによって柔らかくなり、カユ状になっているので、粥状硬化（じゅくじょうこうか）と呼ばれます。

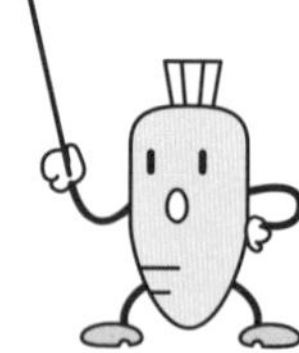

プラークは炎症によって起こる（8-31）

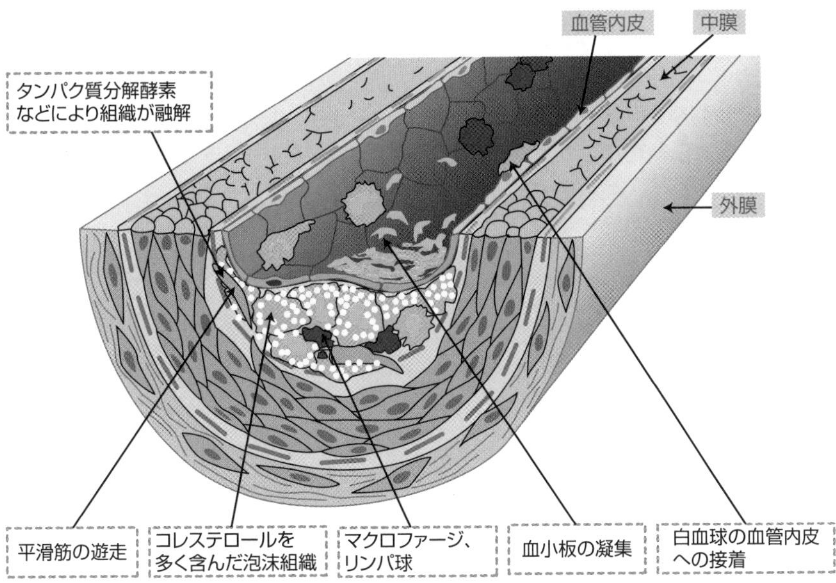

Column 心筋梗塞の運動と禁煙

以前は、心筋梗塞にかかると、何週間も絶対安静とされていました。しかし最近では、すぐに歩行が許され、しばらくすると積極的に運動をすることが勧められます。運動することにより回復が早くなり、また再発の予防にもなることがわかってきたからです。

1970年代、アメリカのアイゼンハワー大統領は、就任中に心筋梗塞になって、再起できるかどうかわからない状態となりました。手術を行った主治医のホワイト（Paul Dudley White）博士は手術後、「薬を飲むより自転車を」と、「手術後は絶対安静」という当時の常識を破って、自転車によるリハビリテーションを熱心に勧めました。その結果、大統領は見事に健康を回復し、アメリカでは爆発的なサイクリング・ブームが起きました。

ホワイト博士は、心筋梗塞予防の啓蒙活動を推進するため、各国に心臓財団設立の必要性を説いて回りました。わが国についても、当時の池田勇人総理大臣に、日本心臓財団の設立を熱心に要請しました。ホワイト博士の有名な言葉です。参考にして下さい。

Don't grow fat nor smoke：Walk, walk and walk
（太らないように、タバコを吸わないように。そして歩け、歩け、歩け）

8-5 高血圧と栄養 —塩はなぜ血圧を上げる？

高血圧は脳卒中や心筋梗塞などの原因となります。塩分を多く摂る東北地方の人には、高血圧や脳卒中が多かったことが知られています。メタボリックシンドロームの患者にも、高血圧が高頻度に見られます。

血圧と塩

体内の水分量を増やすには、水を多く飲むよりも、**塩分**を多く摂る方が効果があるといいました（5-1節参照）。塩分摂取による血圧上昇の反応は、人によって異なります。塩分を少し余分に摂っただけですぐに血圧が上がる人と、少し多めに摂ってもあまり血圧が上がらない人がいます。しかし平均すると、食塩の摂取量と血圧の値は、よい相関関係を示します（図8-32）。

日本人の食塩摂取量は1人あたり平均13gで、近年横ばい状態にあります。しかしこの数字は、欧米に比べるとかなり高くなっています。欧米では高血圧予防の点から食塩摂取の目標値を6g/日としていますが、従来わが国では現実的な値として10g/日としていました。しかし最近は、わが国でも欧米と同じように6g/日以下を目標とする指針

塩分摂取量と高血圧の頻度（8-32）

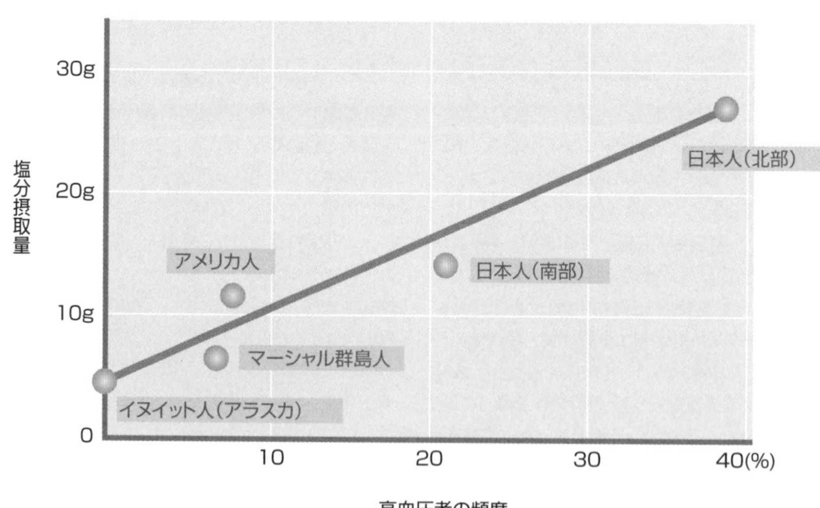

が出されています。

塩分は自然の食物には少なく、添加により摂取される場合が多いようです。そこで、味付けの際の塩分を減らし、塩の多い食品（漬物、味噌汁、干物）も制限します。また、ハムなどの加工食品にも塩分は多く含まれているので、こうした食品も減らします。外食は味付けが濃いものが多いので注意が必要です。

塩分以外の血圧上昇因子は肥満

生活習慣の欧米化に伴い、わが国では**メタボリック症候群**の罹患率が増えてきています。メタボリック症候群の診断要素には、**内臓脂肪肥満**、**脂質異常症**、**耐糖能異常**、**高血圧**があります。これを見て、少し変だと思いませんか？ 高血圧以外は明らかな代謝（メタボリック）疾患ですが、高血圧は代謝疾患ではありません。

高血圧は従来、代謝疾患ではないと考えられていました。ところが、脂肪細胞の機能が明らかになるにつれて、高血圧の一部、あるいは多くが、内臓脂肪肥満に代表される代謝異常に由来していることが明らかになってきたのです。実際、高血圧の人は糖尿病を発症しやすいことが知られています（図8-33）。

メタボリック症候群が高血圧を発症させる原因としては、**アディポサイトカイン**が考えられています（8-1節参照）。そのほかにも、詳細は割愛しますが、インスリン作用の変化（高インスリン血症）、交感神経の亢進、レニン－アンギオテンシン系（RAS）亢進など、様々な機構があると考えられています。

血圧はなぜ下げなければいけないか？

高血圧が続くと血管が傷んできて、動脈硬化性の疾患が発症します。高血圧による動

Column 塩と血圧

私たちの祖先は、塩が少ない環境で生活をしていました。そこで体には、少ない塩分で血圧を維持するために、できるだけナトリウムを蓄えるシステムが備わっています。このシステムは石器時代から遺伝的に備わっているもので、塩の多い現代に遺伝子はまだ対応できていません。また、塩分を摂れるときにできるだけ摂ろうとする行動も植え付けられています。ところが現代は、自由に塩分を摂ることができます。こうして現代人は、塩分の摂りすぎになり、血圧が上昇しています。

正常血圧者と高血圧患者からの糖尿病発症率（8-33）

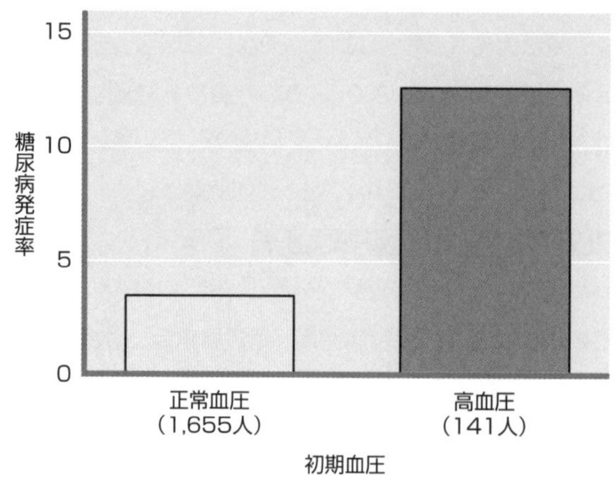

高血圧の患者は糖尿病を
発症しやすいのです。

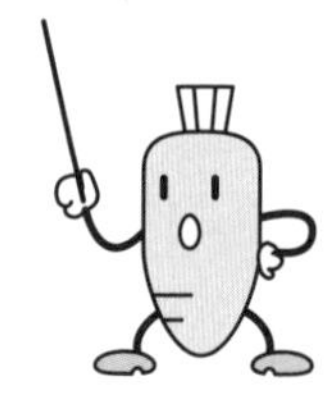

Skarforeら 1989年

脈硬化性の代表的な疾患は、脳卒中（とくに脳出血）、心筋梗塞、腎不全、動脈瘤などです。つまり、大事な臓器である脳、心臓、腎臓に重篤な病気が起こることになります。血圧を下げる目的は、このような合併症を予防することにあります。たとえ症状が無くても、血圧は下げておく必要があります。

高血圧の食事療法

高血圧の原因は、塩分の摂りすぎと、内臓脂肪の蓄積であると説明しました。したがって食事療法では、この二つを修正することになります。前者についてはナトリウムのところ（5-1節）で、後者についてはメタボリックシンドロームのところ（8-1節）で詳しく説明したので、ここではこれらの修正がどの程度の効果を示すのかを見てみます。

図8-34を見ると、塩分制限の効果はあまり強くなく、むしろ10kgの減量やDASH食（野菜や果物を増やし、動物性脂肪を減らした食事）、運動の方が効果が大きいことがわかります。一般にいわれる塩分制限がこの程度の効果であることは、意外に思われるかもしれません。塩分を制限すると、体から出ていく塩分も減るので、体内の塩分量はすぐにはそれほど変わりません。また、継続的に塩分制限を行うことは難しいこともあって、塩分制限の効果が出るまでには、かなりの年月がかかる可能性があります。同じ食事療法であれば、**カリウム**を多く摂る方が、効果が出やすいかもしれません。カリウムはナトリウムと交換に排泄されるので、カリウムを摂るとナトリウムの排泄が促

進されます。

まとめると、まず食事の全体量を減らし（自動的に塩分も減る）、運動をして体重を減らします。食事の内容では、野菜や果物を多く摂り、肉類を減らします。アルコールも減らせば万全です。

最近は、よい降圧薬がたくさん出てきています。しかし、降圧薬の使用下における食事療法の効果については、まだほとんど研究されていません。**利尿薬**は塩分制限と同じ効果が期待できますし、**アンギオテンシン受容体拮抗薬**はカリウムを増やします。今後、これらの薬と食事療法との関係について研究が行われることと思います。

ライフスタイルの適正化（8-34）

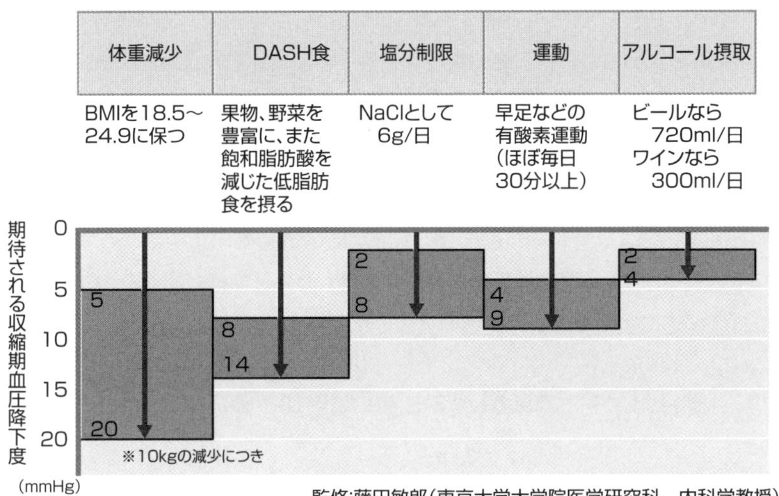

監修:藤田敏郎（東京大学大学院医学研究科　内科学教授）

塩分制限の効果は、DASH食や運動に比べると、あまり強くないようです。

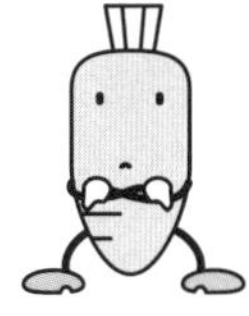

8-6 痛風と栄養 ―痛風には肥満が大敵！

痛風は飽食の時代になると増加する疾患で、わが国では年々増加しています。「風が吹いても痛い」ということでこの名が付いたそうです。ローマ帝王ジュリアス・シーザーもこの発作に悩まされていたことから、「シーザー病」とも呼ばれます。

痛風はなぜ起こるのか？

痛風の原因となるのは、血液中の**尿酸**が増えた**高尿酸血症**です。尿酸は細胞核に存在する核酸や、ATPなどが壊れてできたもので、体液中に溶けています。しかし、ある濃度（7.0mg/dl）以上になると溶解することができなくなり、結晶を作って関節内などに析出します。この結晶を**白血球**が貪食して炎症を起こし、その結果、強い痛みを生じるのが痛風です。痛風は足や膝の関節、とくに足の親指の付け根によく起こります。

尿酸は通常、体内で1日700mgが産生されており、このうち500mgは尿から排泄されます。また、汗などからも少し排泄されます。この尿酸の産生が過剰になったり、排泄が低下したりして、産生量が排泄量を上回ると高尿酸血症となります。高尿酸血症は痛風だけでなく、**尿路結石**や**腎臓障害**なども起こします。高尿酸血症だけで、痛風などの自覚症状がない時期は、**無症候性高尿酸血症**と呼ばれています

高尿酸血症や痛風の患者の多くは、肥満、脂質異常症、高血圧などの病態を合併しており、動脈硬化症とくに**冠動脈疾患**を発症します。高尿酸血症が原因なのか、それとも高尿酸血症を起こすような生活習慣や体の変化が原因なのかは明らかではありません

痛風のしくみと痛風発作（8-35）

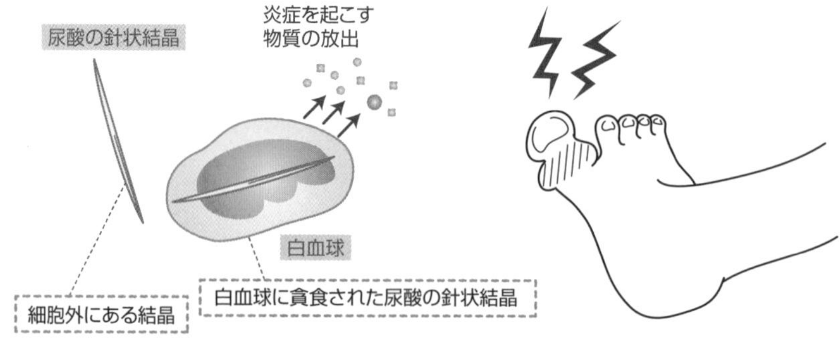

が、いずれにせよ高尿酸血症や痛風の人は、肥満や高血圧の人が多いようです。

現在は、成人男性の約20%が高尿酸血症といわれています。男性の方が女性よりもほんの少し尿酸値が高いだけなのですが、痛風を発症するのは圧倒的に男性に多く、男女比は20：1以上です。女性には珍しい疾患といえます。また、以前は、40～50歳代以降の人に多く発症しましたが、最近は若年化する傾向があり、30歳代から発症する人も増えてきています。また、高尿酸血症（尿酸の排泄や産生）には、遺伝的な要因も大きく関与しています。

尿酸の産生

尿酸の化学構造のもとになるのは**プリン体**です（図8-36）。プリン体はプリン環と呼ばれる共通した構造を持った物質の総称で、アデニンやグアニンなどのDNAの主成分となったり、ATPなどのエネルギー伝達物質のもとになったりする大切な物質です。「プリン」の語源はラテン語のプリンヌクレオチド（核酸代謝物の総称）で、お菓子のプリンとは無関係です。

プリン体の産生は、体内で新しく作る経路（**デノボ経路**）と、体内で不要になった核酸から再利用して作られる経路（**サルベージ経路**）の二つがあります（図8-37）。図を見るとわかるように、プリン体が多くなれば、尿酸は多く作られます。簡単にいえば、激しい運動をすると、ATPやGTPなどが分解されて、老廃物として尿酸が生じます。また、核酸の多い食品（動物性食品、ビール）をたくさん摂ると、それらが分解されて、尿酸の産生が増えます。

プリン体（8-36）

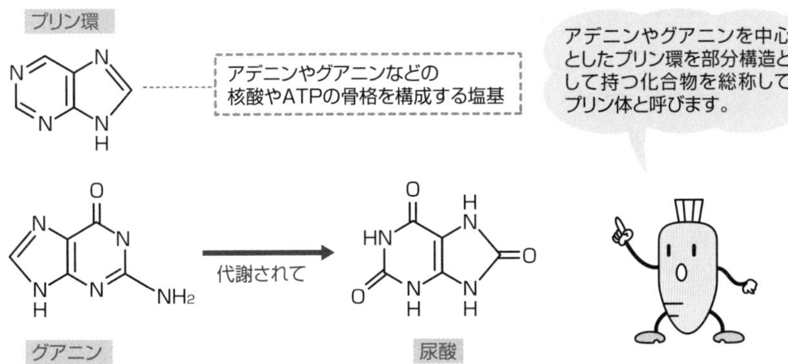

プリン分解経路とサルベージ経路（8-37）

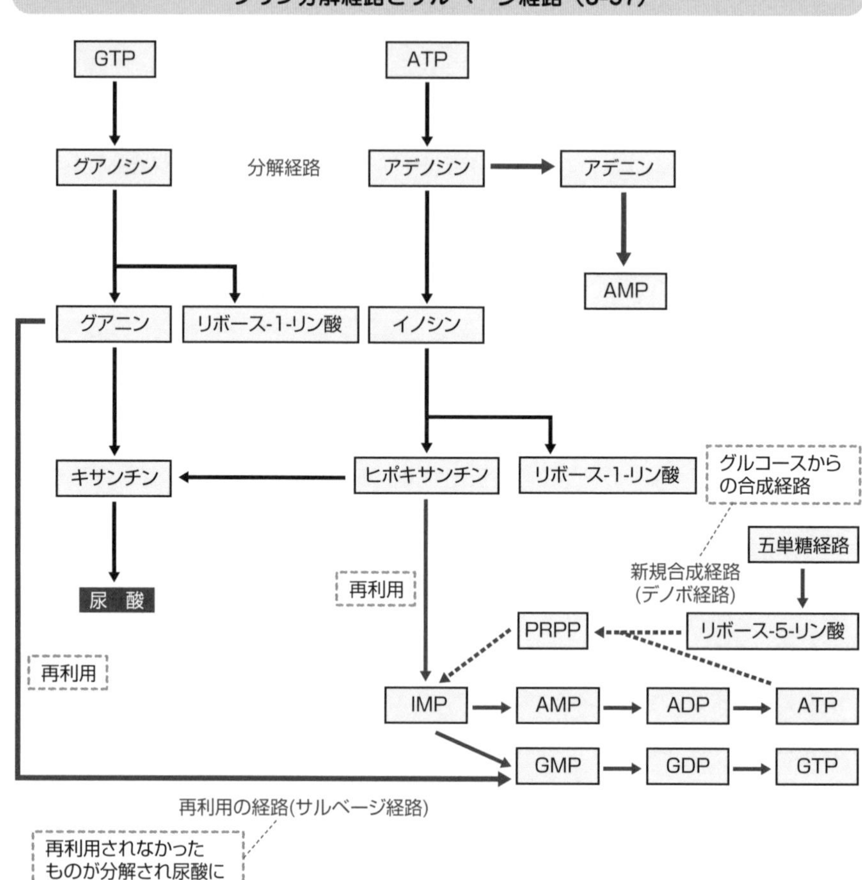

尿酸の排泄

高尿酸血症は、尿酸の産生が過剰になるほか、排泄が低下することによっても起こります。尿酸は腎臓から尿中へ排泄されます。正確にいうと、腎臓の糸球体でいったん濾過されて、一部は尿細管からトランスポータを介して**再吸収**され、残りが尿へ出されます。日本人はこのトランスポータに異常がある人が多く、そのため血清尿酸値が極端に低い人（低尿酸血症）がいます。

尿酸の排泄低下は腎不全でも起こりますが、過食や肥満などメタボリック症候群と同じ原因でも生じます。肥満によってインスリン抵抗性が生じると、なぜかはよくわかっていませんが、尿酸の排泄が低下します。

Column 利尿薬やアスピリンでも高尿酸血症になる

過食、大量飲酒、肥満、激しい運動、脱水などは、尿酸の産生を増加させ、高尿酸血症をきたします。また、利尿薬やアスピリンなどの薬剤によっても、高尿酸血症は起こります。利尿薬によって尿酸の産生が増えることは、臨床医にはよく知られていますが、その理由はよくわかっていませんでした。最近やっと尿酸のトランスポータが発見されて、説明できるようになりました。

尿酸は糸球体で濾過された後、尿酸トランスポータ（URAT1）により再吸収されますが、この際、グルコースやアミノ酸、乳酸などのアニオン（陰イオン）と交換で再吸収されます。アニオンはNaとの共輸送で尿細管に取り込まれます。

利尿薬によって循環血流量が減り、腎臓の血流が減ると（アスピリンも糸球体の動脈を収縮して腎血流量を減らす）、**レニン-アンギオテンシン系**が活性化されてNaの再吸収が増え、それとともにアニオンの再吸収が増してきます。こうして細胞内にアニオンが増えると、アニオンを排泄するために尿酸が交換に再吸収されて、高尿酸血症になるというわけです。インスリン抵抗性でもレニン-アンギオテンシン系の亢進が考えられるので、それが尿酸の排泄の低下（高尿酸血症）の原因かもしれません。

痛風にならないための食事

高尿酸血症に対する食事療法の考え方は、最近大きく変わってきました。以前はプリン体の多いものを食べることが問題とされていましたが、尿酸は体内で合成される量のほうが多いため、摂取量は大した問題ではないことがわかってきました。最近では、プリン体を多く含む食品を食べても、尿酸値にはほとんど影響しないと考えられています。それでは、どうしたらよいでしょうか？

食事療法としてまず重要なことは、**肥満**の解消です。カロリーオーバーによって肥満になると、インスリン抵抗性が生じて尿酸の排泄が低下し、高尿酸血症になるからです。

プリン体は、肉類などのタンパク質やレバーに多く含まれています。ビールはプリン体が多いといわれますが、重量あたりからすると、それほどプリン体の多い食品ではないようです（図8-38）。ビール会社の宣伝ではありませんが、ビール会社のWebサイトにはこのことが書いてあります。また、プリン体は麦芽に多く含まれるため、麦芽比率の低い発泡酒は、ビールの約半分程度の含有量となります。

ビールを飲むことの問題は、プリン体の摂取というよりも、エネルギー摂取の問題が大きいかもしれません。プリン体カット商品だからといって安心してたくさん飲んでしまう方が、エネルギーの取りすぎとなってよくないといえます。また、ビールに限らず、アルコール類は分解時にATPが使用されるため、尿酸が上がりやすいことになります。プリン体の摂取よりも、アルコール自体の量が問題になるかもしれません。

プリン体の多い食品（1 人前の分量あたり）（8-38）

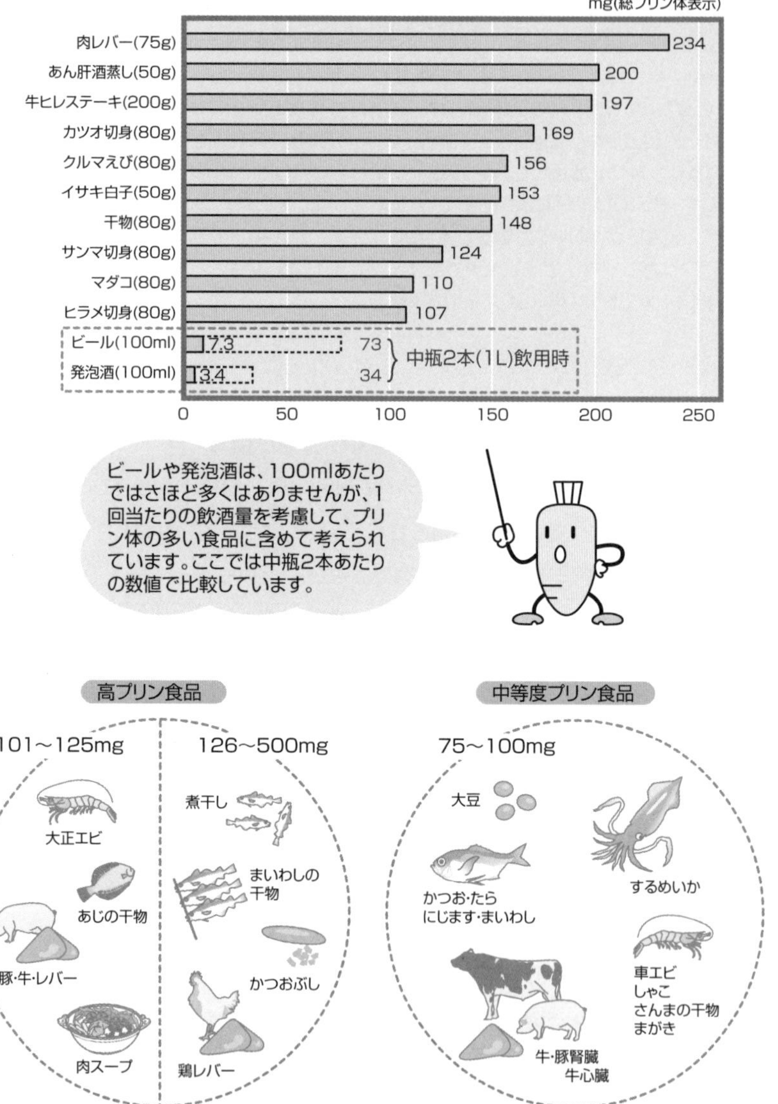

尿管結石—もう一つの高尿酸血症

高尿酸血症では、**尿管結石**が高頻度に発症します。尿酸の結石が尿管中に詰まった場合は、強い痛みが出ます。結石が腎臓内に蓄積して、腎臓を痛めることもあります（**痛風腎**）。

尿酸はアルカリ液に溶けやすいため、尿をアルカリ化する食品は、尿管結石の発症を予防します。また、水分の摂取は、尿量を多くして尿酸の排泄を増します。最近は尿酸の排泄を増す薬や、尿酸の産生を抑える薬も出ています。

ただし、ここでも重要なのは、運動と食事で減量することです。プリン体の多い食品、少ない食品というのは、体質によりますが、やはりそれほど大きな問題にはならないようです。

高尿酸血症の治療（8-39）

肥満の解消
食事療法
摂取エネルギーの適正化
プリン体の摂取制限
尿をアルカリ化する食品の摂取
十分な水分摂取(1日尿量を2,000ml以上に保つ)
アルコール摂取制限
日本酒1合、ビール500ml、ウイスキー(ダブル)1杯
禁酒を1週に2日以上設ける
適当な運動
ストレスの解消

Column 高尿酸血症と生活習慣病

高尿酸血症は、痛風のみならず、高血圧と合併しやすいことがわかってきました。尿酸はレニンの分泌増加をきたし、酸化ストレスの上昇をもたらします。この酸化ストレスが腎臓の血管を収縮させ、さらに血管傷害を起し、最終的に高血圧になると考えられています。尿酸低下薬を用いた治療の結果、血圧が低下したとの報告があるように、血清尿酸値と血圧値は密接に関係しています。

高尿酸血症はこのほかにも、他の生活習慣病や脳心血管病と密接に関係していることもわかってきました。大昔、人類が塩の摂取が少ないときには、尿酸は血圧の維持に役立っていました。しかし現在のように塩の摂取が多い時代では、かえって悪影響を与えています。

8-7 肝硬変と栄養 —アミノ酸のインバランス

肝臓は体内でいちばん大きな臓器です。糖、脂質、タンパク質など栄養素の代謝工場でもあり、また貯蔵庫でもあります。肝硬変などで肝臓が障害されると、様々な栄養学的な異常が出てきます。

慢性肝炎、肝硬変とは

肝臓は代謝や解毒など多くの機能を持っています（図8-40）。肝臓が高度に障害されると、黄疸（おうだん）、腹水、意識障害、消化管からの出血などの重篤な症状が現れてきます。

肝障害は種々の原因で起こりますが、慢性の肝障害については、ウイルスによるものがほとんどです。最も多いのが**C型肝炎ウイルス**です。輸血などによって感染して**肝炎**を発症し、20～30年してから**慢性肝炎**、**肝硬変**、さらには**肝ガン**まで進行します。**B型肝炎ウイルス**によるものも多く見られます。肝硬変はアルコール性のものもありますが、わが国ではそれほど多くはないようです。

慢性肝炎とはウイルス感染があり、6ヶ月以上肝機能の異常を示すものを指します。肝硬変とは慢性肝炎が進行したものです。肝臓の組織が壊死を起こし、再生を繰り返して、だんだん繊維組織が多くなり、硬くなったものです。

肝臓は体の代謝工場、貯蔵庫（8-40）

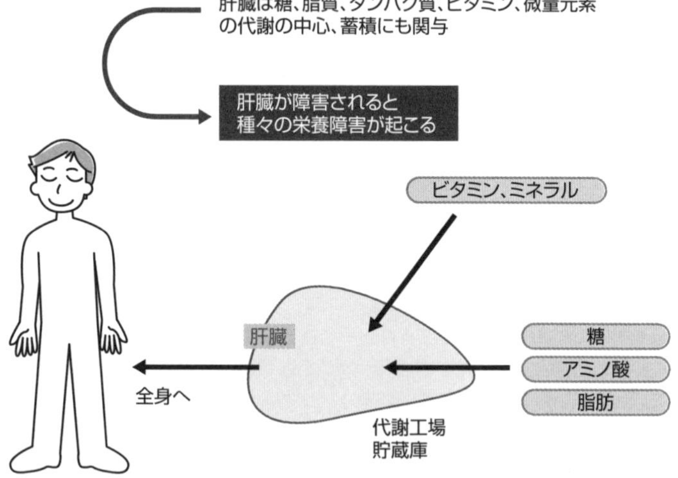

肝硬変に見られる栄養の異常（8-41）

肝硬変に見られる栄養の異常
血漿アミノ酸の不均衡
低タンパク(低アルブミン)血症
タンパク異化の亢進
負の窒素出納
タンパク不耐症
耐糖能異常
エネルギー消費の亢進
高インスリン、高グルカゴン血症、インスリン感受性の低下
多価不飽和脂肪酸の欠乏
脂溶性ビタミン、微量元素(亜鉛、セレニウム)

■■ 肝硬変でのタンパク代謝異常 ■■

糖や脂肪は水と二酸化炭素に完全に分解されますが、タンパク質（アミノ酸）は**窒素**を含むため、窒素化合物が分解されずに残ります。窒素は腸管などで、有毒な**アンモニア**になります。アンモニアは通常、肝臓で無毒化されますが、肝硬変で肝臓が障害されると体内にたまり、その量が多くなると脳の機能を障害して、意識が無くなるなどの**肝性脳症**を引き起こします。

一方、肝臓はタンパク質の合成工場でもあるので、肝硬変になると必要なタンパク質が合成されなくなります。そこで、合成量を増やそうとして材料となるタンパク質を与えると、今度は肝性脳症を生じるというジレンマが起こります。肝機能低下のために、タンパクの投与に生体が耐えられないことを**タンパク不耐症**と呼んでいます（図8-42）。

このジレンマについて、**アルブミン**を例にとって、もう少し詳しく説明します。アルブミンはヒトの血清中にいちばん多く、血液検査で調べやすいタンパク質です。また、材料となるタンパク質（アミノ酸）が不足すると合成量が低下するため、肝臓のタンパク質の合成能を表す指標としても用いられます。

肝臓は種々のタンパク質の合成工場なので、肝硬変になるとアルブミンの合成能が低下します。血清アルブミンが低下すると、血清浸透圧が低下して水分が血管外へ流出するため、浮腫や腹水が見られるようになります。そこで、血清アルブミンを上昇させようとして、アルブミンの原料となるタンパク質を投与します。すると、肝機能が低下しているためアルブミンは合成されず、タンパク質はアミノ酸に分解されて、多くのアンモニアを生じます。肝臓はアンモニアを処理する工場でもありますが、この機能も低下しているため、高アンモニア血症となります。こうして肝性脳症が起こるのです。

また、**血液凝固**に関係するタンパク質も肝臓で作られます。そのため、肝硬変などで

肝性脳症（8-42）

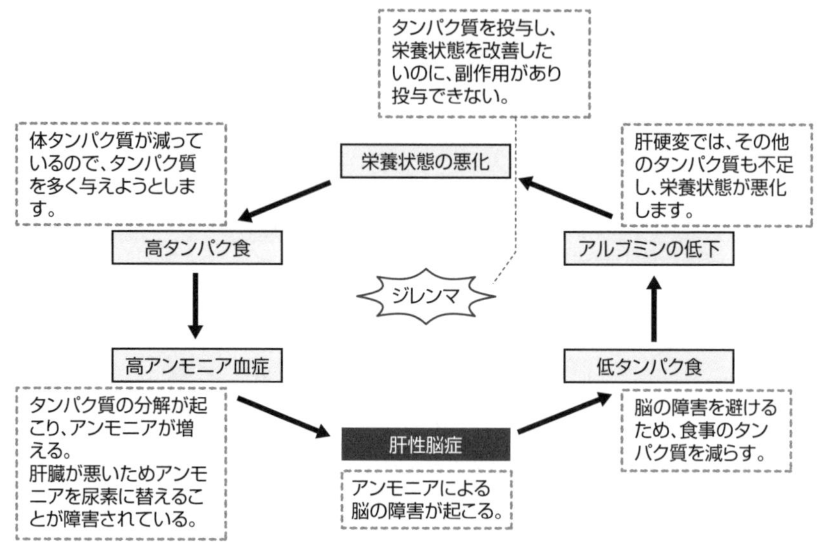

Column 感染症が起こると貧血になる—貧血は栄養不良の指標だろうか？

細菌などにより感染症が起こると、身体は白血球細胞などから炎症性サイトカインを出します。炎症性サイトカインは肝臓などの臓器に命令を出し、細菌と戦うための種々のタンパク質を作らせます。

こうして作られるタンパク質の一つに抗菌作用を持つ**ヘプシジン**があります。最近、このヘプシンが鉄の代謝に関係していることがわかりました。

ヘプシジンは消化管からの鉄の吸収を抑制し、また貯蔵組織からの鉄の放出を抑制して、血清鉄の濃度を低下させます。鉄はDNAを合成する酵素に必要な元素ですから、細菌の鉄の利用を抑制することにより、細菌の増殖を抑制して、感染症の治癒に働くのです。

一方、身体は鉄が利用できないため貧血になります。このとき、鉄欠乏性貧血と同じような貧血を示しますが、鉄を投与しても効果はなく、むしろ有害となることが多いようです。こういった貧血を**症候性貧血**といい、感染症のみならず、炎症性サイトカインが上昇する種々の慢性疾患で見られます。

症候性貧血は以前、栄養不良によって起こっていると考えられていました。しかし、ヘプシジンという炎症によって産生されるタンパク質（急性相タンパク）によって起こってくることがわかったのです。症候性貧血は鉄を投与しても改善しませんが、病気が回復すると自然と回復します。ここでわかるように、このような貧血は栄養の指標でなく、アルブミンと同様（P.337のコラム参照）、むしろ炎症の指標となっています。

肝臓の機能が低下すると、血が固まらなくなり、出血しやすくなります。

肝硬変における糖代謝異常

肝臓は糖代謝においても、重要な役割を演じています。糖は食後、肝臓がまず取り込み、残りが全身に送られます。したがって、肝臓の取り込みが低下すると、食後に**高血糖**が生じます。

肝臓に取り込まれた糖の一部は、**グリコーゲン**として蓄えられます。空腹時は、これ

Column 肝硬変と分岐アミノ酸

肝硬変になると、アミノ酸にも偏りが生じてきます。肝硬変ではアミノ酸の代謝も低下するので、エネルギーとして使われやすい**分岐鎖アミノ酸**（バリン、ロイシン、イソロイシン）は少なくなり、代わりにフェニルアラニンやトリプトファンなどが多くなります。

分岐鎖アミノ酸は、エネルギー源性アミノ酸と呼ばれ、糖質の代わりに燃焼されてエネルギー源にもなります。また、アンモニアの代謝にも使われます。肝硬変ではアンモニアを解毒するために大量使用されます。

最近、分岐鎖アミノ酸、特にロイシンは**m-TOR**（リン酸化酵素）を活性化して、タンパク質の合成を促進することもわかってきました。このため、肝硬変の患者に分岐鎖アミノ酸を投与すると、タンパク質の合成が上昇してきます。

分岐鎖アミノ酸によるタンパク質合成

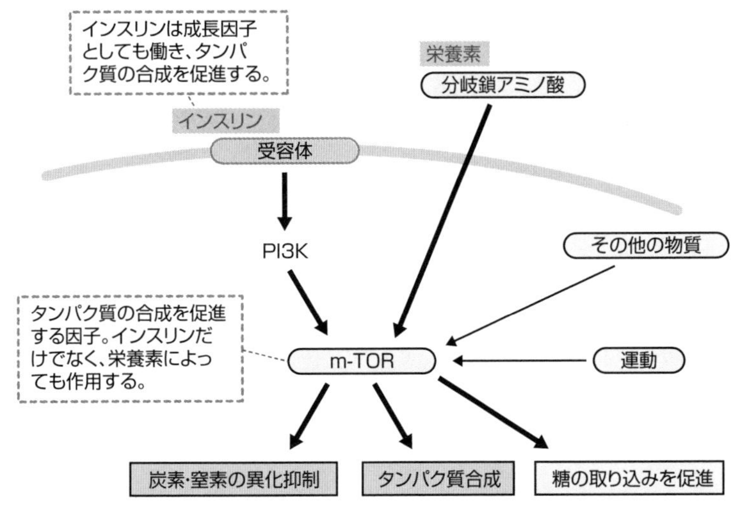

を**グルコース**に分解して静脈へ放出し、血糖を維持します。肝臓を取り出した動物は、低血糖で死んでしまいます。筋肉もグリコーゲンを蓄えていますが、自分で使うためだけに蓄えています。他方、肝臓は体全体のことを考えて蓄えているわけです。

肝硬変患者は肝臓が糖を十分に取り込んで、蓄えることができないため、食後は高血糖が起こり、空腹時は末梢組織に十分に糖を送ることができません。そのため、少し長い時間、食事を摂らないと（たとえば早朝など）、各臓器は極端な飢餓状態に陥ります。実験によると、毎朝、健常者が2～3日絶食したのと同じくらいの飢餓状態になっていると報告されています。その間は、代わりに脂肪や分岐鎖アミノ酸がエネルギー源として利用されます。したがって、肝硬変の人が筋肉量を維持するためには、この飢餓状態をなくす必要があります。そこで、夕食と朝食の間の時間を短くするために、寝る前に軽食を摂ることが勧められています（late evening snack：LES）。

肝硬変になると食欲が低下して食事の摂取量が減るため、そのためにも、十分なエネルギーとタンパク質を摂ることが勧められています。タンパク質はアンモニアを生じ

肝硬変による糖代謝異常（8-43）

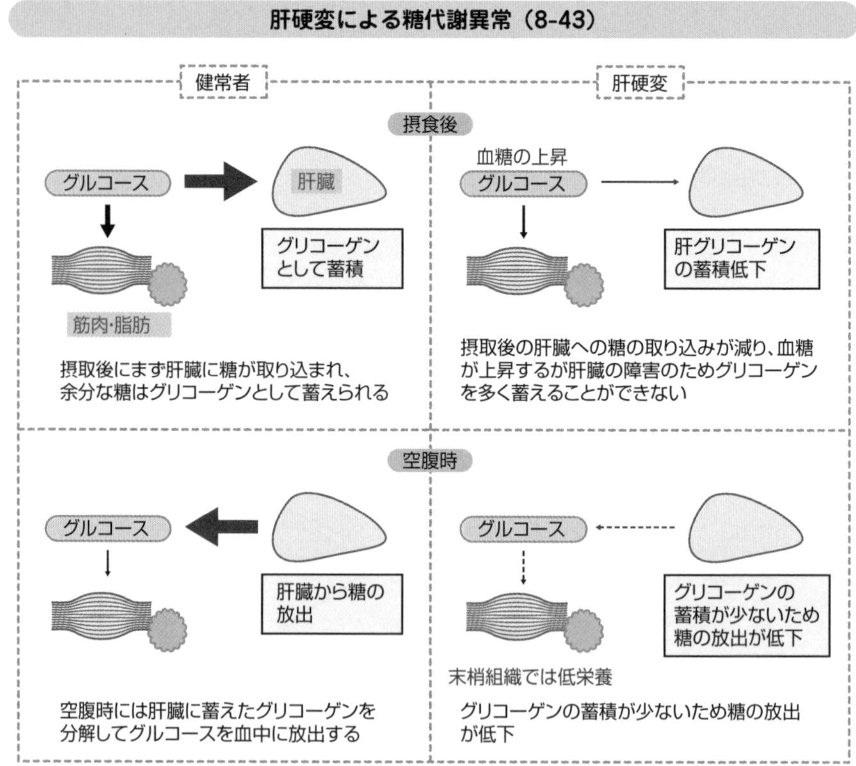

るので、場合によっては、**分岐鎖アミノ酸**を増やした食事が必要となります。様々な栄養素の欠乏も起こりやすいので、バランスのよい栄養が大事です。また、便秘になると**腸内細菌**によるアンモニアの産生が増えるため、便通を良くすることも必要です。

脂肪肝はどのような病気？

脂肪肝は過剰の脂肪が肝臓を含む内臓にたまったもので、メタボリック症候群のもととなる病態です。健診で軽度の肝機能の異常を指摘されるのは、脂肪肝による場合がいちばん多いようです。脂肪肝を確認するには超音波検査が有効です。肝臓にたまった脂肪がギラギラ光っています。

アルコールが肝硬変を起こすことは知られていますが、従来、脂肪肝は肝硬変まで悪化することはなく、運動と食事療法で減量すればたいてい改善すると考えられていました。そのため、脂肪肝はそれほど重症にはならないとタカをくくられていました。しかし最近、一部の脂肪肝は、アルコールによるものと同じような炎症（肝炎）を生じ、さらには肝硬変まで進むことがわかってきました。つまり、過食と運動不足だけで、肝硬変まで移行するということです。欧米では、最も多い肝硬変の原因となっています。肝硬変にまでなってしまうと、減量しただけでは治りません。

どのような人が脂肪肝から肝硬変まで移行するのかはわかっていませんが、インスリン抵抗性の強い人、酸化ストレスが多い人がなりやすいと考えられています。いずれにしても、早期からの運動と減量が大事です。

Column 糖尿病の発症には肝臓が重要

インスリンの作用としてもっとも有名なものは、グルコース輸送担体4（GLUT4）を介した筋肉、脂肪への糖の取り込みです。糖尿病も主にこの作用が障害されて起こると考えられていました。

ところが、筋肉、脂肪でのインスリン作用を抑制した遺伝子改変マウス（IRS-1ノックアウトマウス）を作ってみると、なんとそのままでは糖尿病を発症しませんでした。しかし、肝臓でのインスリン作用を抑制した遺伝子改変マウス（IRS-2ノックアウトマウス）を作ってみると、今度は糖尿病を発症しました。

肝臓は、食後は糖を取り込んでグリコーゲンとして蓄え、空腹時にこれを分解してグルコースとして血中に放出しています。そしてインスリンは、肝臓におけるグルコースの取り込み、グリコーゲンの合成を促進し、またグルコースの血中への放出を抑制しています。この動物モデルは、糖尿病発症に肝臓がとても重要であることを証明したのでした。

8-8 腎臓病と栄養 —タンパク制限がなぜ必要？

医学の分野では現在、慢性腎臓病が注目されています。腎臓病は単に腎不全になるだけでなく、心血管病のもっとも大きな危険因子となることがわかってきました。そのため、世界的に腎臓病の対策が行われて始めています。

腎臓は老廃物を排泄する臓器

腎臓は腹部の後方の左右に、それぞれ1個ずつ存在しています。主な役割は、血液を濾過して、老廃物などを尿に排泄することです。

腎臓には大量の血液が流れ込みます。それをまず**糸球体**（しきゅうたい）と呼ばれる部位で濾過して、血球や大きなタンパク質を除き、小さな分子はすべて**尿細管**へ出してしまいます（**限外濾過**（げんがいろか））。尿細管に濾し出された液体は**原尿**（げんにょう）と呼ばれ、血球や大きなタンパク分子以外は血漿とよく似た成分です。その後、尿細管で、原尿から糖、アミノ酸、電解質などの必要なものだけを回収（**再吸収**）します（図8-45）。いったん全部外へ出して、そこから必要なものを探して回収するというのは、非常にムダなことをしているように見えます。しかし、有害なものは無限にあるので、結局はこのしくみが有害物質から体を守るいちばん良い方法かもしれません。

腎臓（8-44）

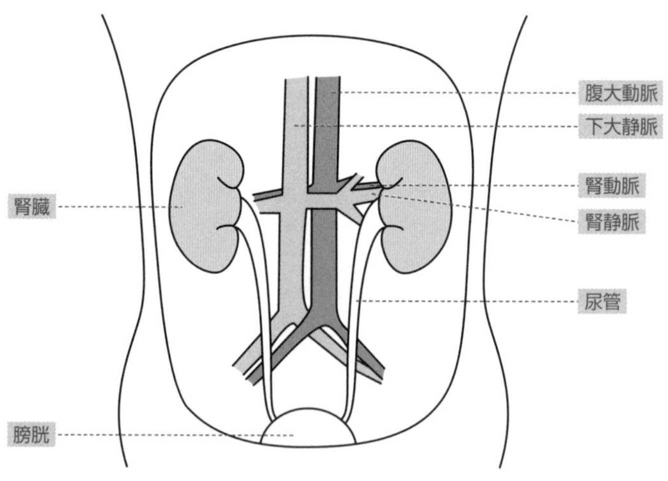

腎臓には他にもいくつかの作用がありますが、簡単に項目だけ挙げておきます（図8-46）。

限外濾過と再吸収（8-45）

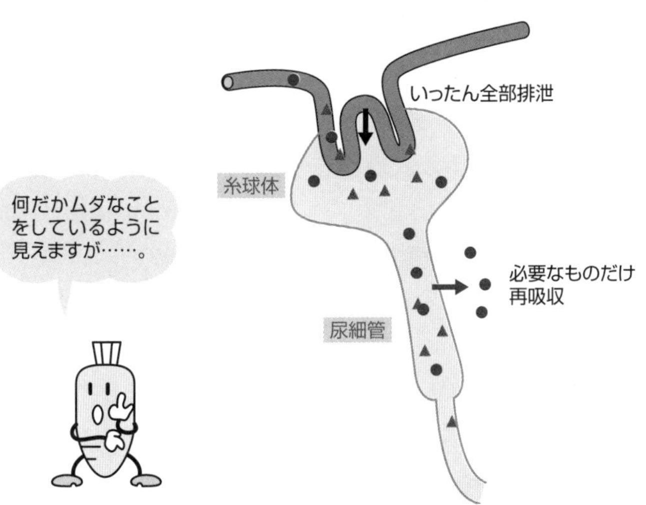

腎臓の働き（8-46）

腎臓の働き
血液の濾過
体液（水・電解質）の調節
酸塩基平衡の調節
赤血球を作るエリスロポエチンの産生
ビタミンDの活性化
レニンの産生（血圧調整に作用する）

腎臓の機能が障害されると？

慢性的に腎臓の機能が障害された病態を**慢性腎臓病**（**CKD**：Chronic Kidney Disease）と呼びます。軽症のものから、血液透析が必要になるような重症のものまであります。重症では**腎不全**という状態になります。腎不全になると老廃物の尿への排泄が十分に行えなくなり、有毒物質が血液中に残って、意識障害や倦怠感など種々の症状が出てきます。また、カリウムやリンなどの電解質も排泄されないため、これらの血清中の値も高くなってきます。

腎不全になると、他の臓器も障害されます。水分が貯留して**心不全**になったり、赤血球が作れないために**貧血**が起こったり、ビタミンDが活性化されないため**骨粗しょう症**になったり、腎血流の低下を感知してレニンが産生されるため**高血圧**になったりします。

腎臓病では、なぜタンパク質を制限するのか？

腎不全になると、タンパク質の制限が必要になります。これにはいくつかの理由があります。

糖や脂質は分解されると水と炭酸ガスだけになりますが、タンパク質は窒素を含む**アンモニア**が産生されます。中には硫黄などの金属を含むものもあって、いろいろな有

タンパク質摂取と糸球体血圧（8-47）

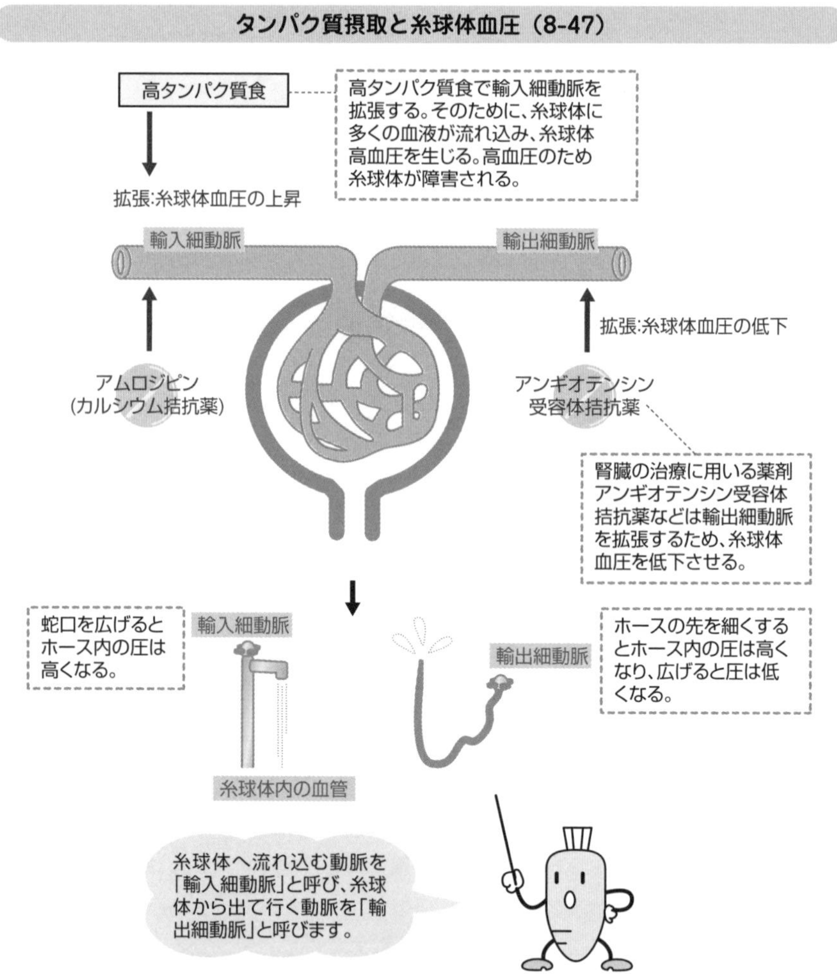

毒な代謝産物ができてきます。腎臓はこれらの物質を排泄する役割を持つため、腎臓の機能が悪くなると、これらの物質が体内に蓄積されて障害を起こします。また、タンパク質を多く摂ると、それだけ糸球体で濾過する量が多くなり、**糸球体血圧**が上昇して(糸球体高血圧)、腎臓に負担をかけることになります。また、タンパク質を多く摂ると尿への漏れも多くなり、漏れたタンパク質が尿細管で炎症反応などを起こして、腎臓を障害します。

さらに、タンパク質は**輸入細動脈**を広げて、糸球体血圧を上昇させます。輸入細動脈が拡張すると、糸球体には多くの血液が流入して、糸球体血圧が上昇します。濾過を行うためには強い圧がある方が有効ではありますが、圧が高いと糸球体が痛んでしまいます。

人は通常、体重1kg当たり0.9～1.2gのタンパク質を摂取しています。腎不全では、重症度によって、これを0.6～1.0g／kg以下に制限します。しかし、タンパク質の制限は簡単なようで、非常に難しい課題です。というのは、主食のコメを始め、すべての食べ物といってよいほど、タンパク質はいろいろな食品に含まれているからです。したがって、タンパク質を減らすと、全体のカロリー摂取量が減ってしまうことになります。エネルギーが減ると、エネルギーを得るために、生体は筋肉などのタンパク質を分解します。そのため、たとえば**低タンパク米**や**でんぷん食品**など、タンパク質が少な

Column 降圧薬の腎臓に対する作用

降圧薬のアムロジピンは、血管のカルシウムチャネルを抑制して血管を拡張させる強力な降圧作用があり、現在世界でもっともよく使われている薬の一つです。この薬は主に輸入細動脈を拡張するので、血圧低下が不十分であると、輸入細動脈が拡張した分、糸球体血圧が上昇することもあります。

そこで最近では、この糸球体血圧を下げるのに、アンギオテンシン変換酵素阻害薬やアンギオテンシン受容体拮抗薬などが用いられています。これらの薬は、輸出細動脈を拡張して糸球体の血圧を下げ、腎臓を保護する作用があるとされています。

以前の研究では、「タンパク質制限は腎臓保護に有効」であるとするものが多かったのですが、アンギオテンシン受容体拮抗薬などを使用している人の場合は、高タンパク食による糸球体高血圧が予防されるため、タンパク質制限の効果がはっきりしなくなっています。特に高齢者では、サルコペニアなどの問題があり、タンパク質制限はかえって予後を悪くするという報告も出てきています。高齢者の場合は、タンパク質制限をは行うべきかどうかは、十分に考慮して決定する必要があります。

く、かつエネルギーの充分ある特殊な製品が使われることがあります。

高齢者では、タンパク質を減らすと筋肉も減ってきて、サルコペニアを発症します。慢性腎臓病（CKD）の場合、タンパク質摂取の悪影響は、時間をかけて進行します。そのため、サルコペニアと腎障害を天秤にかけて、タンパク質制限を緩和するかどうかを決めます。

腎臓病と血圧

腎臓は全身の血圧にも密接に関係しています。ここには、**レニン－アンギオテンシン－アルドステロン**というホルモンが働いています。

腎臓へ行く血液量が低下すると、腎臓から**レニン**という物質が分泌されて、「血流を増やせ」という命令を出します。レニンは、**アンギオテンシノーゲン**を**アンギオテンシンⅠ**に分解します。アンギオテンシンⅠは、肺の血管に多く存在するアンギオテンシン変換酵素により分解を受け、**アンギオテンシンⅡ**になります。アンギオテンシンⅡは、血圧を上昇させる強力な物質です。ナトリウムや水分の保持作用もあり、体液量を増やします。

血圧が上がると、全身の血管に障害を起こすだけでなく、先ほどお話ししたように、腎臓の糸球体の血管も障害します。腎臓が障害されると、レニンがさらに分泌されて、さらに血圧が上がります。この悪循環を断ち切らないといけません。そのため腎臓病の患者は、普通の患者よりも厳しい血圧の管理が必要となります。

最近は良い降圧薬がたくさん出てきていますが、機能性食品にも興味深いものがいくつか出ています。その一つに、イワシのタンパク質を分解して作った**ジペプチド**や**トリペプチド**を用いた食品があります。この食品はアンギオテンシン変換酵素の働きを抑制して、アンギオテンシンⅡの産生を減らします。そのため、アンギオテンシン変換酵素阻害薬とよく似た作用が現れ、血圧が低下します。実は、アンギオテンシン変換酵素は**ジペプチダーゼ**と呼ばれるもので（「ジ」は「2つ」の意味）、2つのアミノ酸を切り出す酵素です。この食品に含まれているジペプチドやトリペプチドが酵素に作用し、酵素の働きのジャマをするようです。

腎臓と高血圧（8-48）

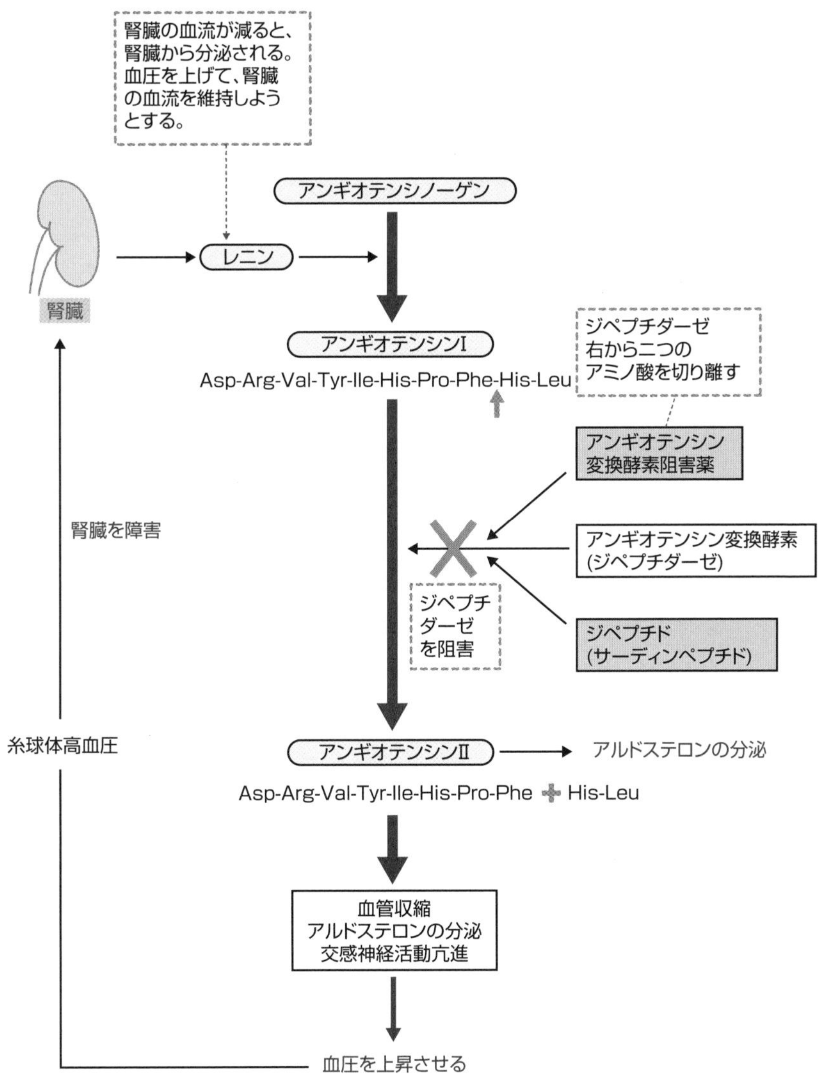
腎臓の血流が減ると、
腎臓から分泌される。
血圧を上げて、腎臓
の血流を維持しよう
とする。
アンギオテンシノーゲン
レニン
腎臓
アンギオテンシンⅠ
Asp-Arg-Val-Tyr-Ile-His-Pro-Phe-His-Leu
ジペプチダーゼ
右から二つの
アミノ酸を切り離す
アンギオテンシン
変換酵素阻害薬
アンギオテンシン変換酵素
(ジペプチダーゼ)
ジペプチ
ダーゼ
を阻害
ジペプチド
(サーディンペプチド)
腎臓を障害
糸球体高血圧
アンギオテンシンⅡ
アルドステロンの分泌
Asp-Arg-Val-Tyr-Ile-His-Pro-Phe
His-Leu
血管収縮
アルドステロンの分泌
交感神経活動亢進
血圧を上昇させる

8-9 肺疾患と栄養 —重症では基礎代謝が亢進

慢性の肺の病気になると、多くの場合、栄養不良になります。栄養不良になると、呼吸能力が低下して、さらに病気が進行することになります。栄養状態を改善することにより、肺疾患の予後が改善されます。

慢性の肺疾患にはどのようなものがあるか

最近、小さなボンベを携帯して、酸素を吸入している人を見かけることが多くなりました。このような人のほとんどは、**慢性閉塞性肺疾患**（COPD）といわれる肺の病気の人です（図8-49）。

COPDの最も重要な原因は**喫煙**です。タバコの煙によって、肺胞が破壊されたり、気道の分泌物が多くなったり、炎症により気道の狭窄が起こったりします。障害が進む

慢性閉塞性肺疾患（COPD）(8-49)

気管支

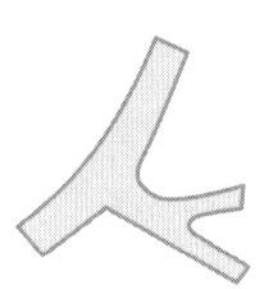

肺胞まで空気の
とおりが良い

正 常

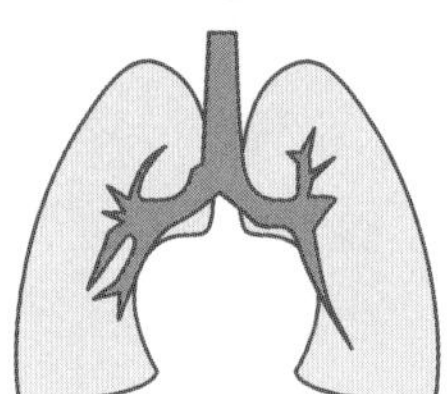

肺 胞

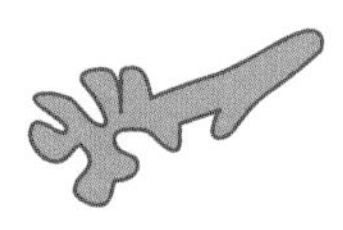

弾力性がある
換気が十分に行える

慢性気管支炎

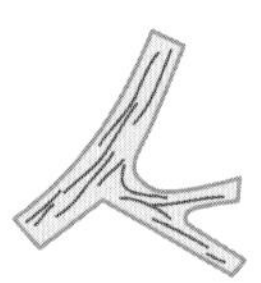

炎症による分泌物の増加
上皮の肥厚による狭窄

COPD

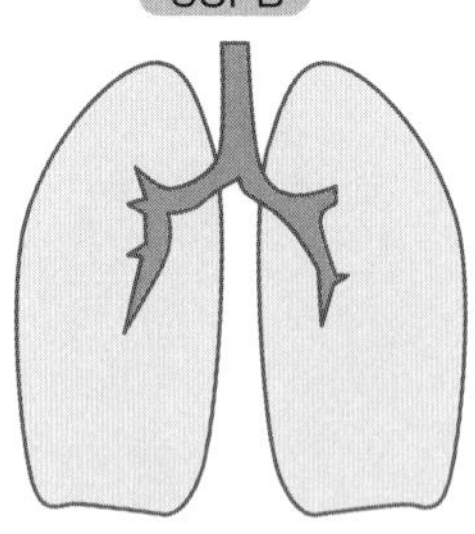

肺の過膨張
横隔膜の低位

肺気腫

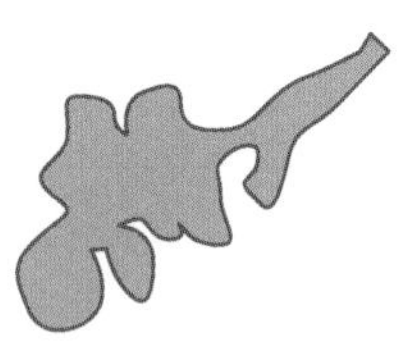

肺胞の隔壁がつぶれ
肺胞が融合
空気の入れ替えが不十分

と、肺から酸素を充分に取り込めなくなり、酸素吸入を行うことになります。このような状態を**呼吸不全**と呼んでいます。世界では現在、ガンや心疾患などに次いで多い病気で、死亡原因の第4位となっています。

なぜ痩せてくるのでしょうか？

COPDは重症になると、体重が減少してきます。安静時の代謝が亢進するため、普通に食べていても、エネルギーの出納が負に傾くからです。人は通常、痩せてくると甲状腺ホルモンやカテコラミンの分泌が低下して、安静時の代謝が低下するので、極端な痩せは生じにくくなっています。しかし、呼吸不全のある患者は、呼吸をするためにエネルギーをたくさん使う上に、肺の炎症等によって代謝が亢進しています。そのため、低栄養がどんどん進んでいってしまうことになります。同じようなことは、心不全の患者にも当てはまります。

極端な痩せを**悪液質**（あくえきしつ）と呼びます。これはガン末期に見られるような極端な痩せです。肺の疾患による悪液質は、**呼吸器悪液質**と呼ばれています（図8-50）。

呼吸器悪液質の発生メカニズム（8-50）

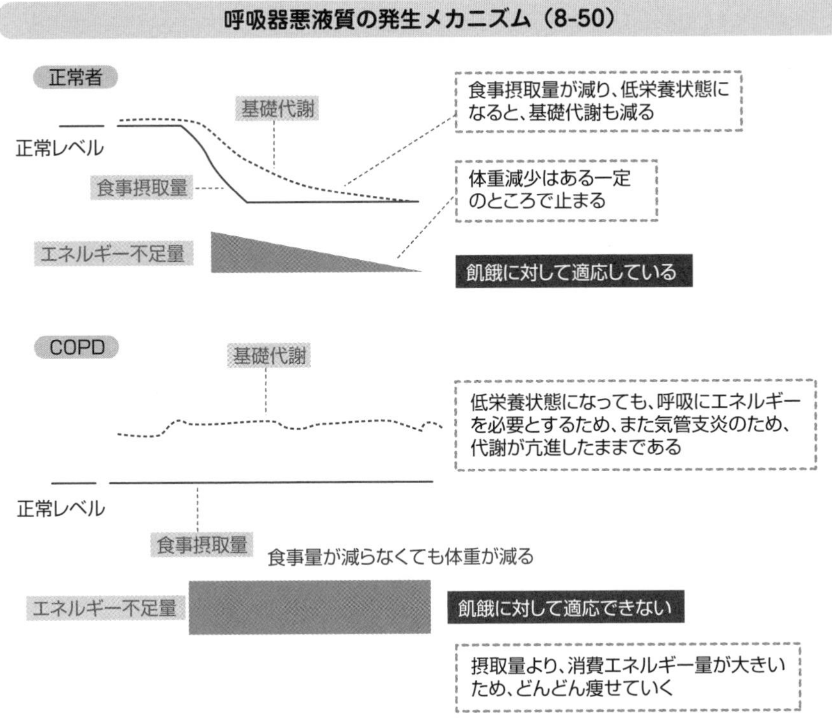

糖と脂質どちらを多く投与するか

低栄養の患者には、十分なエネルギーを補給する必要があります。糖質を過剰に投与すると**炭酸ガス**が多く発生するので、少し脂肪分を多くした食事が使われます。なぜ、脂肪の方が糖質よりも炭酸ガスの発生が少ないかは、以下の式で説明できます。

グルコース：$C_6H_{12}O_2 + 60_2 \rightarrow 6CO_2 + 6H_2O$ ＋エネルギー

脂肪酸：$C_{57}H_{104}O_6 + 80O_2 \rightarrow 56CO_2 + 52H_2O$ ＋エネルギー

グルコースの場合は、6モルの酸素（O_2）に対して、6モルの炭酸ガス（CO_2）が発生しています。一方、脂肪の場合は、80モルの酸素に対して、56モルの炭酸ガスしか発生しません。同じ量のエネルギーを得るならば、脂肪の方が糖質よりも炭酸ガスの発生が少ないのです。そのため、炭酸ガスの蓄積が起こりやすい人には、少し脂肪の多い食品が用いられます。

呼吸器悪液質の栄養治療

呼吸不全の人は、エネルギー不足すると、**呼吸筋**の疲労が起こり、さらに呼吸不全になります。こうして極端な痩せが起こり、呼吸器悪液質になります。また、低栄養になると、**免疫能**が低下して感染症などにかかり、さらに栄養不良が進むことになります。栄養補給によって栄養状態を改善すると、呼吸筋も良く作用することができるようになり、呼吸不全は改善します。

タバコを止めて呼吸不全を予防することが第一ですが、呼吸不全になり栄養不良になった場合は、普通の人よりも多くの（たとえば1.5倍）エネルギー摂取が必要となります。この他、**分岐鎖アミノ酸**も有効とされていますが、その効果はわずかです。

8-10 ガンと栄養 —ガンを予防する食品とは？

わが国では、死因のトップはガンです。ガンの発症は、食生活によって大きく変化します。最近は胃ガンが減って、大腸ガンが増えてきています。本節では、現在までにわかっているガンの発症と食品との関係についてお話しします。

ガンの発症メカニズム

通常の細胞は必要に応じて細胞分裂を行って、新しい細胞に生まれ変わっています。ところがガン細胞は必要以上に、無制限に分裂を繰り返します（図8-51）。そして、分裂を繰り返して大きくなると、周囲の組織へ浸潤したり、遠くの組織に転移したりします。ガンはわが国の死亡原因の第1位で、約3人に1人がガンで死亡しています。

ガンが発症するまでには、いくつかのステップがあります（図8-52）。まず、遺伝子が何らかの刺激によって傷つき、正常細胞が変異細胞になります。これを**イニシエーション**といいます。遺伝子に傷がつくのは、ニトロソ化した食品（おコゲ）や喫煙など、いろいろな原因があります。

変異細胞は普通、**免疫細胞**に「異常」と認識され、攻撃を受けて死んでしまいますが、中には生き残ってしまうものがあります。そして、これがさらに刺激を受けるとガン細

ガン細胞の増殖（8-51）

正常細胞の分裂

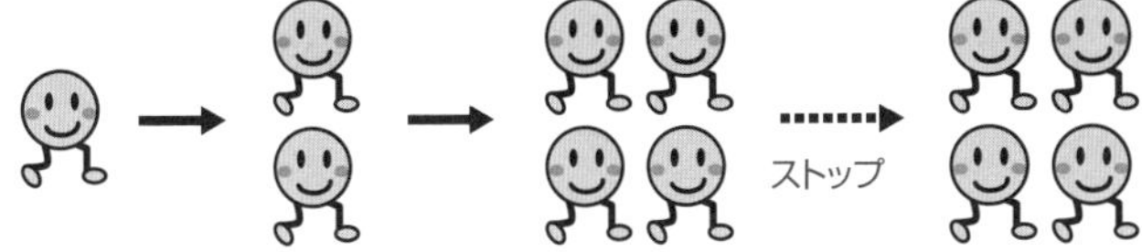

ガン細胞の分裂

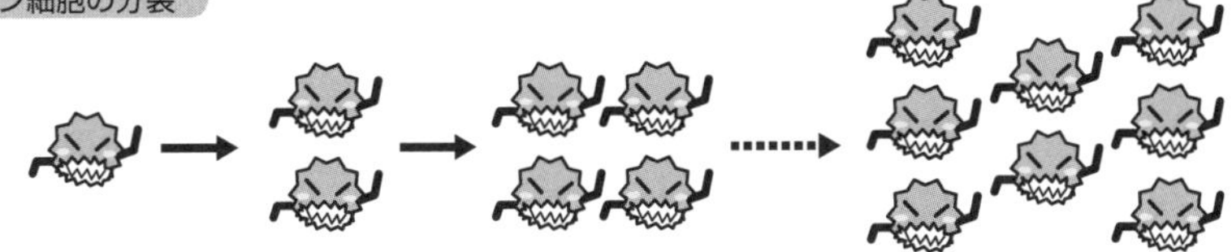

ガンの発症メカニズム（8-52）

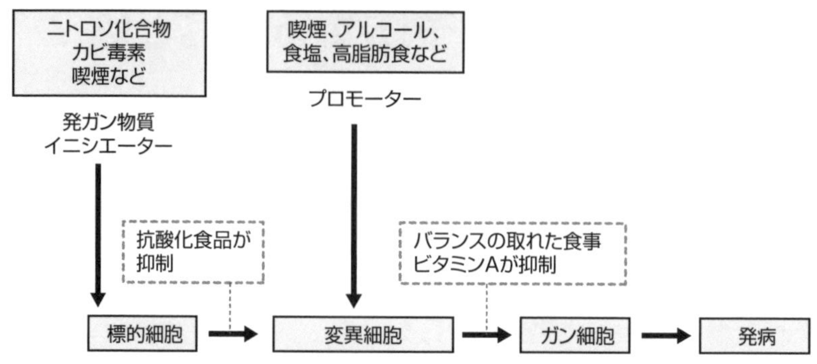

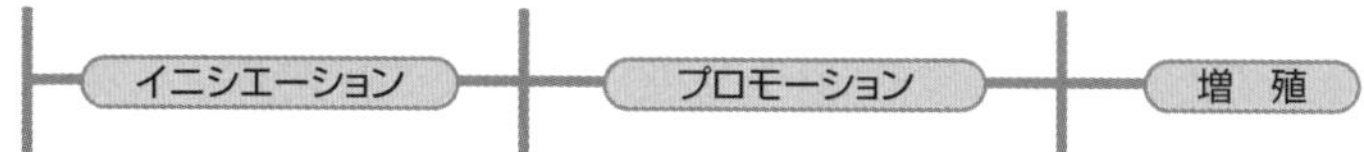

胞に変わってしまいます。これを**プロモーション**といいます。プロモーションは高脂肪や高タンパク質の食事などのほか、やはり喫煙が引金になります。

ガン細胞は増えるまでに数年〜10年以上かかり、診断されるぐらいの大きさになると、症状が出てくるようになります。

食品とガン発症の関係

ガン発生と栄養との間には、密接な関係があることが知られています。アメリカで行われた疫学調査によると、ガンで死亡する人の1/3には**栄養**や**ライフスタイル**が関係し、もう1/3には**喫煙**が関係しているといいます。つまり、食事やライフスタイル、および喫煙を管理することにより、2/3のガンは防ぐことができることになります。たとえば、昔の日本は胃ガンが多く、大腸ガンや乳ガンは少く、欧米はこの逆でした。しかし、最近の日本は、欧米のパターンに近づいてきました。これは、食生活の欧米化によるものと考えられています。

図8-53に、世界ガン研究基金とアメリカ癌研究学会による、ガン予防のための推奨（1997年）を示します。この報告は、多数の疫学調査などをもとにして作られています。

❶ 食事摂取量、運動

「食事摂取量、運動」では、まず植物性食品を中心とした食事にすることがあげられ、次に体重の維持があげられています。動物実験では、エネルギーを制限すると、ガンが減ることが報告されています。ヒトでも、**乳ガン**は体重増加と深い関係があることが証明されています。運動不足、エネルギー大量摂取、肥満では、男女ともに結腸ガンの発症が増えることも報告されています。したがって、適正体重の維持が重要です。

❷ 食品と飲料

「食品と飲料」では、いろいろな種類の野菜を多く摂ることがあげられています。野菜や果物を多く摂ると、**結腸ガン**、**直腸ガン**、**口腔ガン**、**食道ガン**が少なくなるという報告があります。野菜はカロリーが少ないだけでなく、**抗酸化物質**（ビタミン、セレン、カロテノイド、フラボノイドなど）を多く含み、そのほかにも**フィトケミカル**と呼ばれる様々な成分を含みます。これらのうち、どの成分がガンの発生を抑制するかについては十分にわかっていませんが、野菜はガンを予防するだけでなく、健康全体にもよい影響を及ぼすので、多く摂るようにしたいものです。

アルコールは勧められていません。飲む場合は節度を持って飲みましょう。タンパク質についてはあまり報告がありませんが、肉類を多く摂ると結腸ガンが多くなることが報告されています。脂肪については研究が進んでおり、**乳ガン**、**結腸ガン**、**肺ガン**、**前立腺ガン**は、総脂肪量や動物性脂肪の摂取量との関係が認められています。前項のエネルギーと同様の結果となっていますが、脂肪が多い食事はエネルギー量も多いことで説明できます。

❸ 食品加工

「食品加工」では、食塩を減らし、カビの生えたものは摂らないようにすることがあげられています。備蓄米で問題となった、カビが産生する毒素（**アフラトキシン**）は強力な発ガン物質です。できるだけ新しいものを食べるようにしましょう。**コゲ**も問題になるので、できるだけ避けるようにしてください。

添加物は現代の生活では避けられませんが、規制以下ならば心配ないとされています。いずれにせよ、同じものを多く摂らないことが大事です。たとえば、コーラ等は１日１本以内にするなどです。

世界ガン研究基金とアメリカ癌研究学会の推奨（1997年）（8-53）

食事摂取量、運動	
食品と食事	植物性食品を中心に
体重維持	BMIが21～23の範囲に収まるように。 5kg以上体重が増えないように。 BMI=体重(kg)/{身長(m)×身長(m)}(22が標準)
運動の維持	仕事であまり体を動かさない場合は、1日1時間の速足歩行と、週に1時間の強い運動をしましょう。
食品と飲料	
野菜、果物類	色々な野菜や果物を1日に400～800g程度摂取する。
アルコール飲料	積極的に勧められないが、飲むなら、1日に男は2杯(日本酒換算で1合)、女では1杯(日本酒換算で5勺)までにする。
肉類	赤肉は1日に80g以下、牛肉より魚肉、鶏肉がよい。
全脂肪、油脂	動物性の脂っこい食品を少なくして、植物性脂肪を適度に摂取する。
食品加工	
食塩	1日6g以下。塩辛い食品を避けて、ハーブやスパイスで調理する。
貯蔵	カビが生えないように貯蔵する。 室温で長時間置かれたものは避ける。
保存	腐敗しやすい食品は冷蔵、冷凍保存する。
添加物・残留物	食品添加物、残留農薬などは規制値以下なら健康に害はない。
料理	焦げた肉、魚などを避ける。なるべく直火で調理しない。
栄養補助食品	
栄養補助食品	この勧告に従えば栄養補助食品は不要である。
タバコ	
タバコ	タバコを吸わない。

ガンの原因となる食べ物

少し重複しますが、ガンの原因になるとされる食品について述べます。まず、アルコールです。アルコールは**口腔ガン、咽頭ガン、喉頭ガン、食道ガン、肝ガン、肺ガン**

Column　ガン予防のための食事

アメリカのガン協会では図8-53にあげた栄養素をサプリメントで摂るのではなく、野菜から多く摂るように勧めています。というのは、臨床実験ではビタミンCあるいはビタミンEをサプリメントで与えた場合、ガンの改善作用は認められませんでした。理由は多くのビタミンが共同して働くことで初めて、抗酸化作用などは発揮されるからと考えられています。抗酸化作用を持つ野菜は、イニシエーションのところに作用すると考えられています。最後にタバコですが、これは絶対に良くないので、ぜひ禁煙してください。

などの危険因子とされています。アルコールに直接さらされる部位です。タバコと一緒に飲むと、その発ガン作用はいっそう増強されます。アルコールは、**乳ガン**との関係もいわれています。

コーヒーや紅茶も、様々なガンとの関係が検討されてきました。今のところ、ガンの発生とは関係ないという結論が多いようです。ただ、熱すぎる飲み物を繰り返して飲むことにより、**食道ガン**が増えるという報告があります。逆に、緑茶などに多く含まれる**ポリフェノール**は、ガンの発生を抑制するという報告もあります。

人工甘味料の**チクロ**と**サッカリン**は、これを大量投与した動物が**膀胱ガン**を発生することから、アメリカでは使用が禁止されました。しかしながら、他の国では現在も使用されています。チクロやサッカリンで、ヒトの膀胱ガンが増えるという報告はありません。

様々な食品に含まれる**硝酸**は、強力な発ガン物質である**ニトロソアミン**になることから注目されています。野菜や果物には硝酸の原料（硝酸塩）が多く含まれていますが、ビタミンがニトロソアミンに変化するのを抑制しています。このほか、食品を高温で調理をした場合は、有害物質が発生すると考えられています。特に燃焼してしまった後である**コゲ**には、発ガン性のある化学物質（**ヘテロサイクリックアミン**）が含まれています。

アメリカ癌学会では、ガンの予防のためのさらに詳しい食事と健康に関するガイドラインを出しています。どこかのテレビ番組のように、「これが良い」といって同じものばかりたくさん食べることはよくないようです。

Column 飲酒と食道がん

飲酒と食道がんの発症の関係を見ると、面白いことがわかります。アルコールを飲んだとき、顔が赤くなる人とならない人がいます。アルコールの分解酵素が少ない人は、すぐに赤くなります。食道がんは、赤くなる人が大量に飲酒する場合に、発生しやすい傾向があります。

飲むと顔が赤くなる人は、アルコールの分解が悪いので、その影響が大きいと考えられています。本来あまり飲めないのですが、訓練すると飲めるようになります。しかし、いろいろながんの発症を考えると、控えた方が安全でしょう。特に喫煙している場合は、さらに発症率が高くなります。飲酒の際に喫煙量が増える人も多いようですが、これも控えましょう。

8-11 手術と栄養管理 —手術前後は栄養管理が重要

栄養状態の悪い人を手術すると、傷の治りが遅く、また感染症が起こりやすいといった合併症が起こります。栄養状態を良くしてから手術することが求められています。

栄養不良の手術に対する影響

手術の後は、いろいろな**合併症**が起こります。このとき栄養状態が悪いと、傷が治りにくかったり、感染症を起こしたり、さらには死亡率が高くなったりすることが知られています。とくに消化器外科の患者は、食欲不振や通過障害などがあるため、術前から栄養障害に陥っている場合が多く、手術後も絶食を長期間余儀なくされることがあるので注意が必要です。食道ガンや膵臓ガンなどは、とりわけ侵襲の大きい手術なので、術前・術後の栄養管理の重要性が高い疾患です。

術前の栄養管理は、術後のそれに比べて軽視されがちですが、術後の合併症予防などの観点から、むしろ術後の栄養管理より重要と考えられます。とはいえ、悪性疾患の場合、栄養管理のためだけにいたずらに時間を費やすわけにはいきません。そこで、栄養状態の悪い患者については、2週間程度で栄養補給を行い、できるだけ早く手術を受けるようにすることが推奨されています。

術後に経口摂取が十分できない期間が長く続くことが予想される患者や、術前から栄養不良に陥っている患者については、術後の早期から積極的な栄養管理が必要となります。手術中に栄養投与を目的としたチューブを腸管に留置して、早い時期から**経腸栄養剤**の投与をチューブから行うようにしています。

こうした栄養管理を行うことによって、術後の合併症が減り、病気も早く治癒して、早く退院できることが、多くの施設から報告されています。

免疫増強栄養剤

最近、術前に**免疫増強経腸栄養剤**を投与すると、術後の感染性合併症を減らせることが報告されており、その効果が期待されています。主に栄養不良のある患者や大きな手術を行う患者に対して、腸管内に投与します。

免疫増強経腸栄養剤は、アルギニン、グルタミン、核酸、ω-3系多価不飽和脂肪酸が含まれており、単に栄養を与えるというだけでなく、栄養素の機能を利用して薬のように利用します（図8-54）。同じような栄養剤は現在、さかんに開発されています。

❶ 腸を使うこと

静脈栄養だけで腸管を使用しないと、腸管の萎縮が起こります。すると、腸管の持っている免疫のバリアーが障害され、腸管内から血液内に簡単に細菌が入り込むようになります。腸管は体内の最大の免疫組織なので、腸管が障害されると免疫能が低下します。したがって、腸を使うようにする必要があります。

❷ グルタミン

グルタミンは、体内に最も多いアミノ酸です。必須アミノ酸ではありませんが、大手術や感染症などでストレスがかかっていると欠乏します。このため**条件的必須アミノ酸**と呼ばれています。
グルタミンは、腸の絨毛上皮細胞のもっとも重要な栄養源です。上皮細胞は血流からだけでなく、腸管内からも直接に栄養素を取り込んでいます。このため、グルタミンを投与することにより腸管機能を維持します。
また、グルタミンは、免疫細胞の栄養にもなり、免疫能を高めることが報告されています。酸化還元反応を行うグルタチオンペルオキシダーゼの材料でもあり、セレンと共に酸化ストレスを抑制する作用もあります。

❸ アルギニン

アルギニンは、免疫能を増強する作用があります。また、生体内の重要な機能を行う一酸化窒素の原料でもあります。

❹ ω-3系多価不飽和脂肪酸

ω-3系多価不飽和脂肪酸は、ω-6系の脂肪酸と競合し、炎症反応を抑制する作用があります。

❺ 核酸

核酸は、免疫細胞の働きを増強します。核酸はグルコースなどから最初から合成するよりも、できあがったものを使用する方が効率が良いことが知られています。

❻ ビタミンC、E

ビタミンC、Eは、抗酸化作用をもち、酸化ストレスによる障害を抑えます。

❼ セレン

セレンは、抗酸化作用に関係するグルタチオンペルオキシダーゼに含まれ、抗酸化作用を示します。

免疫増強栄養剤に多く含まれている栄養素（8-54）

経腸栄養
グルタミン
アルギニン
ω-3系多価不飽和脂肪酸
核酸
ビタミンC、E
セレン

Column 重症患者への栄養補給「過ぎたるは及ばざるがごとし」

手術、外傷、感染症などの大きな侵襲が加わると、生体は炎症反応を起こして、種々の細胞から**炎症性サイトカイン**が分泌されます。すると、発熱が起こり、基礎代謝が亢進します。また、筋肉などのタンパク質や体脂肪の分解も亢進します。アミノ酸や脂質が血中に放出されると、これらの栄養素から糖が作られて血糖値も上がってきます。この作用は、外からエネルギーを補給しても減りません。つまり、ある程度の量のアミノ酸や糖質が、自分の体を犠牲にして作られていることになります。

重症患者については以前、代謝が亢進しているので、栄養を十分に与えた方が回復が良いと考えられていました。しかし最近の研究では、最初の一週間は必要エネルギー量の半分くらいの補給が、患者の予後をもっとも改善することがわかりました。少なすぎても、多すぎても問題が起こりました。栄養が多すぎると、基礎代謝が亢進して脂肪の合成だけが増えたり、炭酸ガスの排泄が増えたりするなど悪影響が出ました。さらに、血糖値が上がりやすくなったり、免疫能が低下したりして、病気の回復が遅れました。

動物は進化の過程で、弱って動けないときに食べることが十分できなくても、蓄えた栄養によって病気を治すという能力を獲得したのかもしれません。

8-12 高齢者と栄養 ―高齢者では低栄養が問題だ！

高齢者は生理的な食欲低下に加えて、さまざまな原因や背景によって低栄養状態になりやすく、筋肉の減少（サルコペニア）や身体機能低下、さらには要介護状態（フレイル）になります。これらは死亡リスクの上昇と関係しています。

高齢者の栄養――サルコペニア、フレイルへの対策

若い年代は過栄養によるメタボリック症候群が問題になっていますが、高齢者は低栄養によるフレイルへの対応が重要です。メタボリックシンドロームから、低栄養対策へのギアチェンジが必要となります。

高齢者は、買い物に行くのが億劫になって、食事を抜いたり、量が減ったり、また簡単な同じものばかり食べたりする特徴があります。運動不足になり、そのために食欲もわかなくなってきます。このような状況が続くと、低栄養状態に陥ってしまいます。

筋肉の合成と食事の関係を図8-55に示します。食事を摂ると筋肉は合成に向かい、空腹時は分解に向かいます。加齢とともにこの合成力は低下し、筋肉量も低下していきます。低栄養になると、筋肉量の減少はさらに加速します。

筋肉が減った状態を**サルコペニア**といいます。サルコペニアになると、転倒しやすくなり、それによる骨折の危険性が高まります。また、傷の治りや病気の快復が悪くなったり、免疫機能が低下して感染症を引き起こしやすくなります。

食事と筋肉の関係（8-55）

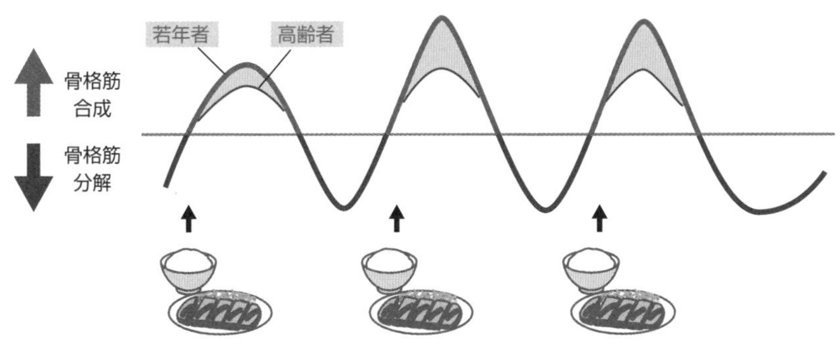

高齢者は筋肉の分解は若い人と変わりないが、合成率が低い。

典型的なものは**誤嚥性肺炎**です。健康な人は誤嚥しても咳で喀出できますし、少々誤嚥しても肺炎まで起こさない免疫の力があります。しかし栄養不良になると、嚥下機能も低下し、簡単に誤嚥性肺炎を起こすようになります。これを繰り返すようになると、死に至る危険性が高くなります。

栄養不良にならないためには、栄養バランスの良い食事を1日3食摂るようにします。特に高齢者はタンパク質が不足することが多いため、肉、魚、卵、乳製品などの動物性タンパク質を十分に摂るようにします。朝食を簡単に済ます人が多いですが、朝は特にタンパク質が必要な時間となります。

高齢者は、糖尿病、腎臓病、心不全など種々の病気を合併することが多くなります。糖尿病ではエネルギーの制限が言われますが、高齢者はエネルギー制限によって筋肉の喪失も起こるため、以前のようにエネルギー制限は行わないようにしています。また、腎臓病ではタンパク制限の緩和、心臓病では塩分制限の緩和が、高齢者の栄養では重要視されるようになっています。こういった病気で亡くなるよりも、栄養不良でフレイルになり、寝たきりになったり、感染症などにかかりやすくなったりするリスクの方が大きくなることがあるためです。

サルコペニア、フレイルとは

サルコペニアとは、筋肉が減って筋力が低下し、身体機能に影響が及ぶ状態をいいます。もともとは加齢による筋肉減少を指していましたが、現在では広くいろいろな原因で起こる筋肉減少を指すようになりました。

サルコペニアの診断基準はネットでも確認できますが、簡単に推測する方法を紹介します。下腿（ふくらはぎ）の一番太いところを指輪っかで囲んで、隙間ができる場合は、筋肉量が少なくなっていると判断します（図8-56）。メジャーで測ると、もう少し正確にわかります。下腿の周囲長が男性で34cm未満、女性で33cm未満のときは、サルコペニアが疑われます。また、握力が男性で28kg未満、女性で18kg未満のときは、筋力が落ちていると判断し、サルコペニアを疑います。また、歩行速度の低下も判断材料です。横断歩道を青信号で余裕をもって渡り切れるかどうか、今まで渡れていたものが渡り切れなくなったらサルコペニアの疑いがあります。

フレイルとは、英語で「脆い」という状態を指しています。サルコペニアや栄養不良が大きな原因ですが、それ以外にも各種の疾患や精神的な要因、経済的な環境要因などが加わることで脆くなり、介護になる一歩手前の状態です。

指輪っかテスト（8-56）

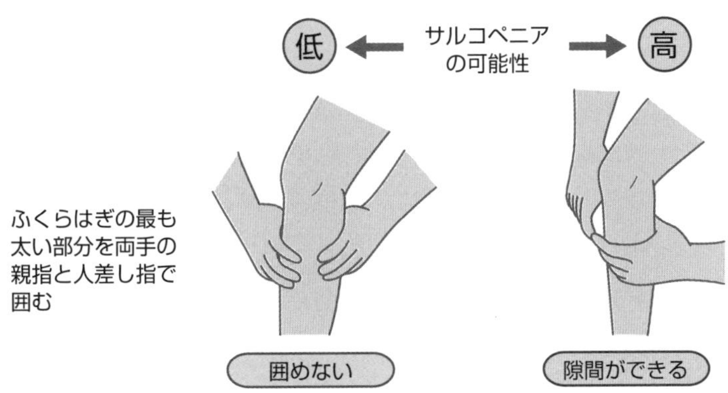

フレイルは種々の要因により、悪循環サイクルを示します（図8-57）。たとえば、筋力が低下すると、活動量が減り、エネルギー消費量が低下し、そのために食欲が低下し、食事摂取量が減り、栄養不良になります。低栄養の状態が続くと、体重が減少し、筋力や筋肉量が減少していくという悪循環をきたします。

フレイルの悪循環（8-57）

社会的要因
独居・貧困・閉じこもり

身体的要因
基礎疾患など

低栄養

食欲低下
摂取量低下

サルコペニア

フレイルの悪循環

エネルギー消費低下

基礎代謝↓

疲労・
活力低下

活動度↓

筋力↓

身体機能低下
歩行速度低下

精神心理的要因
認知機能低下・抑うつ

Xue QL, et al. J Gerontol A Biol Sci Med Sci Med Sci 2008; 63: 984 − 90 より改変.

フレイルになると、要介護状態になる危険性が高まるだけでなく、入院のリスクや死亡率も上昇します。また、ストレスに対する抵抗力も低下し、健康な状態であれば数日で治るカゼでも、悪化して肺炎になりやすくなります。

サルコペニア、フレイルの予防

フレイルやサルコペニアを予防するためには、食事と運動が大切です。食事では十分なエネルギーの摂取、特にタンパク質の摂取が重要です。筋肉の減少が多い高齢者は、タンパク質の摂取が少ないことが指摘されています。特に朝はパンだけなどと簡単に済ます人が多いようです。

図8-55に示すように、筋肉の合成は食後に起こり、空腹時には分解が進みます。朝は前回の食事（夕食）からの経過時間が長く、最もタンパク質が不足する時間です。朝食を簡単に済ますような食事パターンでは、筋肉が減りやすいことがわかります。朝、昼、夕と同じように、タンパク質を十分に摂ることが必要です。

運動も大事です。特にレジスタンストレーニングが筋肉の維持に有効です。散歩だけでは筋肉はあまり増えません。筋肉を増やすためには、いつもかかっている負荷より大きな負荷をかける必要があります。重いものを持ち上げるのはよいかもしれませんが、高齢になってあまり負荷をかけすぎるとケガをします。屈伸とか階段昇降などから始めるとよいでしょう。

慣れてきたら、少しずつ負荷を強くしていきます。最終的には、強度を1RM※の50～70%まで持っていくようにします。頻度は週3回、トレーニング量は2～3セットです。1セットにつき7～9回の繰り返し、1回の手技に6秒かけること（3秒かけて持ち上げ、3秒かけて下ろす）、セット間の休憩は2分間ぐらいとします。

レジスタンストレーニングの後は筋肉の合成が盛んになるので、トレーニングの後、すぐにタンパク質を多くした食べ物を摂ることを勧めます。タンパク質を構成するアミノ酸の中でも、ロイシンが筋肉の合成を促進することがわかっています。ロイシンは、魚や肉、牛乳、卵などに多く含まれています。また、ビタミンB類やビタミンDなどが、筋肉の合成を促進してくれるようです。

※ RM　トレにおける重量トレーニングの指標で、一連のセットで行える最大のリピティション（回数）を示したもの。たとえば、ある筋力トレーニングのセットで最大で10回行える場合、それは10RMと表記される。

chapter 9

運動と栄養

最近、一流のアスリートやプロの運動チームには、専属の栄養士がついていることが多いようです。栄養を管理することによって、体力を作り、最大のパフォーマンスを引き出すことができます。運動選手の管理には栄養学が欠かせないものとなっています。

9-1 運動時のエネルギー ―3つのエネルギー産生経路

マラソンなどでは、エネルギー切れが起こり、それ以上走れなくなります。効率よくエネルギーをたくわえ、効率よく使うことが求められます。

運動のエネルギーはどのように作られるか？

ヒトを車に例えると、エンジンに相当するのが**筋肉**で、ガソリンに相当するのが**ATP**です。ATPはADPとリン酸に分解される際にエネルギーを発生します。筋肉はこのエネルギーによって収縮します。

ATP→ADP＋Pi（リン酸）＋エネルギー

しかし、筋肉中にATPはあまり存在していないので、運動を次々と続けるためにはATPを新たに産生していく必要があります。このATPの産生系路は、運動の種類によって異なり、以下の3つがあります（図9-1）。

❶ ATP-クレアチンリン酸系（ハイパワー）

100m走やダッシュ、重量挙げなど、瞬時に強いパワーを出す際に用いられるエネルギーです。筋肉中に存在する**ATP**と**CP**（**クレアチンリン酸**）から得られます（図9-2）。

ATPが分解されてエネルギーを発生させると**ADP**ができますが、CPによりこの

運動時のエネルギー源（9-1）

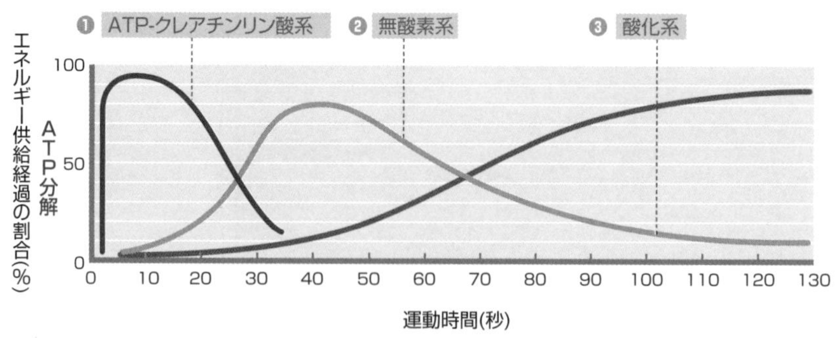

ADP は瞬時に ATP に再合成されます。しかしながら、CP の量は少ないため、短時間の運動しか持続できません。クレアチンを補充することで、ハイパワーの持続時間が長くなることが期待されます。

❷ 無酸素系（ミドルパワー）

400m 走や 800m 走など、30 秒〜 2 分くらいの運動に用いられるエネルギーです。筋肉中に蓄えられた**グリコーゲン**が主材料になります。
グリコーゲンはグルコースにまず分解され、グルコースが解糖されて ATP が産生されます。この反応は酸素が無い状態で行われるため、正確には**無酸素的解糖系**と呼ばれています。1 分子のグルコースから 2 分子の ATP しか産生できないので、効率はあまりよくありません。また、この経路では、30 秒〜 2 分くらいしか運動を持続することはできません。
さらに、酸素が無いので、ピルビン酸は**クエン酸回路**（TCA サイクル）に入ることができず、**乳酸**を生じます（図 9-2)。乳酸が蓄積すると体内は酸性に傾き、種々の

3 つのエネルギー産生経路（9-2）

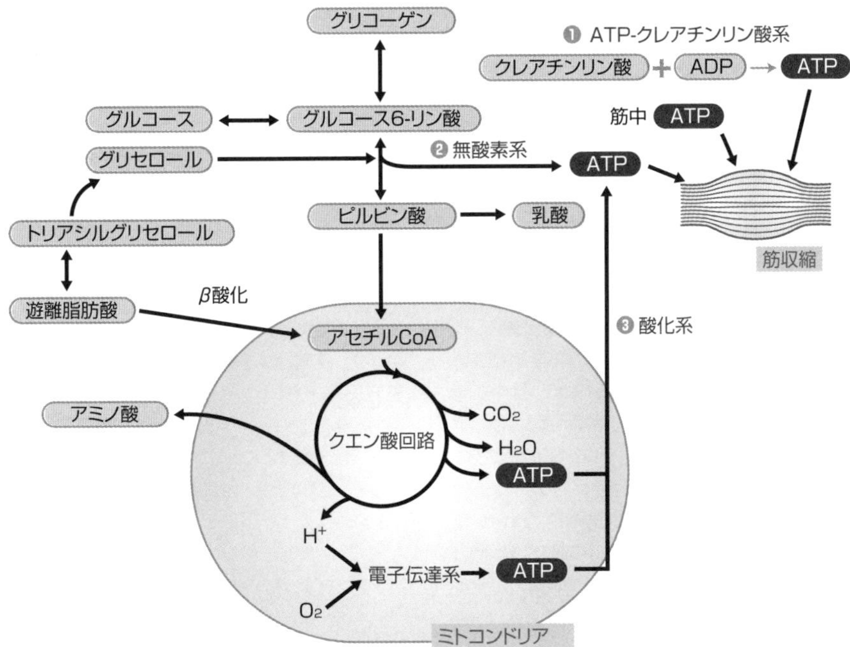

酵素の働きが低下して、筋肉が動きにくくなって疲労感を覚えます。400m走や800m走では、ゴールに入った時に倒れ込む選手が多く見られますが、乳酸が蓄積して足が動きにくくなるからです。

❸ 酸化系（ローパワー）

長時間の軽い運動に使われるエネルギーです。酸素が十分に供給された状態で、**糖質**と**脂質**から得られます。

酸素が十分に供給されると、糖質と脂肪は**クエン酸回路**に入り、ATPを多量に長時間作ることができます。1分子のグルコースからは、32分子のATPが産生されます。また、乳酸が蓄積することもなく、水と炭酸ガスしか産生されません。

脂肪（中性脂肪）はリパーゼによって脂肪酸に加水分解され、脂肪酸が燃焼（**β酸化**）してアセチルCoAになって、クエン酸回路に入ります。脂肪は体内にたくさんありますが、残念ながら単独では使われず、**糖質**とともに使われます。マラソンで30kmを過ぎた辺りから走れなくなるのは、主にグリコーゲンが枯渇するためと考えられています。

Column 女子アスリートにおける神経性食思不振症

アスリートはエネルギー消費が多いため、食欲も旺盛であると思われていて、**拒食症**（**神経性食欲不振症**）などとは無縁と考えられがちです。しかし現実には、女子アスリートには、神経性食欲不振症の発症率が高いことが知られています。とくにランナー、新体操、ダンスなどの種目で高いようです。早く走れる、高く飛べる、そして容姿が競技の得点に影響するなどの理由があります。

神経性食欲不振症の大きな問題は月経異常です。**無月経**の女性が多くなります。無月経は、骨密度の低下、LDL-コレステロールの増加、免疫能の低下、集中力などの精神機能の低下もきたします。

わが国のスポーツ界には、未だに「体重を減らせば競技力が向上する」という指導者もいます。不確かな感覚に頼った指導は、女子アスリートをしばしば摂食障害に陥らせる結果となることも少なくありません。競技力の向上は減量することでなく、筋力をアップすることであると発想を転換させる必要があります。

運動に関わるその他の栄養素

強い運動の時には、糖質や脂質以外に**アミノ酸**も消費されることがわかっています。**分岐鎖アミノ酸**などはエネルギー源性のアミノ酸で、アセチルCoAになってクエン酸回路に入ります。

運動を行うためにはこのほか、ビタミンやミネラルなど様々な栄養素が必要です。図9-3に運動時における各栄養素の働きをまとめます。

運動時の疲労はどうして起こるか？

グリコーゲンの枯渇がマラソンなどの持久運動の限界になるといいましたが、これを増やすために、マラソンの数日前から糖質を多く摂る**カーボロード**（**グリコーゲンローディング**）が行われています。また、スタート前に**分岐鎖アミノ酸**を飲み、できるだけマラソン中の糖質の燃焼を抑える工夫も行われています。

逆に、マラソンの直前は、糖質は控えるようにします。糖質を摂ると、主に糖がエネルギーとして使われるようになるため、グリコーゲンが枯渇しやすくなるからです。マラソンでは、最後の35km以後に糖の入った液体を補給すると、枯渇した糖を補うために有効とされています。

運動に関係ある栄養素（9-3）

糖　質	筋肉や肝臓に蓄えられてカラダを動かすガソリンの役(エネルギー源)となる。 血液中にはグルコースとして存在。脳を動かすことができる唯一の栄養素でもある。 骨格筋、心筋は安静時には脂肪を主な燃料としている。運動時には糖質のエネルギー源としての依存が高まる。長時間の運動では筋肉のグリコーゲンの枯渇が運動の限界となる。
脂　質	ゆっくりした運動時にのみエネルギー源となる。ほとんどは内臓脂肪、皮下脂肪として蓄えられ、身体に大量に含まれている。
タンパク質	筋肉や血液の材料となるほか、髪の毛、つめ、皮膚、ホルモンなどを作る大切な栄養素。不足すると筋力アップはおろか、貧血をまねくので要注意。 多く摂りすぎると腎臓や肝臓に負担をかける。
ビタミン	B群は糖質や脂質などのガソリンがうまく燃えるためのエンジンオイルの役割も果たす(補酵素)。Cは抗酸化作用を持つ。 ビタミン不足はスタミナ不足をきたす。
ミネラル	中でもとくに重要なのがカルシウムと鉄。カルシウムは骨や歯の材料となるほか、イライラをおさえたり、筋ケイレン防止に役立つ。 鉄は血液の材料となる。

9-2 筋肉をつける食事 —タンパク質を摂ればよい？

筋力をつけるためには、運動前後の体内に、筋肉の合成に必要なアミノ酸が十分に存在していることが重要です。栄養と運動をうまく組み合わせることで、筋肉がつきやすくなります。

栄養素を多く摂るだけでは筋肉は増えない

筋肉量は加齢とともに減少し、それに伴い筋力も低下します。筋肉量の低下は運動能力の低下につながるだけでなく、高齢者では転倒の危険性も増します。そこで、筋力を維持するために、栄養および運動指導が必要となります。また、筋肉量の増加は、スポーツ選手においては、運動能力を高めるとともに、障害の予防にも役立ちます。

筋肉量を増やすためには、筋肉のもっとも重要な構成要素である**タンパク質**に加え、筋タンパク質を合成する際の各種栄養素の摂取が必要です。また、どんなに栄養を与えても、**運動**をしなければ筋肉量は増えません。**休養**とそのタイミングも重要です。**年齢**も大きく関与しており、高齢になると筋肉量を増やすことは難しくなります。

運動を行う場合は、相応のエネルギーが消費されるので、糖質や脂質などの**エネルギー源**も必要です。タンパク質、ビタミン、ミネラルも余分に必要となります。バランスの良い食事であれば、エネルギーを多く摂れば、同時にビタミンやミネラルも多く摂ることができるので、不足の心配はありません。

筋肉トレーニングの重要性

筋肉は**負荷**がかからないと分解してしまいます。だから、寝たきりになると筋肉はやせて細くなります。寝たきりでは、どれだけタンパク質を与えても筋肉は作られず、脂肪ばかりができてしまいます。骨折のギブスを外したときに、筋肉がやせているのを経験したことがある人もいるでしょう。逆に、運動して負荷をかけると筋肉は大きくなります。競輪やアイススケートの選手の太ももは非常に大きくなっています。

筋肉に機械的な負荷をかけると、成長ホルモン、インスリン、テストステロン、甲状腺ホルモンなどが**細胞増殖因子**として働いて、筋肉が合成されます。筋力を増強させるためには、最大筋力の60％以上の負荷（一気に15～20回繰り返して行える運動）が必要です。最大筋力の60％の強さで、反復回数は10回前後、セット数は3回、運動頻度は週3日行なうようにすると効果的です。**筋力トレーニング**による筋タンパク合成の亢進は48時間後も維持されるので、1～2日間隔でも十分効果があります。

ただし中高年者、とくに脳血管障害や虚血性心疾患のある人は、注意して行なう必要があります。筋力トレーニングは血圧上昇が大きいため、脳血管や心臓への負荷が大きくなるからです。こうした理由から以前は、高血圧や心疾患の患者に対するリハビリテーションには、有酸素運動のみが用いられていました。しかし最近、最大筋力の40％程度の筋力トレーニングならば、このような患者でも安全に行なえることが報告されてきました。さらに、筋力トレーニングは**インスリン抵抗性**も改善し、筋肉量の増大も期待できるため、有用性が認識されてきています。インスリン抵抗性については、図9-4に示すように有酸素運動と筋力トレーニングを併用すると、著明に改善することも報告されています。

インスリン感受性の変化（9-4）

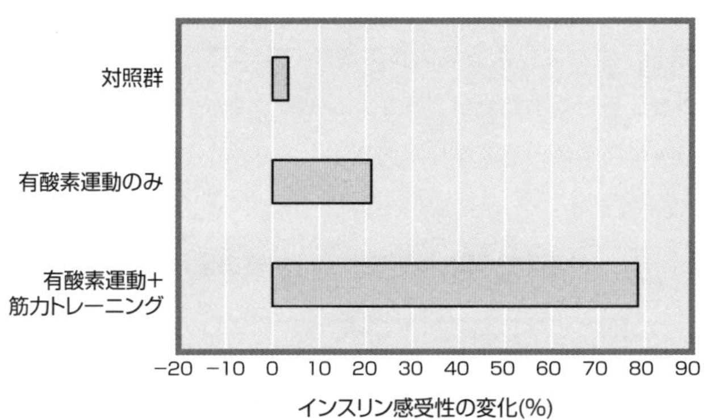

※インスリン感受性 インスリンの効きやすさ

筋力・筋持久性運動の強度（9-5）

最大筋力に対する割合	最高反復回数	期待できる主効果
100％	1	集中力
90％	3−6	筋肥大
80％	8−10	
70％	12−15	
60％	15−20	筋持久力
50％	20−30	
1／3以下	50−60	

食事と生活習慣

筋肉量を増して筋力をつけるためには、筋力トレーニングに加えて、**食事**や**休養**などの日常生活が重要です。とくに食事については、質と量に加えて、いつ摂るかといったサイクルも大切になります。

❶ タンパク質の摂取量

タンパク質の摂取量については、一般の人ならば体重1Kg当たり1.0gで十分ですが、激しいトレーニングを行う運動選手は1.5～1.7gくらいが必要となります。ただし、多ければよいというものではありません。これ以上に摂取量を増やしても、タンパク質の合成には用いられないからです。

図9-6は、重りをつけた自転車（自転車エルゴメーター）を漕いだ後に、各種の栄養素を摂取して、筋タンパク質の蓄積を見たものです。糖質と脂質のみで、タンパク質を投与しない場合は、筋タンパク質の蓄積は起こりません。タンパク質を加えて初めて、筋タンパク質の蓄積が見られます。しかしながら、タンパク質を3倍の量投与しても、これに見合う筋肉量の増加を見ることはできません。したがって、プロテインサプリメントなどは、タンパク質を過剰に供給する手段としてではなく、不足する分を補う手段として用いた方がよいでしょう。

栄養素の摂取と下肢タンパク質の蓄積（9-6）

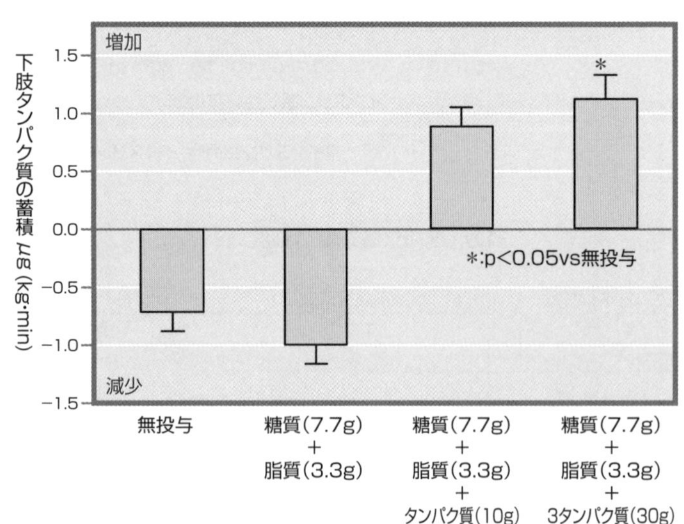

❷ タンパク質の摂取時間

栄養補給を行う時間も重要になります。タンパク質はトレーニング後、できるだけ早く（30 分以内）摂取することが重要です。早く補給することにより、筋力トレーニングで傷害を受けた筋繊維が効率よく修復されて、筋肉が肥大するようになります。これを**超回復**と呼んでいます。

図 9-7 はイヌの例ですが、運動した後、同量の栄養素を時間を変えて投与した場合について、筋タンパク質の蓄積を見たものです。運動の直後に投与した方が、運動の 2 時間後に投与したよりも、筋肉組織が多くのアミノ酸を取り込んでいることがわかります。したがって、プロテインサプリメントなどは、トレーニング直後にすぐ食事ができない場合、たとえば帰宅までに時間を要する場合などに、効果的なタイミングを逃さずにタンパク質を補給する手段として用いるとよいかもしれません。

❸ タンパク質以外の栄養素

筋肉を増強するためには、タンパク質だけでなく**炭水化物**の摂取も重要です。タンパク質を合成するためには、エネルギーが必要だからです。十分なエネルギーが無い状態では、タンパク質は筋肉の合成には用いられず、エネルギー源として使われてしまいます。

タンパク質の摂取時間と下肢タンパク質の蓄積（9-7）

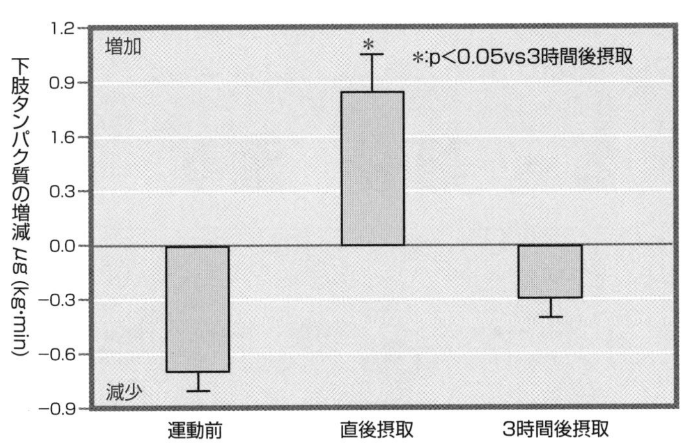

エネルギー源である筋グリコーゲンが枯渇してくると、筋肉のタンパク質の分解（**異化**）が起こります。ですから、運動後はできるだけ早く炭水化物を摂取して、筋グリコーゲンの再合成が起こるようにします。炭水化物の摂取が遅くなると、グリコーゲンは十分には合成されません。

また、微量元素なども必要です。カルシウムや鉄は不足しやすいので、これらが豊富に含まれた食品を加えましょう。また、ビタミンA、B群、Cを十分に摂ることも必要です。

トレーニングと休息のタイミング

筋肉が増えるためには、**成長ホルモン**が必要となります。成長ホルモンは運動やアミノ酸（アルギニン）の摂取でも分泌されますが、**睡眠**によって多く分泌されることが知られています。したがって、筋力トレーニングを行った後は、よく眠ると筋タンパクの合成が効率よく行なわれます。

こうして見ると、筋量を効率よく増やすためには、たとえば「昼食の前もしくは後に筋力トレーニングを行い、昼寝をする」「夕食を食べて、寝る前に筋力トレーニングを行う」など、一日の生活の中にトレーニングをうまく組み込む必要があることがわかります。

運動・食事・休息の組み合わせが大事（9-8）

トレーニング
ウエイトトレーニング
睡眠
朝食
昼食
夕食
睡眠

9-3 マラソンと栄養補給 —レースに勝つための栄養学

マラソンのような持久運動にとっては、グリコーゲンを十分に蓄えておくことが大切です。そのため大会にのぞむ際は、何日も前から食事の内容を変える必要があります。

マラソンの1週間前から準備

マラソンなどの持久運動においては、レース前に**筋グリコーゲン**をいかに多く蓄えるか、レース中にグリコーゲンをいかに節約して使うかが、パフォーマンスに大きく影響します。そこで、グリコーゲンを蓄積する方法として考えられたのが**グリコーゲンローディング**です。

グリコーゲンローディングの原理は、次のようなものです。運動を行うとグリコーゲンが枯渇します。しかし、運動後に**高炭水化物食**を摂取すると、グリコーゲンの合成が促進されて、運動前より多くのグリコーゲンが蓄えられるのです。

図9-9に、グリコーゲンローディングの例を示します。マラソンレースの1週間ぐらい前から、各種の運動を組み合わせて行い、筋肉と肝臓のグリコーゲンを減少させます。最初の3日間は、食事からの糖質の摂取も減らして、グリコーゲン量を減らしたままにします。その後の3日間は、食事を高炭水化物食に変えて、グリコーゲンの合成を

グリコーゲンローディングの例(9-9)

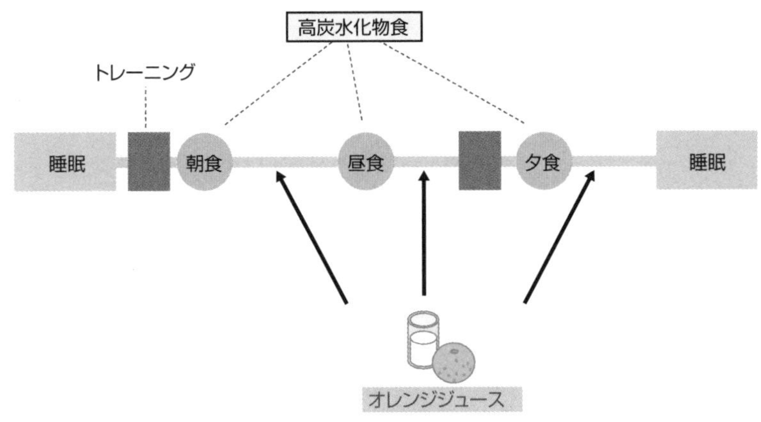

高めます。この方法で、処置前の1.5～2倍程度までグリコーゲンの蓄積量が増えるとされています。

■■ マラソン当日の栄養補給 ■■

レース中は、できるだけグリコーゲンを節約する必要があります。そのために当日の朝食は、レースの3時間前までに十分に摂ることが大事です。レース直前に糖質、とくに**グルコース**を摂取すると、脂肪の分解が抑制され、グリコーゲンの分解が促進されるため、好ましくありません。グルコースに代わる糖質として、**フルクトース**が用いられていますが、大量に飲むと下痢などを起こすので注意が必要です。また、**分岐鎖アミノ酸**を摂ると、グルコースの燃焼が抑制されることも知られています。汗を大量にかくことになるので、**水分**はあらかじめ補給しておく必要があります。

レースの後半になると、グルコースが枯渇してくるので、糖質を飲むことは有効なエネルギーの補給になります。ただし、胃での滞留などのため、吸収には時間がかかります。また、一度に多くのグルコースは吸収されません。グルコースは**ナトリウム**と共に投与した方が、吸収が良いことが知られています。グルコースはナトリウムと同時に、トランスポータにより細胞内に輸送されるからです。

また、長時間の運動では、頻回に**電解質**と**水**を摂る必要がありますが、水も同様に吸収には時間がかかります。運動中には、脱水を補うことはできません。飲み過ぎると、お腹がカッポカッポして走りにくくなります。

どういった成分をレース中に補うのがベストであるかは、今のところわかっていません。ほとんどの選手は、マラソンの給水場に置いてあるドリンクの中身を秘密にしています。グルコースがよいか、フルクトースがよいか——。清涼飲料水を半分くらいに薄めたものがよいとされていますが、どの程度薄めるとよいかもわかっていません。糖分の他に、どのような栄養素を加えるとよいかといったことについても、多くの意見があります。

レースが終わった後は、すぐに栄養を補給した方がよいようです。普通の食事でよいと思われます。汗で失った塩分も十分に補えるとされています。

9-4 運動とサプリメント —本当に必要でしょうか？

運動選手は筋力を強くするために、あるいは持久力をつけるために、高いお金を出して種々のサプリメントを摂っています。どのようなサプリメントが効果があるのでしょうか？ また、そもそもサプリメントは本当に必要なのでしょうか？

サプリメントは効果があるか？

現在、運動能力を向上させるサプリメントとして、タンパク質やアミノ酸のサプリメントが種々用いられています。**バリン**、**ロイシン**、**イソロイシン**などの分岐鎖アミノ酸にはタンパク質の同化作用が、アルギニンには免疫力改善や尿素サイクル活性化作用が、**グルタミン**には消化管粘膜の保護作用があることが知られています。しかし、これらをサプリメントとして摂取した場合では、運動能力が改善したという報告と、変化しなかったという報告の両方があり、はっきりとした結論は今のところ得られていません。

サプリメントが有効であるが無効であるかは、サプリメントを摂る前の栄養状態に大きく依存します。たとえば、ビタミンB_1が不足している人には、B_1のサプリメントは劇的な効果を現します。しかし、食事などから十分に摂っている人には、ほとんど効果はないといえます。つまり、普通にバランスの良い食事をするだけで十分だと思います。

また、サプリメントとして特定の栄養素だけを多くとっても、ムダになるだけのことが多いと思います。たとえは、プロテインのサプリメントを摂っても、筋肉の合成には使われず、単なるエネルギーとなることがほとんどのようです。種々の栄養素を同時に摂ることが肝要です。

サプリメントは、その栄養素が不足している場合には有効ですが、十分にある場合にはあまり効果はなく、かえって体の負担になることもあります。このことは、すべてのサプリメントについていえることかもしれません。

Column 運動能力は遺伝するか？

プロ野球選手の子供がプロ野球選手になっています。また、貴乃花、若乃花親子などを見ていると、運動能力も遺伝するのかと考えさせられます。実際、競馬のサラブレッドは、近親交配を繰り返して、高い走行能力のある馬の系が作られています。高い運動能力に必要とされる生理学的な要素としては、最大酸素摂取量、骨格筋の線維タイプ、筋力、ヘモグロビン量などが考えられます。

ヒトではクロスカントリースキーのチャンピオンの家系で、赤血球産生を促進するエリスロポエチンの異常により、赤血球数が多くなっていた（多血症）という報告があります。赤血球が増えて酸素の運搬能が高くなり、持久運動能力が向上していました。

これは極端な例ですが、少しの個人差を説明する遺伝子については多くの研究が行われており、現在までに100以上の候補遺伝子が報告されています。このうち、もっとも多く研究されているのは、**アンギオテンシン変換酵素（ACE）**遺伝子と運動との関係です。ACEはアンギオテンシンIをアンギオテンシンIIに変換する酵素で、血管の収縮、体液の保持などに重要な役割を果たしています。ACE遺伝子の一部には差があって、ACE活性の低い遺伝子を持つ人たちが短距離走に向いており、活性の高い遺伝子を持つ人たちが持久走に向いていたという報告があります。しかし、後から報告された別の研究では、そのような傾向は無かったと報告されており、まだ一致した見解は得られていません。

その他に候補遺伝子として、ミトコンドリア遺伝子、α-アクチニン（筋繊維のタンパク質）、α2a-アドレナリン受容体遺伝子、peroxisome proliferator-activated receptor（PPAR：脂質代謝の転写因子）の遺伝子などが報告されています。よい候補遺伝子が見つかれば、将来、遺伝子を導入する**遺伝子ドーピング**が起こる可能性があると心配されています。

多くの研究が進められていますが、決定的な遺伝子はまだ見つかっていません。もっとも、運動能力は単純な遺伝形式を示していない上、複数の遺伝子が関与していますし、遺伝よりもトレーニング効果の方が大きいと考えられています。

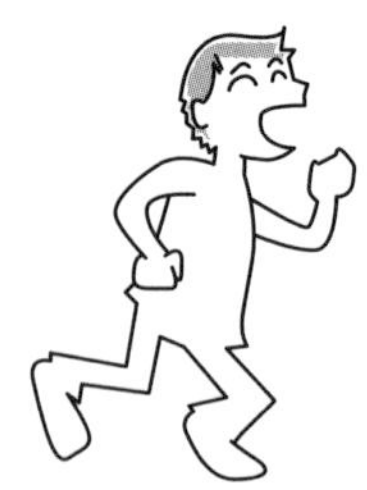

chapter 10

栄養のウソ、ホント

健康志向の高いわが国では、テレビ番組や雑誌記事などに、食品に関する情報が非常に多く見られます。最近になって、その中のいくつかがウソであったことが明らかになり、ブームは少し下火になりました。どれが正しい情報で、どれが間違っているかを見分けるのは大変です。いずれにせよ、あまりうまい話には乗らないことです。

10-1 機能性食品、トクホ —日本発の食品機能評価

トクホというのは、特定保健用食品の略です。機能が証明された食品について認定が行われるもので、わが国が世界に先駆けてこの制度を作りました。

特定保健用食品（トクホ）とは？

このマークを目にしたことはありませんか？（図10-1）**特定保健用食品**、通称「**トクホ**」のマークです。特定保健用食品は平成3年に定められた制度で、**厚生労働省**から認可を受けると、製品（食品）に保健の効果（許可表示内容）を表示できるというものです。

特定保健用食品は他の食品と違い、体の生理的な機能等に影響を与える成分を含んでいます。たとえば、血圧や血中コレステロールを正常に保つことを助けたり、お腹の

トクホマーク（10-1）

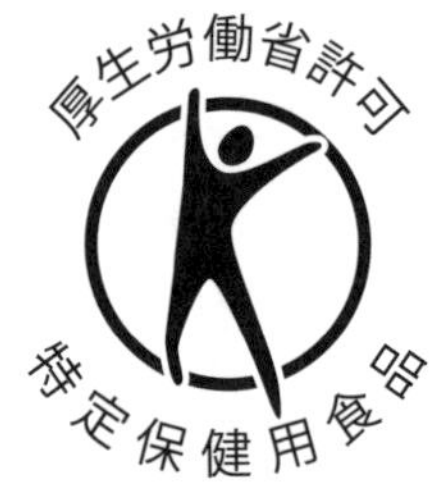

トクホに認定されている食品の例（10-2）

おなかの調子を整える食品	オリゴ糖類を含む食品
	乳酸菌類を含む食品
	食物繊維類を含む食品
コレステロールが高めの方の食品	動脈硬化の原因・コレステロールの上昇をおさえ、心筋梗塞や脳梗塞などの生活習慣病を一次予防しましょう。
血圧が高めの方の食品	血圧を高める要因をおさえて、高血圧・脳卒中など生活習慣病の一次予防に役立ちます。
虫歯の原因になりにくい食品	虫歯の原因とならない食品をとって虫歯ゼロをめざしましょう。
血糖値が気になり始めた方の食品	糖の吸収をおだやかにして、糖尿病などの生活習慣病の一次予防に役立ちます。

調子を整えたりといった、健康への効果が科学的に証明された食品です。したがって、科学的な根拠を示して、有効性や安全性の審査を受ける必要があります。現在までに、図10-2に示すようなものが認められています。

トクホで気をつけること

トクホは健康が気になる人を対象にした**食品**と位置づけられています。そのため「血糖を下げる」などといった直接治療効果はうたうことができず、少し回りくどい表現になっています。医薬品と違い、病気の治療のために使用するものではないことに注意してください。

わが国は健康志向が強いため、トクホとして認められると、製品の売り上げは飛躍的に伸びるそうです。しかし、摂取の際に注意すべきことがあります。

最近は、食品と医薬品による**相互作用**（薬の副作用が出やすくなる、効かなくなる等）が出ることが少なくありません。病院で治療を受けている人は、トクホを使う場合には、まず主治医に相談するようにしてください。また、使用する際は、1日の目安量や摂取方法などを確認して、必ず守るようにしてください。多量に摂取すれば効果が高くなったり、疾病が治ったりするわけではありません。他方、過剰摂取によって害が出ることもあります。

わが国では、なたね油やサフラワー油などの植物油がよく使われていますが、これらを改善した油が次々と登場しています。トクホで認められたものとしては、「体脂肪がつきにくい」として、ジアシルグリセロール（商品名『エコナ』）、植物性ステロール（商品名『ヘルシーコレステ』）、中鎖脂肪酸（商品名『リセッタ』）などがあります。ただ、注意していただきたいのは、脂肪がつきにくいといっても、脂肪は糖からも合成されるので、いくら摂ってもよいというわけではないことです。カロリーの摂り過ぎにならないように、気をつけなければいけません。

栄養機能食品はトクホとどう違うの？

トクホ以外に、**栄養機能食品**と呼ばれるものもあります。栄養機能食品も、一般の食品では表示することのできない栄養成分の機能を表示することができます。

たとえばカルシウムなどの場合には、「カルシウムは、骨や歯の形成に必要な栄養素です」と表示しています。

これらの食品は比較的、科学的に機能が明らかにされています。他のサプリメントの場合には、機能が明らかになっていないもの、その効果もはっきりしないものがほとんどです。高いお金を出してムダになることもあり、もっとひどい場合には**副作用**が出ることもあります。このような被害を出さないためにも、消費者が賢くなる必要があります。次節では、消費者の陥りやすい間違いを述べます。

規格基準が定められている栄養成分（10-3）

ミネラル類	カルシウム
	亜鉛
	銅
	マグネシウム
	鉄
ビタミン類	ナイアシン
	パントテン酸
	ビオチン
	ビタミンA
	ビタミンB_1
	ビタミンB_2
	ビタミンB_6
	ビタミンB_{12}
	ビタミンC
	ビタミンD
	ビタミンE
	葉酸

Column 食品の悪徳商法

安い混ぜものを入れた粗悪品を作ることは、古くから行われていました。食品を商業として売るときに、こうして儲けようとする人は、昔から数え切れないぐらいいたのです。ギリシアやローマの時代にも、パンにおがくずや粘土を混ぜて売る者いたことが記録に残っています。

ミルクに混ぜものを入れることもよく行われていました。これは、もっとも傷つきやすい幼児をおそうため、そのたびに社会問題となっていました。2008年には、中国でメラミンを混ぜた粉ミルクにより、乳児が腎臓結石で亡くなるという事件が起こりました。おそろしいことですが、歴史は繰り返されました。

10-2 体に良い食品、悪い食品？ ―「……に良い」の落とし穴

「糖尿病にはこれが良い」というような食品が山ほど出回っています。しかし、そのほとんどは有効でなく、中には害を及ぼすものさえあります。高いお金を払ってムダなものを買うことになります。どこに落とし穴があるのでしょうか？

「体に良い、悪い」の落とし穴

食品について「あれは体に良い」「これはいけない」というような話を、日常でもよく聞きます。あるテレビで体に良いとして取り上げられると、その食品が爆発的に売れるという社会現象も見られます。

栄養素が不足すると、発育が遅れたり、体の生理機能が障害されたり、傷の治りが遅くなったり、感染症にかかりやすくなったりします。しかし逆に、栄養素が過剰になれば**過剰症**で体の調子がおかしくなるし、エネルギーが過剰になれば**肥満**になります。**メタボリック症候群**のように、「食べない」あるいは「減らす」ことがいちばんの治療法になることもあります。

食品には良い面がもちろんありますが、過剰では悪影響もありますし、偏った物ばかり食べていれば不足する栄養素が出てきます。いろいろな「良い食品」がありますが、原則はバランスよく、多くの種類の食品を食べることです。

砂糖は本当に悪いのか？

体に悪い食品というと、まず思い浮かぶのは**砂糖**です。摂りすぎると肥満や糖尿病などのメタボリック症候群を発症するとされています。

砂糖はほかの炭水化物と同様に、吸収されるときは**ブドウ糖（グルコース）**の形になります。つまり、砂糖も、お米などの炭水化物も、体の中に吸収されるときは同じなのです。それなのに砂糖が悪いとされるのは、「精製された糖類である砂糖は分解が早いため、血糖の上昇が早くなる。その結果、インスリンが大量に分泌されることになり、インスリン抵抗性、糖尿病、動脈硬化といった病気を発症しやすい」からと言われます。この説明は説得力がありますが、お米などの炭水化物も吸収はかなり速いので、かなり大量に砂糖を摂らない限り、当てはまらないようです。

砂糖についてはこのほか、「血液が酸性になり、骨のカルシウムが溶け出しやすくな

る」「虫歯の原因になる」というようなことも言われます。**虫歯**についてはかなり研究されており、糖質が原因となることが明らかになってきています。

食事はよく噛み、ゆっくりと時間をかけて食べることが大切です。摂りすぎると良くないのは、砂糖に限らず、脂肪やその他の炭水化物すべてについて言えることです。体に良い、悪いといわれている食品も、結局は私たちの食べ方にかかっています。

自然食品、有機食品……どこが良いのか？

他方、体に良いといわれる食品には、**自然食品**や**有機食品**と呼ばれるものがあります。これらの食品が販売される際は、「野菜や果物は、食品添加物や残留農薬に毒される危険がある」と主張されています。こうした食品は人工的な肥料や殺虫剤を使用せず育てられており、外から見るだけでは見分けがつきませんが、値段はかなり高くなっています。

植物は栄養素を無機化学状態で吸収しますが、この際に堆肥などの有機質肥料が使われたか、化学肥料が使われたかは関係ありません。植物は十分な栄養素を吸収できたときのみ成長し、ビタミンの含有量は遺伝子によって決定されます。したがって、有機肥料であれ化学肥料であれ、野菜の中に作られる栄養素は同じ物であるはずです。

米国「食品・医薬品局」（FDA）の調査によると、飲食物全体における残留殺虫剤は微々たるものであるとされています。また、無農薬栽培の食品と普通の食品とでは、農薬の含有量は変わらなかったとの研究報告も出されています。

一方、中国からの輸入野菜に農薬が大量に含まれているという報道が最近ありました。少なくてもわが国で作られている野菜、おそらく大部分の中国野菜でも、農薬の残留量は十分といってよいくらい少なく、心配に値するものではないと思われます。しかしながら、こうした報道は食品の生産流通システムを見直すという点では有意義なものであったと思われます。

有機食品を買うことで安心を買われている方もいると思いますが、利潤を追求するために有機食品が利用されている場合も少なくないので注意してください。

10-3 食品の広告 ―効果は過大、副作用は過小

食品の広告は、とてもうまく作ってあります。効果ははっきりと大きく、欠点や副作用は目立たないように小さく書いてあります。中には、欠点は書いていないものさえあります。小さな表示も注意して見る必要があります。

小さな効果を大げさに表現する広告

物を売るときは、良いところを強調し、悪いところは言わないでおくことがよくあります。食品についても同じです。たとえば、「飲めばやせる」と宣伝されたお茶をよく見かけます。成分には**カテキン**や**カフェイン**があり、これらは確かに基礎代謝を上げる作用が証明されているので、宣伝はウソとはいえません。しかし、よく見てみると、非常に大量のお茶を飲んで、しかもほんの少しだけ基礎代謝量が上がるというものであって、実際にはお茶を飲むだけで減量を期待することはできません。可能性があるとすれば、食事の前にお茶をたくさん飲んでお腹をふくらませておけば、食事があまり食べられないということでしょうか。なお、あるトクホのお茶は、カテキン量を増やし、しかも吸収されやすいよう工夫されています。こうすることで、カテキンの効果を実現できるのかもしれません。

一般的に効果が大きければ、**副作用**も強くなります。よく効く薬は、副作用も多いものです。それだけ生体に作用をしているからです。例外はありますが、大部分の食品は効果も強くないが、副作用も少ないといえそうです。また、薬と違って食品だから安全ということも決してありません。実際に殺人に使われた毒は、植物から抽出したものが多かったようですし、ジギタリスやキニジンといった心臓病に使われる劇薬は、植物の成分です。

どのような人がインチキ食品にだまされやすいか

お茶の例はまだ良心的な方だと思います。本当にインチキな食品も見かけます。たとえば、怪しい痩せ薬がダイレクトメールによる勧誘、新聞広告、インターネット等を通して市場に出ています。これらは簡単に迅速に、そして永久的な体重減少をもたらすなどと宣伝されています。こうした薬の中には、効果のないものや、効果はあるが副作用もあるものなどがあります。成分として含まれていた**劇薬**による死亡例も報告されて

います。まず、世の中にはそんなにうまい話はないと考えましょう。やせるためには、食事療法や運動療法を取り入れて、地道に努力していくことがいちばんだと思います。もし本当に安全で有効なサプリメントがあれば、これだけ多くの科学者がいますから、きっと論文で科学的に明らかになっているはずです。科学者もワラをもつかむ思いで良いものを探しています。本当に効果があれば、すぐに研究されてしまいます。一部の人しか知らない、研究が無いということは、効果が明らかでないということと理解してください。

また、あるテレビ番組がデータをねつ造して「×××を食べるだけで痩せる」と放送し、世界の有名な科学雑誌にも写真付きで大きく取り上げられました。テレビ番組であっても、場合によっては疑ってかかる必要があるかもしれません。その話が数年経っても正しいと認められて続いており、科学者によって多くの論文が出されている場合は効果があるかもしれませんが、1～2年で消えていくようなものは、効果がないと考えた方がよいと思います。

最後に、大事なことは多くの種類の食品を摂ることです。これにより、欠乏症は防ぐことができます。「これが良い」といって同じものばかりたくさん摂ると、欠乏症と過剰症が起こる可能性が高くなります。

インチキ治療にだまされる人（10-4）

①人を疑わない。もし何かが印刷物や放送で紹介された場合、「それは本当に違いない」と信じる。「でなければ許可されまい」と。

②他人が自らの体験を話すと、それを信じる。

③ミラクルを信じ、解決してくれるという期待を持つ。一時的ブームのダイエット本を次から次へと購入してしまい、この種の罠に陥る。

④医者にも治せない深刻な健康上の問題に直面すると、必死になって何でも試してみようとする人は多い。ガンなどの患者は陥りやすい。

⑤医療職、食品生産業、薬品会社、政府機関に対して、極端な不信感を心に抱く。研究者や他の専門家よりも、ある手法に効果があるかどうかについて、自分（たち）の方がより知識を身に付けていると信じている。

Column 神話から迷信へ―栄養状態を評価する指標としてのアルブミン

アルブミンは肝臓で合成されるタンパク質で、正常者では血清中に4～5g/dL程度存在しています。わが国では、栄養不良の診断にこの血清アルブミン値を使用しています。極端な栄養摂取不足が長く続くと、血清アルブミン値が低下することから、栄養状態の指標とされてきました。血清アルブミン値が高ければ「栄養状態が良い」、低ければ「低栄養である」とし、栄養治療を行って、血清アルブミン値が上がれば「栄養管理がよい」、上がらなければ「栄養治療が悪い」としています。しかし、この方法は栄養管理を少し間違った方向に向かわせているところもあります。

実は、アメリカやヨーロッパの先進国では、この方法は30年ほど前まではよく使われていました。しかし、現在は「迷信」とされ、学会では正式に「アルブミンを栄養評価の指標として使わないように」との声明を出しています。というのは、アルブミン値はタンパク質を補給しても上昇することがなく、栄養状態よりも他の原因（感染症、外傷、肝疾患、腎疾患など）で変化することが多いからです。とくによく見られるのは**炎症**で、炎症があると血清アルブミン値は低下します。炎症時に出てくるサイトカインがアルブミンの合成を抑制し、分解を促進するからです。また、炎症時は血管の透過性が亢進するため、血管外へアルブミンが漏れ出すことも原因の一つです。つまり、血清アルブミンの低下は病気によって起こるもので、栄養とは直接関係ないことも多いのです。

血清アルブミン値は炎症が強いとき、すなわち病気が重症のときに低下しやすくなります。そのため重症の患者には栄養管理が必要ですが、残念ながらどんなに立派な栄養補給を行っても、病気が治らない限り血清アルブミン値は上昇しません。食事で血清アルブミン値を上げるということは、「食事だけで肺炎を治す」ことと同じようなものなのです。ですから、栄養補給は必要ですが、栄養補給だけでは直せないということも理解する必要があります。

日本の栄養士の中には、血清アルブミン値が上昇しないと、「自分の栄養補給が悪いからだ」と悲観して自信を失う人も少なくありません。しかし、血清アルブミンが上昇しないのは、栄養が不足しているからではなく、病気によるサイトカインのためです。どちらかというと、医師の治療が悪いからなのです。

ここまで説明すると、「たかが栄養」で、病気における栄養補給はそれほど重要でないように聞こえます。しかし、栄養不良になれば、感染症に対する抵抗力などが低下し、傷の治りも悪くなります。たとえば、肺炎に対しては抗生物質の投与も必要ですが、病気を悪化させないために栄養も非常に重要です。「されど栄養」で、病気の治癒を助けるために栄養補給は欠かせないものなのです。入院患者を見ていると、食事を十分に摂っている患者は回復も早いのですが、食べられていない患者は病気の治りが遅く、悪くなっていくことが多いようです。

徳島県の池田高校が甲子園で活躍したときのことを覚えている読者の方もいるでしょう。池田高校野球部の蔦監督の「たかが野球、されど野球」という言葉を栄養に使わせていただきました。栄養は薬の効果に比べると弱く、栄養で何でも直せるというわけにはいかないので「たかが栄養」ですが、きちんと栄養補給していなければ治る病気も治らないので「されど栄養」です。栄養は病気の補助療法としては非常に重要で、全ての治療の基本となります。

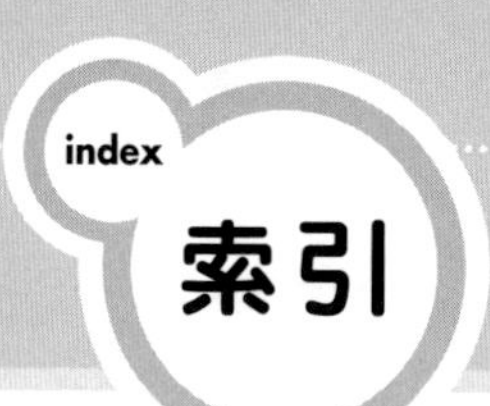

英数字

ア

索引

カ

索引

サ

タ

索引

ナ

ハ

索引

マ

ヤ

ラ

ワ

【著者紹介】

中屋　豊（なかや ゆたか）

徳島大学　名誉教授

1948 年徳島県生まれ。1973 年に徳島大学医学部卒業。卒後は徳島大学及び関連病院において、循環器病を専攻。留学歴は二度あり、アメリカインディアナ大学循環器内科、オーストラリアのセントビンセント病院での循環器内科で主に心臓の電気生理学を学びました。1994 年に現在の医学部代謝栄養学分野の教授に就任。2013 年に徳島大学を退職。専門は以前は循環器内科、心電図学でしたが、最近は臨床栄養学（糖・脂質代謝、動脈硬化）が中心となっており、入院患者の栄養管理を行っています。

趣味はスポーツ。若い頃から激しいスポーツが好きで、学生時代は相撲、柔道、ラグビーを行っていました。卒業後はテニス、そしてトライアスロンを行っていましたが、膝を痛めて、現在は水泳とゴルフが中心になりました。運動量が減ったのにもかかわらず、昔の激しい運動をしていたときの食欲がそのまま残り、最近は肥満が進んでいます。

好きなプロ野球の球団はとくにありませんが、原則的にはアンチ巨人でした。いつも下にいる球団が優勝しそうになると、その球団を応援します。たとえば、最近ではロッテ、日本ハムなどでした。セリーグも久しぶりに優勝したときの阪神とか、横浜などを応援していました。しかし、アンチ巨人というのは複雑で、巨人ファンであるのかもしれません。というのは、巨人が弱いときにはもっと勝って欲しいという気持ちになりました。その時、巨人は強くて憎まれてこそ巨人だなと思いました。

イラスト　　加賀谷 育子（かがや いくこ）

図解入門　よくわかる
栄養学の基本としくみ[第2版]

発行日　2023年　8月26日　　第1版第1刷
　　　　2024年　10月15日　　第1版第2刷

著　者　中屋　豊

発行者　斉藤　和邦
発行所　株式会社　秀和システム
〒135-0016
東京都江東区東陽2-4-2　新宮ビル2F
Tel 03-6264-3105（販売）Fax 03-6264-3094
印刷所　三松堂印刷株式会社　Printed in Japan

ISBN978-4-7980-6996-8 C3047